STUDIA
HUMANITATIS
문명지평

STUDIA HUMANITATIS
문명지평
10

몸으로 세계를 보다

동아시아 해부학의 성립과 발전

김성수·신규환 지음

서울대학교출판문화원

STUDIA
HUMANITATIS
문명지평
10

몸으로 세계를 보다
동아시아 해부학의 성립과 발전

초판 1쇄 인쇄 2017년 12월 20일
초판 1쇄 발행 2017년 12월 25일

지은이 김성수·신규환
펴낸이 성낙인
펴낸곳 서울대학교출판문화원

출판등록 제15-3호

주소 08826 서울 관악구 관악로 1
대표전화 02-880-5252 | 팩스 02-888-4148
홍보마케팅팀(주문 상담) 02-889-4424, 02-880-7995
이메일 snubook@snu.ac.kr
홈페이지 www.snupress.com

ISBN 978-89-521-1898-1 94510
978-89-521-1576-8 (세트)

이 저서는 2007년 정부(교육과학기술부)의 재원으로
한국연구재단의 지원을 받아 수행된 연구임(NRF-2007-361-AL0016).

❁ 머리말

동아시아 해부학과 근대성

역사적으로 한국, 중국, 일본 등을 포함한 동아시아 의학계에서는 실제로 해부가 행해졌는지를 둘러싸고 오랫동안 논쟁이 있어 왔다. 그러나 논쟁은 해부의 본질과 실제를 규명하기보다 해부 없는 동아시아 의학의 문제점을 의식한 경우가 더 많았다. 즉, 해부학을 근간으로 서양의 근대 의학이 형성되기 시작했다는 인식 아래, 그것이 존재하지 않았던 동아시아의 의학은 결국 정체될 수밖에 없었다는 결론으로 이어졌다.

이는 전근대에 찬란한 문화를 구가하였던 동아시아에서 현상적 기술은 발전하였지만, 아이러니하게도 원리적 과학은 등장하지 못했다는 비판과도 동일하였다. 그 밑바탕에는 의학을 필두로 한 서양의 근대 과학의 형성·발전에만 주목한 서구 중심의 역사 인식이 있었다. 따라서, 동아시아 의학이 근대화되는 과정은 철저히 서양의 근대 의학의 수용과 전개만을 기준으로 설명되었다.

물론 해부학이 인간의 몸을 연구 대상으로 삼는 근대 의학의 학문 분과이며, 인간의 몸을 둘러싼 각종 규범과 인식들을 이해하기 위한 학문적 기초가 되어 온 것은 맞다. 다만, 해부학이 하나의 학문 체계로 정립된 것은 동서를 막론하고 근대 세계에 들어선 이후의 일이지만, 의학과 인간학의 기초로서 인간의 몸과 해부에 대한 관심은 유사 이래 지속되어 왔다는 점도 분명하다. 과거 인간의 몸에 대한 해부 지식이 중요했던 것은 인간의 몸을 안다는 것 자체가 인간, 자연, 세계에 대한 지식의 총체였기 때문이다. 고대 서양에서 몸에 대한 이해가 신의 섭리를 파악하는 것이었다면, 고대 동아시아에서 몸에 대한 이해는 우주의 원리와 인간 세계의 원리가 구현된 공간을 인식하는 일이었다.

고대 동서양에서 해부 지식은 단순히 질병의 치료를 위한 의학 지식 중의 하나가 아니라 인간과 세계를 이해하는 가장 본질적인 지식이었다. 따라서, 자연과 신체, 신체와 세계는 상호 대비될 수 있는 유비적 관계에 놓이게 되고, 신체는 자연 질서에 따른 조화 및 균형이 중요하게 되었다. 더 나아가 해부 지식은 인간과 세계를 이해하는 원리인 신체관과 질병의 치료 방식을 결정하는 질병관과도 긴밀하게 결합되어 있었다. 흔히 고대 세계의 동서양에서 질병 인식은 신체의 조화와 균형을 중시하고 그것이 깨졌을 때 질병이 발생한다고 보았다는 점에서 공통된 것으로 간주되어 왔다.

동서양의 의학이 근본적으로 다른 것은 서양의 해부 인식이 기능적·병리적 해부학을 추구했다면, 동아시아의 해부 인식은 전체론적·생리적 해부학을 지향했다는 점이다. 예컨대, 갈레노스는 4체액설의 이상으로 질병의 발생을 설명하기도 했지만, 보다 근본적으로는 신체의 해부학적 이상(異常)으로 질병이 발생한다고 보았다. 서양에서 물질적인 존재로서 신체에 대한 관심은 이러한 해부 인식과 관련되어 있었다.

반면에, 고대 동아시아에서 해부 지식은 살아 있는 신체를 대상으로 한다는 점에서, 물질적인 존재이자 관찰 대상으로서 신체를 다루는 서양의 해부학과는 근본적으로 달랐다. 게다가 동아시아 전통사회에서 사람의 몸을 열어 본다는 것은 단순한 호기심을 넘어 금기에 도전하는 일이었다. 사람의 몸을 훼손하는 것은 형법으로 금지하였을 뿐만 아니라 도덕적으로도 있을 수 없는 일이었다. 사후 해부를 감행한다는 것은 반역자나 중범자 등에게 형벌을 가한다는 것을 의미하였다. 따라서, 주류 의학에서 사람의 몸을 열어 본다는 것은 있을 수 없는 일이었다.

일부 학파에서는 해부를 매우 중요한 일로 다루기도 하였다. 각 장기의 부피와 용량, 기능에 초점을 맞추어 사람의 몸을 열어 보았고, 그 결과가 『황제내경(黃帝內經)』「영추(靈樞)」에 반영되었다. 중국 삼국시대 화타(華陀)의 등장은 해부학에 기초하여 외과학의 발달을 이끈 결과이기도 하였다. 그러나 그 이상의 계승과 발전은 없었다. 다만, 11세기 「구희범오장도(歐希範五臟圖)」를 비롯한 장기 중심의 장부도가 한·중·일에 일정한 영향을 미쳤고, 명대에 이르러 이학(理學)적 세계관의 완성과 의학의 집대성화에 힘입어 동아시아에서 장부도에 대한 관심이 심화될 수 있었다. 동아시아 각국은 중국의 한의학(漢醫學)을 바탕으로, 각국의 상황에 따른 자신들의 의학을 발전시켜 왔다. 의학 이론이나 약물학 등 세세한 분야에서는 저마다의 특수성이 반영되었지만, 보편 의학으로서 한의학의 위상은 달라지지 않았다.

서양 의학이 동아시아에 전래되면서 동아시아 각국은 새로운 의학 지식에 각기 다르게 반응하였으며, 자신들만의 지식 체계를 만들어갔다. 이른바 서구적 근대화를 수렴하면서 동아시아 각국은 근대

의학 체계를 건립하기 위한 시대적 과제를 수행해 나갔다. 근대 의학의 발전 과정에서 우두법의 도입과 더불어 해부학적 인식의 전환은 서구적 근대성의 척도로 간주될 만큼 중요한 사건이었다. 동아시아에서 해부학의 수용 문제는 의학의 근대화와 서양 의학의 도입과 관련하여 중요한 지표인 만큼 그것이 어떤 과정을 거쳐 수용되었는지를 밝히는 작업은 동아시아의 전통 의학의 정체성과 각국 의학의 발전 과정을 해명하는 데 중요한 주제이다.

서양과 비교해 볼 때, 적어도 동아시아에서 해부 없는 해부학의 발달은 18세기까지 지속되었다. 그런 점에서 일본에서 1754년 『장지(藏志)』와 1774년 『해체신서(解體新書)』가 등장한 것은 동아시아 의학사에서 혁명적인 사건이었다. 전통 의학에 기반한 『장지』는 의학 방면에서 주체적 근대화로 나아갔던 상징적 사례로 간주되고, 『해체신서』의 발간은 근대 서양 의학의 본격적인 도입이 시작됨을 보여 준 사건이었다. 말하자면, 『장지』와 『해체신서』는 근대 서양 의학의 수용이 갑작스런 도약이 아니라 점진적으로 발전했음을 설명할 수 있는 중요한 단계를 대표한다고 볼 수 있다. 실제로 일본 의학사에서 『장지』와 『해체신서』에 대한 평가는 각별하다. 특히, 『장지』의 해부도는 단 몇 컷에 불과하지만, 강제가 아닌 자발적인 해부학 인식의 변화를 설명하는 극적인 사례로 여겨지고 있다.

이처럼 근대 사회로의 전환기에 중국과 한국의 해부도는 상대적으로 많지 않았던 반면에, 일본 근대 의학사의 풍부한 해부학 도판은 인체와 해부를 둘러싼 이해의 전환을 여실히 보여 주었다. 그러나 『장지』가 서양 해부학의 영향을 받았으며 실제 해부에 기초하고 있음에도 불구하고 근대적 의미의 해부라고 말하기에는 부족한 면이 많았다. 마찬가지로 『해체신서』 역시 실제 해부에 기초한 것이 아니라 서양의 해부서와 해부도로 확인해 보는 정도였고, 번역도 원저를 완역한 형태가 아니라 부분 번역이었음에도 적지 않은 오역으로 가득 차 있었다.

한편, 중국에서도 해부 지식을 축적하고 있었고, 내재적 발전을 도모하고 있었다. 명청 시기 뇌주설(腦主說)의 확대 및 실증주의 학풍의 발전 역시 해부학의 발전에 지대한 영향을 미쳤다. 특히, 19세기 중반 『의림개착(醫林改錯)』(1830)과 『전체신론(全體新論)』(1851)의 등장은 기존의 형이상학적인 해부학 전통을 극복하고 새로운 해부 인식이 등장하는 중요한 계기였다. 『의림개착』이 전통 의학에 기반을 두어 해부 인식의 전환을 꾀했다면, 『전체신론』은 서양 의학에 기초하여 해부학을 발전시켰다.

반면, 한국에서는 성리학적 세계관이 강고하게 지속됨으로써 실제 해부에 대한 금기를 확고한 것으로 만들었다. 일본과 중국에서 내재적 발전과 서양 의학의 도입 등으로 오랫동안 가져 왔던 해부에 대한 인식이 흔들리고 있을 때, 한국은 한 치의 흔들림이 없이 자신의 길로 나아갔다. 17세기 초반 편찬된 허준의 『동의보감』이 보여 주었던 해부 없는 해부 인식은 19세기 말까지 여전히 계속되었고, 그나마 간혹 소개된 서양의 의학론은 단순히 비판적 지식인들의 지적 호기심이라는 범주를 넘지 못하고 의학계에는 전혀 영향을 주지 못하였다.

서양 의학의 전래 양상과 자국 내에서의 수용 정도는 각 나라마다 서로 달랐지만, 기본적으로 동아시아 각국은 해부학과 세균설에 바탕을 둔 서양 외과학을 두려워하면서도 선망하였다. 무엇보다 외과학은 전쟁과 국가 건설에 필요 불가결한 요소였기 때문이었다. 따라서, 해부학을 비롯한 서양 의학의 도입을 위해 각국은 서양인 교사의 영입과 교과서 번역에 각별한 노력을 기울였다. 그중에서도 일본은 백 년 앞서 서양 의학의 도입에 노력한 결과, 번역에서도 주도적인 위치를 차지하였다. 중국과 한국은 자신들의 번역과 일본의 번역을 대조하면서 서양 의학 이해를 위한 최적의 번역어를 선택하였다.

본 연구는 전통 시대 해부학적 전통이 어떠하였는가를 먼저 고찰하고, 한국·중국·일본에 서양의 해부학이 수용되면서 해부 인식에는 어떠한 변화가 나타났는지를 살펴보고자 하였다. 이때 일본은 해부학의 발전에서 주체적 근대화로 나아갔고, 한국과 중국은 정체 상태에 있었다는 도식적인 설명 방식은 피하고자 하였다. 동아시아에서 해부학의 발전 양상을 차분히 그려 가면서 한·중·일이 어떻게 다른 경로로 발전해 나갔는지, 근대 사회에서 해부학이 어떤 운명에 처하였는지, 그리고 이를 토대로 근대적 의료 체계의 형성에 해부학이 어떻게 영향을 미쳤는지를 검토하는 것만으로도 이 책의 의도는 충분히 전달될 것이라고 믿는다. 지금껏 동아시아의 해부학의 성립과 발전에 관해서는 국내외에 적지 않은 연구가 제출된 바 있다. 각국별, 시기별 다양한 연구가 나왔지만, 한·중·일의 해부 인식과 해부학 발전사를 통사적으로 개괄한 연구 성과는 없었던 만큼, 이 연구가 동아시아 해부학 발전사 연구의 토대가 되기를 희망한다.

이 연구의 기획은 한국 의학사와 중국 의학사를 전공하고 있는 저자들이 동아시아의 해부학 발전사에 관한 간단한 안내서가 있으면 좋겠다는 인식을 공유하면서 시작되었다. 그러던 중 서울대학교 인문학연구원 문명연구 인문한국사업단의 지원을 받으면서 본격적으로 준비할 수 있었다. 김성수 교수가 한국 고중세와 일본의 해부학을, 신규환 교수가 한국 근현대와 중국의 해부학을 각각 담당하였다. 두 명의 저자가 한·중·일 삼국을 모두 다루려다 보니 각자의 전공 영역을 넘어설 수밖에 없었다.

이 책을 출간하기까지 도움을 주신 많은 분들께 감사드리며, 특히 사진을 제공해 준 연세대학교 의과대학 동은의학박물관에 감사의 말씀을 전한다. 당연하게도 이 책에 나타난 서술 내용의 오류는 오롯이 저자들의 책임이다. 독자 제현의 질정을 기대한다.

2017년 겨울 교토 약학박물관에서

저자들 씀

✽ 차례

❁ 일러두기

1. 이 책에는 기존에 발표된 내용이 포함되어 있다. 출처는 다음과 같다.

   김성수, 「에도(江戶)시대 해부학의 발전」, 『의사학』 21-1, 2012.

   신규환, 「청말 해부학 혁명과 해부학적 인식의 전환」, 『의사학』 21-1, 2012.

   신규환, 「중국 고대인의 신체관과 해부인식」, 『연세의사학』 15-2, 2012.

2. 본문에 등장하는 인명 및 지명은 국립국어원 외래어표기법을 따랐다. 20세기 이전 인명 및 지명은 독자들에게 익숙한 한자식 표기법을 사용하였다.

제1부

중국 의학과 해부학

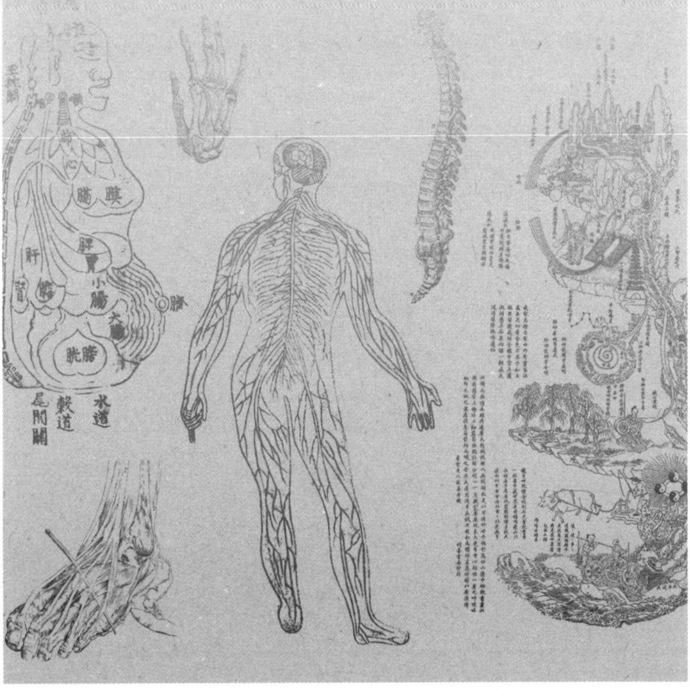

제1장 신화 세계와 춘추전국시대의 신체관: 무의에서 방사 의학으로

1. 신화시대에 해부가 존재했을까?

중국의 창조 신화를 보면 태초에 반고(盤古)라는 큰 거인이 태어났고, 반고는 1만 8천 년을 살다가 죽었다. 반고의 죽음에 이르러 그의 몸이 변화되었는데, 몸속의 기(氣)는 바람과 구름이 되었고, 목소리는 우레가 되었다. 왼쪽 눈은 해가, 오른쪽 눈은 달이, 사지와 오체는 사방과 오악(五嶽)이 되었으며, 혈액은 강이, 근육과 힘줄은 지형이, 살은 토지가, 머리칼은 별이, 몸의 털은 초목이, 이빨과 뼈는 금과 옥이, 정액은 보석이, 땀은 비와 못이 되었고, 몸속의 여러 벌레들은 바람에 감응하여 백성으로 변하였다.

거인이 죽어서 천지 만물을 창조한다는 이야기는 세계 각국의 신화 속에 종종 등장하는데, 신체가 분화되면서 지상의 모든 현상이 발현되었다는 주장은 인간과 우주, 자연을 일체로 간주하는 천인합일(天人合一) 사상에 근거한 것이다.[1] 그런데 신화적 존재들은 자연계의 독자적인 일원이 아니라 필요에 따라 변형되고 혼합되는 잡종들이다. 예를 들면, 『산해경(山海經)』에서 몸은 새의 모습을 하고 있는 반

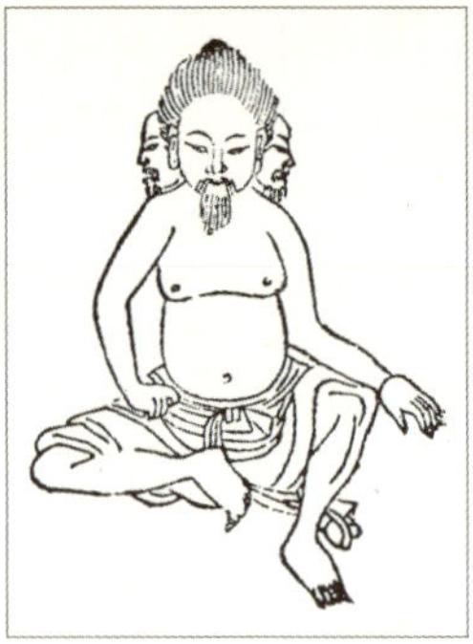

[그림 1-1] 삼수인

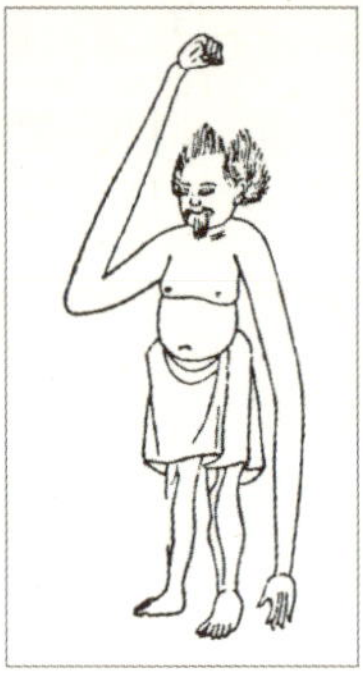

[그림 1-2] 장비인

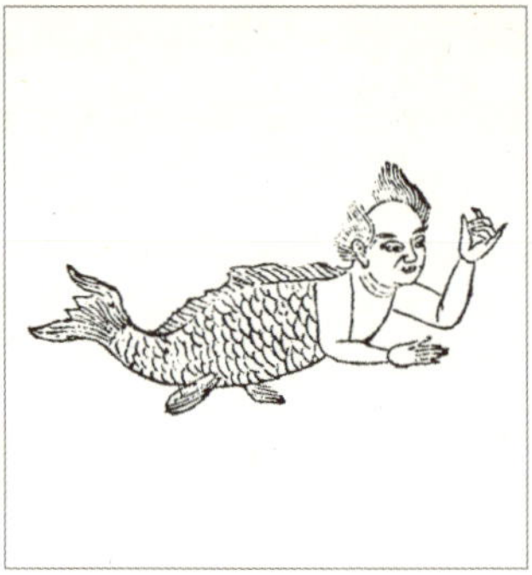

[그림 1-3] 저인

면, 얼굴은 사람의 형상을 한 조인일체(鳥人一體)의 그림이 적지 않게 등장한다. 또, 파충류의 모습을 한 인간도 있으며, 수많은 기형 인간들도 등장한다. 머리가 셋인 삼수인(三首人), 팔이 유난히 긴 장비인(長臂人), 하반신이 물고기인 저인(氐人) 등이 그것이다.

왜 중국 신화 속에서 인간은 동물과 결합하거나 기형적인 존재로 그려지는 것일까? 중국 신화 속의 인간과 자연, 자연과 인간은 언제라도 변형과 소통이 가능한 존재이다. 이것은 인간과 자연의 합일을 통해서 인간의 한계를 극복하고자 했던 노장의 양생 사상과 통하는 면이 있다. 여기서 주목해야 하는 것은 기(氣)이다. 생명체의 근원인 기는 자유로운 변형이 가능하다. 기의 변형을 통해 인간은 다양한 동물들과 접합과 변형이 가능하다. 무의(巫醫)가 다루는 영약(靈藥)은 질병을 치료하기도 하지만, 궁극적으로 기의 단련과 약물 복용을 통

1 정재서, 「신화 속의 몸, 몸속의 신화: 중국 신화 이미지의 삶」, 『중국소설논총』 12, 2000, 1-6쪽.

해서 신체를 변형시키거나 신선(神仙)의 경지에 이르게 한다. 기와 단약(丹藥)의 역할은 신화 세계에서뿐만 아니라 춘추전국 이래로 신선사상이라는 이름으로 지속되었다.

신화시대의 대표적인 질병관은 귀신치병설(혹은 귀신소행설)로 질병이 귀신이나 저주 등에 의해 발생한다고 보았다. 일종의 외인론(外因論)인 셈이다. 갑골문의 복사(卜辭)에서도 귀신과 저주 등으로 병이 발생한다는 기록을 찾을 수 있다.

> 임술(壬戌)에 복(卜)하건데 긍이 묻노니, 이가 아픈 데 저주가 있는가 / 묻노니, 사람을 아프게 하는데 부갑(父甲)의 저주인가 / 묻노니, 제(帝)가 쳐서 왕이 아픈가 / 묻노니, 병이 있노니 황윤(黃尹)의 저주인가

부갑(父甲)은 선왕의 한 사람이고, 제(帝)는 최고신인 상제이며, 황윤(黃尹)은 은나라의 신하를 말한다. 질병은 선왕이나 상제, 신하의 영(靈)이 저주를 일으켜 발생한다고 믿었다. 심지어 벌레나 용의 영혼도 인간에게 저주를 내려 병을 일으킬 수 있다고 생각하였다. 말하자면, 귀신이나 영혼 같은 외부적 요인이 질병을 일으킬 수 있다는 사고방식이 지배적이었다. 따라서, 질병을 치료하기 위해서는 귀신에게 제사를 지내거나 기도나 기원을 통해 치료를 기대하게 되고, 그 과정에서 제사와 기도를 담당하는 무의는 질병 치료를 담당하는 독보적인 존재가 되었다.[2]

---

2 야마다 게이지, 전상운·이성규 역, 『중국 의학은 어떻게 시작되었는가』, 사이언스북스, 2003, 35-36쪽.

그렇다면, 신화 세계에서 치료는 어떻게 가능했을까? 의(醫)는 무(巫)에서 기원하였다. 치료할 의(醫) 자는 본래 무당 의(毉) 자에서 나온 것인데, 의(毉)는 무당이 치료한다는 의미이고, 의(醫)는 화살과 창[矢와 殳]에 찔린 상처를 술[酉]로 치료한다는 의미였다. 『산해경』에 등장하는 무팽(巫彭)과 무함(巫咸)은 의술의 창시자로 여겨지는데, 『여씨춘추(呂氏春秋)』에 의하면 무팽은 점복을 담당하였고, 무함은 의술을 담당하였다. 무팽과 무함 이외에 무즉(巫即), 무반(巫朌), 무고(巫姑), 무진(巫眞), 무례(巫禮), 무저(巫抵), 무사(巫謝), 무라(巫羅) 등 열 명의 무당이 영산(靈山)을 오르내리며 약을 다루었다. 그들은 모두 불사약의 채약(採藥)을 중요한 일로 여겼으며, 불사약을 가지고 죽음의 기운을 막고자 하였다. 그러나 이들의 주요한 임무는 어디까지나 신명(神命)을 받드는 일이었고, 병을 치료하는 일은 부수적인 일이었다.[3]

실제로 『산해경』에는 여러 종의 약물이 소개되고 있고, 불사약을 비롯한 무약은 치료 행위 중 중요한 비중을 차지하였다. 『산해경』에 나타난 의약은 총 121종에 달하는데, 이 중에서 병을 치료하는 것이 46종, 병을 예방하거나 전염을 방지하는 것이 45종, 자손을 낳거나 기르는 것에 관련된 것이 4종 등으로 분류된다.[4] 이들 의약들은 무의적인 분위기 속에서 사망과 질병을 극복하기 위한 수단으로 활용되었다.

무의가 약을 다루기는 했지만, 무의의 주요한 치료 방식은 축유(祝由)였다. 축유란 기도와 같은 종교적 행위로 병을 치료하는 방식을

3 정재서 역주, 『산해경』, 민음사, 2011, 270, 307쪽.

4 馬伯英, 『中國醫學文化史』, 上海人民出版社, 1997, 175-176쪽.

말한다. 마왕퇴 한묘(馬王堆漢墓)에서 출토된 백서(帛書) 중에는 『오십이병방(五十二病方)』이라는 의서가 있는데, 이 책에서는 52개의 병증에 대해 283개의 처방을 제시하였고, 그중 36개는 축유였다. 즉, 한대에도 축유에 의한 치료술은 널리 시술되었다고 말할 수 있다. 예를 들어, 『오십이병방』에서는 체취증을 앓고 있는 환자에게 "복을 내려주고 재앙을 소멸시켜 병을 낫게 해 주소서."라며 하늘의 천둥 번개 신에게 기도해야 한다고 하였다. 또, 출혈이 있는 경우에는 "남자의 출혈이 멎게 해 주시고, 여자의 출혈이 빨리 멎게 해 주십시오."라는 축문을 읽고, 땅에 다섯 번 그리게 하였다.[5]

신화시대 무의들에게 신체란 인간과 자연을 소통할 수 있게 하는 수단이며, 인간의 신체는 영약과 축유에 의해 변형될 수 있는 존재였다. 질병이란 외부의 나쁜 기운이 몸 안에 들어와 신체가 자연과 소통할 수 없게 만들기 때문에 발생하는 것이었다. 따라서, 질병을 치료하자면 몸 안의 귀신을 내쫓을 수 있는 주술이나 영약과 같은 다양한 방법을 동원해야 하였다. 굳이 신체에 대한 외과적 수술이나 해부 같은 인위적 조작 행위는 필요치 않았다. 안마나 침술 역시 상주(商周) 이래 오래된 치료 방법의 하나로서 무의적 치료 방법을 보조하는 행위였다. 무의의 치료술은 언제나 신성성과 배타성을 가졌다. 그들의 치료술을 객관적으로 검증하거나 논의한다는 것은 애초부터 불가능한 일이었다. 무의는 오직 자신이 점지한 후계자에게만 밀전(密傳)의 형태로 비밀을 전수하였다.

5 주일모, 김남일 역, 『고대 중국의학의 재발견』, 법인문화사, 2000, 395쪽.

『산해경』의 성립 연대에 대해서는 서주 초기(B.C. 12세기)부터 위진 시대(A.D. 3~4세기)까지 다양한 논의가 있다. 그중 가장 오래된 것으로 평가되는 「오장산경(五臟山經)」은 전국시대 초나라 사람이 지은 것으로 여겨진다. 「오장산경」에 의하면, 고대 중국 초기에 의술이 무축(巫祝)의 전통에서 발전하였다는 것은 의심의 여지가 없다. 무의의 특징은 점복을 통한 예언이나 무약(巫藥)을 통한 치료였다. 의술은 처음에는 무속과 통합되어 있었다.

신화시대의 대표적인 의사는 황제(黃帝) 시기의 명의인 유부(俞跗)이다. 『사기(史記)』의 「편작(扁鵲)·창공열전(倉公列傳)」에서는 그의 의술을 다음과 같이 소개하고 있다.

> (유부는) 병을 치료할 때, 탕액, 예쇄(醴灑, 단술과 맑은 술), 참석(鑱石, 돌로 만든 침), 교인(撟引, 손과 발을 굽혔다 폈다 하는 의료 체조의 일종), 안올(案扤, 안마술), 독위(毒熨, 아픈 곳에 약물을 붙임) 등을 쓰지 않고, 옷을 풀어헤쳐 잠시 진찰하는 것만으로 질병의 징후를 보았고, 오장에 있는 수혈(腧血)의 모양에 따라 피부를 가르고 근육을 절개하여 막힌 맥을 통하게 하고 끊어진 힘줄을 잇고, 척수와 뇌수를 누르고, 고황과 횡격막을 바로 하고, 장과 위를 깨끗이 씻어 내고, 오장도 씻어 정기를 다스리고, 신체를 바꾸어 놓았다.[6]

---

6 『史記』「扁鵲·倉公列傳第四十五」, 中華書局, 2011, 606쪽. "醫有俞跗 治病不以湯液醴灑 鑱石撟引 案扤毒熨 一撥見病之應 因五藏之輸 乃割皮解肌 訣脈結筋 搦髓腦 揲荒爪幕 湔浣腸胃 漱滌五藏 練精易形."

신화시대의 유부는 이미 보편적으로 사용되기 시작한 치료법인 침, 안마, 체조, 탕액, 고약 등을 사용하지 않고 잠시 진찰하는 것만으로 질병을 찾아내고 치료하는 명의였음이 강조된다. 그런 유부가 "피부를 가르고 근육을 절개하였다[割皮解肌]"는 것은 실제 외과 수술을 했다기보다는 침을 이용하여 맥을 통하게 하고, 약물을 이용하여 정기를 다스렸다는 것으로 보인다. 유부는 신비주의를 걷어 내고 침과 약물을 주로 사용하였으며, 무의 시대를 종결하고 방사를 중심으로 하는 새로운 시대를 연 인물이었다.

2. 춘추전국시대의 방사 의학

무의가 신화시대의 치료사를 대표한다면, 새롭게 등장한 치료사들은 방사(方士)였다. 방사들이 본격적으로 출현했던 때는 전국시대로, 주로 연(燕)·제(齊) 지방에서 나타났다.[7] 연·제 지방은 오늘날 허베이성(河北省)과 산둥성(山東省)으로, 연·제 지방의 동부 연안은 신선 사상이 처음 등장하고 불사약(不死藥)이 유행한 곳이었다. 진시황제(秦始皇帝)가 불사약을 찾기 위해 한종(漢終)이나 서시(西市) 등 자신의 친위대를 파견한 곳도 바로 이곳이었다. 신선은 인간 세상을 초월한 존재로, 죽음으로 도달되는 귀신이나 상제와 달리 후천적 수련과 복약으로 살아서 도달할 수 있는 최고의 존재로 여겨졌다. 신선 사상의

7 顧頡剛, 『秦漢的方士與儒生』, 上海古籍出版社, 2005, 序 4쪽.

출현은 군신 관계나 상하 관계가 죽어서도 영원할 것으로 여겼던 고대인의 사유 체계에서는 파격적인 것이었다. 이러한 신선술을 고취했던 사람이 방사였다. 방사는 신선이 되기 위한 자신만의 수련법인 방술(方術)과 수많은 선약(仙藥)을 가지고 있었다.

방사들은 새롭게 등장한 의가들로 전국을 주유하면서 자신들의 학문과 사상을 선전하였다. 그들은 아직 무의에 비해 사회적 신분이 낮았지만 자신들의 학문과 실천에 자신감을 가지고 있었기 때문에, 논리가 결여되고 신비주의에 사로잡힌 무의들을 주요한 공격 대상으로 삼았다. 방사들은 자연법칙에 의거하여 객관적인 논리와 해석을 중시하였기 때문에, 무의의 예언적이고 신비적인 치료법을 신뢰하지 않았다.[8] 그러나 방사들은 의사이기도 했지만 한편으로 여전히 점술가이자 예언가적인 측면도 갖고 있었기 때문에, 방사들이 무의를 공격했다고 해서 예언적·신비적인 요소에서 완전히 벗어난 존재였다고 말하기는 어렵다. 이 시대를 대표하는 인물은 편작과 창공이라고 할 수 있는데, 편작의 의술은 무의적 치료법에서 방사적 치료법으로 이행하는 단계를 대표하는 것이라고 생각된다.

B.C. 5세기 평범한 여관 관리인이었던 진월인(秦越人)이라는 자는 객사를 드나들었던 장상군(長桑君)으로부터 비밀스럽게 전해 오는 의술을 전수하였다. 장상군은 진월인으로부터 다른 사람에게는 밀전(密傳)을 누설하지 않겠다는 약속을 받고서 사물을 꿰뚫어 볼 수 있

---

8 『史記』의 「扁鵲·倉公列傳」에서 여섯 가지 불치병(六不治) 중 하나로 무당의 말만 믿고 의사를 믿지 않는 것을 들고 있다. 『史記』「扁鵲·倉公列傳第四十五」, 中華書局, 2011, 607쪽. "驕恣不論於理 一不治也 輕身重財 二不治也 衣食不能適 三不治也 陰陽並 藏氣不定 四不治也 形羸不能服藥 五不治也 信巫不信醫 六不治也."

는 능력을 가져다주는 밀약을 전해 주었다. 장상군의 의술은 밀전과 복약(服藥)을 통해 전수되었던 것이다. 진월인은 조나라에 있으면서 편작으로 불리었고, 제나라와 진나라 등을 주유하였다. 편작은 맥을 짚어 보거나 진단을 하지 않아도 환자의 상태를 알아볼 정도로 뛰어났다.

그러나 그가 후대에 끼친 가장 중요한 의술은 맥법이라고 할 정도로 편작은 실제로 진맥에 뛰어났다. 편작은 의술로 명성을 얻었지만, 진(秦)나라 태의령(太醫令) 이혜(李醯)의 시기를 받아 그가 보낸 자객에 의해 살해당하고 말았다. 편작은 뛰어난 의술 때문에 비참한 최후를 맞이한 셈인데, 『편작내경(扁鵲內經)』과 『편작외경(扁鵲外經)』이 있는 것으로 알려져 있으나 후대에 전해지지는 않았다. 편작은 맥법을 통해 방사 치료의 시대를 열었지만, 여전히 밀전과 복약이라는 무의 시대의 유산을 이어받았다. 또한, 편작은 영의(鈴醫)라고 불리는 존재로 방울이 달린 지팡이를 들고 약상자를 등에 지고 촌이나 거리를 순회하는 의사였다. 그는 각국을 편력하며 제후나 유력한 사(士)에게 객으로 비호를 받는 편력의(遍歷醫)였다.

편작이 신비 속에 가려진 밀전과 복약으로 의술을 전수하였다면, 창공은 명확한 사승 관계를 통해 의술을 전수하였다. 창공의 본명은 순우 의(淳于意)로 제나라에서 창고지기로 살았다. 어려서부터 의술을 좋아해서 여러 방면으로 의술을 익혔고, 고향에서 의술에 능통하다는 공손 광(公孫光)으로부터 각종 의술과 비방을 배웠다. 이후 창공에게 더 이상 가르칠 게 없다고 판단한 공손 광은 창공에게 자신보다 의술이 뛰어난 칠순이 넘은 양경(陽慶)을 소개하였으며, 창공은 양경을 스승으로 섬겨 3년 동안 의술을 배웠다.

양경은 기존에 배운 의술을 모두 버릴 것을 요구하고서, 황제와 편작이 지은 『맥서』를 포함하여 『상경(上經)』, 『하경(下經)』, 『오색진(五色診)』, 『기해술(奇咳術)』, 『규도음양외변(揆度陰陽外變)』, 『약론(藥論)』, 『석신(石神)』, 『접음양금서(接陰陽禁書)』 등 밀전을 전수해 주었다. 이후 창공은 제나라 시의(侍醫)가 될 당안(唐安)을 비롯하여 고향 사람들에게 의술을 전파하였는데, 방사 시대의 전형적인 특징인 이론화된 의서와 사승 관계에 의해서 학맥이 전파되었음을 보여 준다. 창공은 편작과 달리 각국을 배회하지 않고, 일정한 장소에 머무르면서 개업하여 일가를 이룬 일종의 정주의(定住醫)였다.

춘추전국시대 질병관의 특징은 귀신소행설을 극복하고 기후 변화가 질병에 영향을 준다는 운기론(運氣論)적인 질병 인식을 발전시켰다는 것이다. 대표적으로 『황제내경』을 들 수 있는데, 운기론은 자연계의 모든 변화를 기 운행의 결과라고 보았다.[9] 운기론의 초기적 형태 중의 하나가 육기치병설(六氣致病說)이었다. 육기치병설은 진(秦)나라의 의화(醫和)가 주창했는데, 그는 음(陰), 양(陽), 풍(風), 우(雨), 회(晦), 명(明) 등의 기운이 과도하게 넘칠 때 질병이 발생한다고 보았다. 이것은 기존의 귀신소행설을 극복하고 자연계의 이치로 질병 현상을 설명하려고 했다는 점에서 진일보한 이론이었다. 이와 같은 관점이 잘 드러난 일화로, 의화가 진(晉)나라에 파견되어 진평공(晉平公)을 치료하면서 진평공의 병이 여자를 가까이하여 생겼으며, 귀신이나 음식으로 인해 생긴 것이 아니었음을 지적한 사례를 들 수 있다.

9 신규환, 「기후변화와 질병: 19-20세기 페스트 유행과 질병관의 변화」, 『한국학논집』 62, 2016. 3, 43쪽.

춘추전국시대 방사들의 실천 방식인 방술은 질병과 고통의 치유에 관심을 두지 않았다. 방사들은 오히려 생리를 유지하고 회복하는 양생(養生)을 방술의 궁극적인 목표로 삼았다. 양생을 통하여 건강을 유지하는 것은 치국(治國)의 근본이기도 하였다. 적어도 당시의 학문 집단은 치신(治身)뿐만 아니라 치국의 책략을 제공하는 것을 자신들의 기본 임무 중의 하나로 여겼다. 방사들에게 치국책은 신체 경영술의 연장이기도 하였다. 몸을 다스리는 것과 나라를 다스리는 것은 자연의 이치를 따른다는 점에서 결국 같은 이치였다. 그러나 치국책은 치신책과 달리 보다 위계적인 정치 윤리와 정치 철학을 필요로 하였고, 그 보완을 위해 방사들은 유학(儒學)을 적극적으로 받아들였다. 한대 초기까지 방사와 유생이 분리되지 않은 것도 이와 같은 이유 때문이었다. 한무제(漢武帝: B.C. 141~B.C. 87)가 유교를 국교화하면서 유생들은 점차 방사들의 주장을 흡수하였고, 방사들은 정치권력을 획득하기 위해 유생의 대열에 합류하였다.[10]

방사들의 신체 인식은 「내경도(內經圖)」를 통해서 살펴볼 수 있다. 「내경도(內經圖)」는 「내경도(內景圖)」로 불리기도 하는데, 내경(內經)은 몸 안의 질서를 일컫는 말이고, 내경(內景)은 몸 안의 풍경을 의미한다. 한대의 『황제내경』이 전자의 사례이고, 위진 시대의 『황정내경경(黃庭內景經)』이 후자의 사례인데, 「내경도(內經圖)」는 근본적으로 『황제내경』과 그 맥락을 같이하고 있다. 「내경도」는 도가적 양생법을 장부도의 형태로 설명한 것으로 비교적 뒤늦게 등장한 신체 내

10 顧頡剛, 『秦漢的方士與儒生』, 上海古籍出版社, 2005, 序 5쪽.

부에 관한 그림이지만, 그 사상적 원천은 신선 사상이 등장하는 전국시대까지 거슬러 올라갈 수 있다. 「내경도」가 표현하는 신체는 정(精)·기(氣)·신(神)의 변화를 통해 자연과 일상, 신선 등에 대한 이미지를 표현한다. 그림에서는 논을 갈고 타작을 하는 농부의 일상과 신선이 되어 천상에서 천수를 누리는 모습 등이 구체화되어 있다. 「내경도」는 일상의 삶과 신선의 삶을 대비시키면서도 일상의 삶 속에서 신선으로 승화되는 원리를 제시한 것이다. 「내경도」는 바로 그림 옆에 실려 있는 시를 통해 그 원리를 설명하고 있다.

그에 따르면 몸은 세 개의 단전(丹田)으로 구성된다. 머리 부위는 상단전(上丹田), 가슴 부위는 중단전(中丹田), 복부 이하는 하단전(下丹田)이다. 상단전에 뇌가 있는 니환(泥丸)이 있고, 중단전에 오장육부가 배치되어 있다. 하단전에 신장(腎臟)을 의미하는 신수(神水)가 있는데, 신장은 기가 모이는 곳이다. 여기서 물레방아로 끌어올려 관개수로와 같은 긴 관을 통해 몸 전체로 기(氣)를 공급하며, 몸의 각 부위는 이 기를 받아 단련시켜 각자의 기능을 유지한다. 기가 흐르는 통로인 경락은 각 장기와 부위에 일정하게 개방되어 있고, 몸 전체도 자연의 일부로서 외부 세계와 연결되어 있다. 「내경도」는 몸 전체가 열린 구조이며, 기의 흐름을 따라 몸 전체가 유기적으로 작동하고 있음을 잘 보여 준다. 아울러 신체의 작동 방식은 물을 끌어올리고, 농사를 짓고, 단련을 통해 신선이 되는 일상의 삶의 방식이 연장된 것이라는 것을 암시한다.

방사들은 자신들의 독자성을 확보하고 유지하기 위해 특정인에게만 의술을 전수하였다. 이러한 풍토 속에서 비전을 계승할 제자를 만나지 못하면, 오랫동안 축적된 지식이 한순간에 사라질 위험이 있

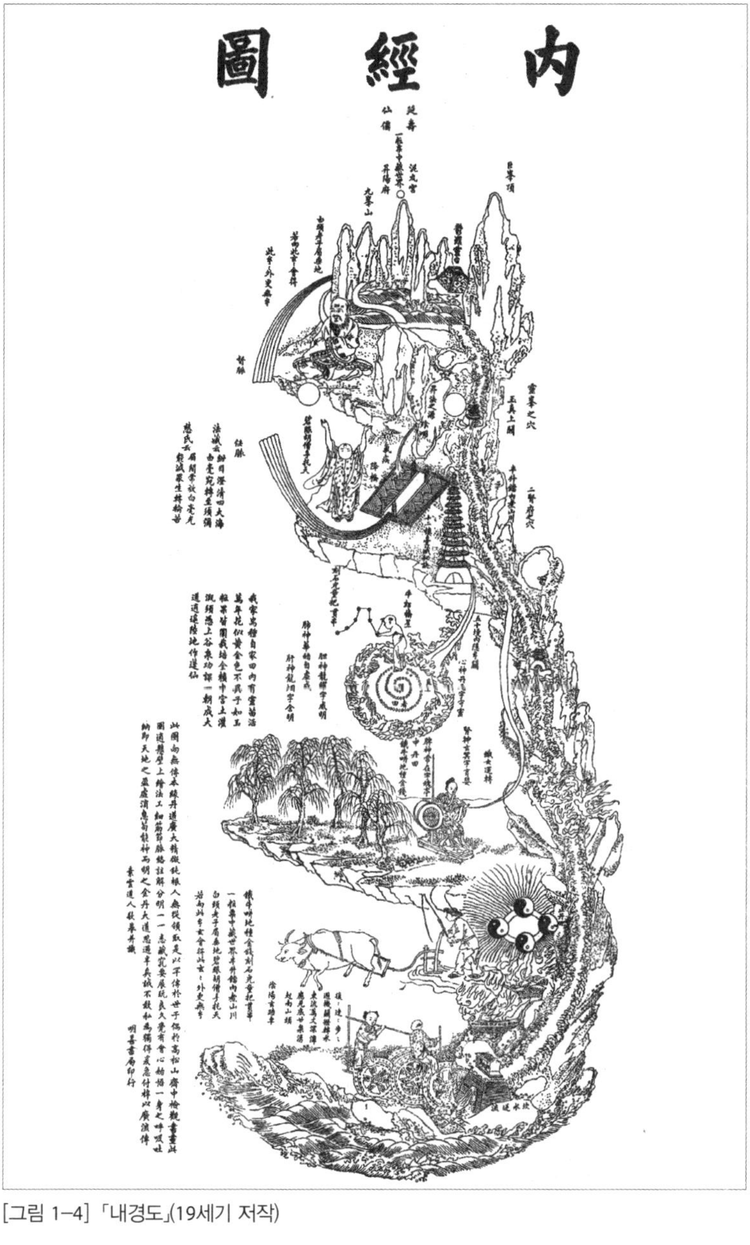

[그림 1-4] 「내경도」(19세기 저작)

었다. 그러나 약육강식의 세계에서 살아남아 경쟁력을 갖추기 위해서는 이러한 방식이 선호되었다. 심지어 경쟁자를 쓰러뜨리기 위해 암살이 횡행하던 시대였기 때문이다.

방사들의 학문 세계와 실천 방식은 방기(方技) 혹은 방술(方術)이라고 표현되는데, 의학, 약물학, 성학, 양생 등을 포괄하는 것이었다. 결국, 방사가 목표로 하는 세계는 약물과 심신 단련 등을 통해 무병장수하고 불로장생하는 세계였지만, 치국의 책략을 제공하기 위해 주류 사상에 편승하면서 적극적으로 참위 사상(讖緯思想)과 유교를 받아들이기도 하였다. 그러나 그들이 주류에서 배제될 경우 내단과 외단의 도교 의학으로 침몰될 수 있었다. 특히, 그들의 호흡법이나 신체 단련법 등은 종교 집단이나 비밀 결사 등의 성행을 조장할 가능성이 높았다.

춘추전국시대 방사들은 신체의 변형이 가능하다는 무의들의 신체관이 터무니없는 주장이라고 판단하였다.[11] 방사 의학의 가장 큰 특징은 신비적이고 무의적인 신체관에서 벗어나 합리적이고 객관적인 새로운 신체관을 확립했다는 데 있다. 물론 『마왕퇴 한묘 백서』에 실려 있는 『오십이병방』, 『양생방』, 『잡료방』, 『태산서』 등에는 무의의 종교적 치료 방식인 축유가 많이 사용되고 있는데, 한대 초기까지도 무의의 축유가 상당 부분 지속되었다. 그렇다고 해도 방사들이 축유에만 의존한 것은 아니며, 신체의 보편적 특성에 대한 이해를 바탕으로 치료 행위를 시도하고자 하였다. 이러한 신체관이 가장 잘 드러

11 李伯聰, 『扁鵲和扁鵲學派硏究』, 陝西科技出版社, 1990.

나는 문서로는 1973년 후난성(湖南省) 창사시(長沙市)에서 발견된 『마왕퇴 한묘 백서(馬王堆漢墓帛書)』와 1983~1984년 후베이성(湖北省) 장링현(江陵縣)의 『장가산 한묘 죽간(張家山漢墓竹簡)』 등이 있다. 이들의 매장 연대는 각각 B.C. 168년, B.C. 190년으로 한 초에 해당하는 시기이며, 전국시대 중후기의 저작들을 포함하고 있다.

『마왕퇴 한묘 백서』에는 15종의 의서가 있는데, 비단에 쓰인 백서(帛書) 이외에도 죽간(竹簡)과 목간(木簡)을 포함하고 있다.

백서

① 『족비십일맥구경(足臂十一脈灸經)』 34행(行)

② 『음양십일맥구경(陰陽十一脈灸經)』 갑본(甲本) 37행

③ 『맥법(脈法)』 13행

④ 『음양맥사후(陰陽脈死候)』 4행

⑤ 『오십이병방(五十二病方)』 목독 16행 본문 462행

⑥ 『각곡식기(各穀食氣)』 9행

⑦ 『음양십일맥구경』 을본(乙本) 18행

⑧ 『도인도(導引圖)』 44행 혹은 표제

⑨ 『양생방(養生方)』 126행

⑩ 『잡료방(雜療方)』 79행

⑪ 『태산서(胎産書)』 34행 혹은 그림 2점

죽간

⑫ 『십문(十問)』 101간(簡)

⑬ 『합음양(合陰陽)』 32간

⑭ 『천하지도담(天下至道談)』 56간

목간

⑮ 『잡금방(雜禁方)』 11간

이상 15종의 의서는 원래 제목이 없고, 연구자들이 편의적으로 명명한 것이다. 오래된 것(①~⑤)은 진대(秦代)에 가깝고, 새것(⑫~⑮)은 매장 연대와 비슷하다. 이것은 사본으로 원 저작은 전국시대 중후기로 추정된다. 『장가산 한묘 죽간』은 『맥서(脈書)』와 『인서(引書)』 등 두 개의 의서로 구성된다. 맥서의 구성은 다음과 같다.

죽간

⑯ 『병후(病候)』 15간

⑰ 『음양십일맥구경』 내본(內本) 25간

⑱ 『음양맥사후』 을본 4간

⑲ 『육통(六通)』 3간

⑳ 『맥법』 을본 8간

『장가산 한묘 죽간』에는 『마왕퇴 한묘 백서』 3편에 『병후』와 『육통』 2편이 더해졌다. 흥미로운 것은 이들 20여 편의 의서를 한대의 문헌 분류법으로 정리하면, 방기 이하 의경(醫經), 경방(經方), 방중(房中), 신선(神仙) 등을 균등하게 망라하고 있다는 점이다. 이는 『한서』 「예문지」의 문헌 분류법이 그 이전부터 상당 기간 지속된 분류법이었음을 잘 보여 주는데, 이러한 분류에 기초하여 방사 의학의 면모를 재

구성할 수 있다.

의경 ①, ②(⑦, ⑰), ③(⑳), ④(⑱)

경방 ⑤, ⑪, ⑯, ⑲

방중 ⑩, ⑬, ⑭, ⑮

신선 ⑥, ⑧, ⑨, ⑫

우선 이들 의서들이 갖는 특징 중의 하나는 침 치료법에 대해서는 언급이 없는 반면, 진맥, 경맥에 대해서는 상당히 많은 부분을 할애하고 있다는 점이다. 경맥이란 세로의 맥을 의미하고, 경맥으로부터 나뉘어 옆으로 나와 있는 지맥을 낙맥이라고 하며, 둘을 합쳐 경락이라고 부른다. 각종 경맥은 특정 질환과 연계되어 있는데, 박동에 어지러움이 생기면 그 맥에 속하는 질병이 발생하는 것이다. 의사는 신맥을 통해 어넌 경맥에 문제가 생겼는지를 발견하고 그에 맞는 처방을 제시하여 치료하게 된다.

다음으로 『한서』「예문지」에서 정리한 이들 의서들의 분류법에 대해서 살펴보자.

의경(醫經)이란 사람의 혈맥, 경락, 골수, 음양, 표리의 근원을 따져서 이를 통해 온갖 병의 뿌리, 죽고 사는 구분을 정한다. 그리고 안마, 침, 폄석, 탕약, 뜸을 해야 할 곳에 따라 이용하고, 온갖 약을 조합하여 마땅하도록 조절한다. 아주 효과적인 약제의 배합이 갖는 효과는 자석이 철을 당기는 것과 같으니 서로의 효과를 증진시킨다. 이에 미숙한 자는 이치를 잃어 쉽게 나을 수 있는 것을 '혹심하다' 하고, 살 수 있는 사람을 '죽는다'라고 말한다.[12] 『황제내경』과 『편작내경』

등이 의경의 범주에 속한다.

경방(經方)이란 식물과 광물의 차갑고 따뜻함에 근본하고 질병이 깊은지 얕은지 헤아리며, 약의 다양한 맛을 빌고 기의 감응의 마땅함에 따르고, 다섯 가지 쓴맛과 여섯 가지 매운맛을 구별하고, 수기와 화기가 최고의 조화를 이루도록 조제함으로써 막인 곳을 통하게 하고 맺힌 곳을 풀어서 평안한 상태로 돌아가게 하는 것이다. 이러한 마땅함을 잃어버린 사람은 열기로 열기를 더하고, 한기로 한기를 더하니 환자의 정기가 안으로 손상되어도 겉으로 드러나지 않게 되므로 이런 것을 홀로 잃음이라고 한다. 그러므로 흔히 말하기를 "병이 있어도 다스리지 못함은 늘 중의를 만났기 때문이다."라고 하는 것이다.[13] 『오장육부비십이병방(五臟六腑痹十二病方)』, 『부인영아방(婦人嬰兒方)』 등이 이에 속한다.

방중(房中)이란 인간의 본능이 극도로 흥분되는 상태로서 지극한 도리로 대처해야 하는 상황이다. 이 때문에 성왕은 외적 쾌락을 절제함으로써 안으로부터 욕정이 일어나는 것을 금하되 남녀 관계를 가질 때에는 일정한 격식을 취하도록 하였다. 그래서 전하는 말에 "선왕께서 즐거움을 누릴 때는 온갖 일을 절제하였다."라고 하는 것이다. 즐겁더라도 절제가 있으면 몸과 마음이 화평하고 장수할 수 있

12 『漢書』「藝文志第十」, 中華書局, 2010, 350쪽. "醫經者 原人血脈經落骨髓陰陽表里 以起百病之本 死生之分 而用度箴石湯火所施 調百藥齊和之所宜 至齊之得 猶慈石取鐵 以物相使 拙者失理 以瘉爲劇 以生爲死."

13 『漢書』「藝文志第十」, 350쪽. "經方者 本草石之寒溫 量疾病之淺深 假藥味之滋 因氣感之宜 辯五苦六辛 致水火之齊 以通閉解結 反之於平 及失其宜者 以熱益熱 以寒增寒 精氣內傷 不見於外 是所獨失也 故諺曰 有病不治 常得中醫."

다. 이러한 이치를 잘 모르는 자는 돌아보지 않기 때문에 병이 생기고 생명을 손상시킨다.[14] 『황제기백안마(黃帝岐伯按摩)』, 『황제잡자십구가방(黃帝雜子十九家方)』 등이 이에 속한다.

신선(神仙)이란 생명의 본질을 보존하는 것이지만 몸 바깥에서 돌아다니며 구하는 것이다. 잠시라도 뜻을 씻어 내고 마음을 편하게 하여 삶과 죽음의 경계를 같은 것으로 여겨 가슴 속에 두려운 마음을 없게 하려는 것이다. 그러나 이를 잘 모르는 자가 오로지 여기에만 몰두하게 되면 허망하고 거짓되고 괴이하고 우원한 말이 갈수록 늘어나게 되니 이것은 성왕의 가르침이 아니다. 그래서 공자는 "상식적으로 이해할 수 없는 일을 찾고 행한다면 후세의 사람들이 대단하다고 말하겠지만 나는 그런 짓을 하지 않는다."라고 한 것이다.[15]

춘추전국에서 진한에 이르는 중국 고대 시기에 의학이 독자적인 학문 분과로 자리 잡았던 것은 아니었다. 『마왕퇴 한묘 백서』와 『장가산 한묘 죽간』 등을 통해 보더라도 전국시대로부터 한대에 이르기까지 의경, 경방, 방중, 신선 등으로 분류하는 방법이 보편적으로 사용되었음을 알 수 있다. 이와 같은 분류법에서 의학이 차지하고 있는 지위는 『한서』 「예문지」를 통해서 알 수 있다. 『한서』 「예문지」는 한대 황실의 도서 문헌 목록집으로 중국 정사의 문헌 목록의 모범이 되

---

14 『漢書』「藝文志第十」, 350쪽. "房中者 情性之極 至道之際 是以聖王制外樂以禁內情 而爲之節文 傳曰 先王之作樂 所以節百事也 樂而有節 則和平壽考 及迷者弗顧 以生疾而隕性命."

15 『漢書』「藝文志第十」, 351쪽. "神仙者 所以保性命之眞 而游求於其外者也 聊以蕩意平心 同死生之域 而無怵惕於胸中 然而或者專以爲務 則誕欺怪迂之文彌以益多 非聖王之所以敎也 孔子曰 索隱行怪 後世有述焉 吾不爲之矣."

었는데, 전체 문헌을 육예략(六藝略), 제자략(諸子略), 시부략(詩賦略), 병서략(兵書略), 수술략(數術略), 방기략(方技略) 등 여섯 가지 범주로 구분하였다. 육예는 경전, 제자는 학파, 시부는 문학, 병서는 군사, 수술은 자연과학 등을 가리키는데, 방기는 다시 의경, 경방, 방중, 신선 등 네 가지 하위 범주로 구분된다. 의경은 의학 이론서, 경방은 약물학, 방중은 성학(Sexology), 신선은 복식, 도인 등의 양생술을 가리킨다. 말하자면, 방기는 인간의 생명과 관련을 가지는 범주로 의약과 양생을 기본 골격으로 삼았으며, 의학은 의학 이론 및 약물 등으로 분화되고 방기의 하위 분과를 형성하고 있었다.

> 방기란 삶을 살아가는 도구이며, 왕의 관직으로 지켜야 한다. 태고에는 기백(岐伯)과 유부(兪拊)가 있었고, 중세기에는 편작(扁鵲)과 진화(秦和)가 있었다. 대개 병을 논함으로써 나라를 다스렸고, 진단의 원리로 정사를 이해하였다. 한나라가 흥할 때는 창공(倉公)이 있었다. 지금은 그러한 기술들이 흐려지고 애매해졌다. 그리하여 그에 관한 서적을 논하고, 방기를 네 가지로 분류하였다.[16]

『한서』「예문지」는 방기를 직접적으로 언급하고 있는데, 방기는 단순한 개인의 질병을 치료하고 진단하는 기술이 아니라 하나의 통치술로서 치국과 정사의 요체로 간주하였음을 알 수 있다.

---

16 『漢書』「藝文志第十」, 351쪽. "方技者 皆生生之具 王官之一守也 太古有岐伯 兪拊 中世有扁鵲 秦和 蓋論病 以及國 原診以知政 漢興有倉公 今其技術晻昧 故論其書 以序方技爲四種."

전국시대 이래로 무의 비판에 앞장섰던 방사 의학은 역사 무대에 본격적으로 등장하여, 무의가 담당하던 치유자의 역할을 담당하였다. 그들은 객관적인 논리와 해석을 중시하면서 예언적이고 신비적인 치료법을 신뢰하지 않았으나 여전히 무의들이 담당했던 점술가, 예언가로서의 역할을 수행하였다. 예를 들어, 한무제가 사랑하던 이부인(李夫人)이 죽고 무제가 그녀를 그리워하는 마음이 너무 애절하자, 방사 소옹(少翁)은 이부인의 영혼을 불러내어 무제가 장막 속에서 그녀를 볼 수 있게 하였다.[17] 그 밖에도 방사의 중요한 업무는 불사(不死)를 위해 선인을 찾거나 신선이 되기 위한 단약을 만드는 일이었다. 방사 의학은 한무제 시기에 정점에 이르렀고 후한대에도 강력한 영향력을 행사했지만, 점차 쇠락의 길을 걷지 않을 수 없었다. 유학이 국교가 되면서 방사들은 자신들의 정체성을 포기하면서 유생 그룹에 대거 합류하였기 때문이다.

17 顧頡剛, 『秦漢的方士與儒生』, 上海古籍出版社, 2005, 16쪽.

제2장 해부의 기원과 장부도의 세계

1.『황제내경』과 해부의 기원

『황제내경(黃帝內經)』이 바라보는 신체는 단순히 기계론적 신체만은 아니다. 신체는 밖으로 드러난 형체인 형(形) 이외에 인간의 생명을 유지하는 보이지 않는 정신인 신(神)으로 구성된다.『황제내경』은 "신을 얻는 자는 번성하고, 신을 잃은 자는 망한다."라고까지 말한다. 신은 인간의 생사에 결정적인 요소이지만, 육신인 형과 분리되지 않는다.

한편, 신을 비롯하여 정, 혈, 기, 혼, 백 등을 보관하는 장소가 오장(五臟)이다. 오장은 정기가 가득 차 있는 장기이고, 육부(六腑)는 정기를 운반하기 위해 비어 있는 장기이다. 오장은 폐장·심장·간장·비장·신장, 육부는 대장·소장·담·위·방광·삼초 등을 일컫는다. 이 중 삼초는 상초(上焦), 중초(中焦), 하초(下焦)를 포함하는데, 실재하는 장기라기보다는 신체 내의 기의 흐름을 설명하기 위한 일종의 형이상학적인 장기이다. 여기에 심장을 둘러싸고 있는 단중(亶中), 즉 심포락(心包絡)을 포함하여 육장육부로 불리기도 한다. 심포락을 포함한 육장육부의 12장기는 1년 열두 달에 상응하기도 한다. 오장과 육부는 각기 짝이 있는데, 폐장은 대장, 심장은 소장, 간장은 담, 비장은 위, 신장은 방광과 서로 짝을 이루고, 삼초는 방광에 속하면서 짝하는 오장이 없는 고독한 부이다.

각각의 장기는 국가 기구에 비유되고 군주 - 재상 - 장군 - 신하 등에 유비되어 위계질서를 형성하면서, 경맥을 따라 흐르는 혈기의 조화에 의해 유지된다. 혈은 음이고, 기는 양으로서 체내에서 음양 관계를 유지하면서 서로 작용하고, 온몸을 순환하면서 신체의 생장과 발육에 관여한다. 따라서, 『황제내경』의 치유 방법은 병의 내인이든 외인이든 관계없이 몸 안의 자연 질서인 생리를 어떻게 유지하고 회복하느냐 하는 양생 문제로 귀결된다. 양생의 목표는 자연의 질서를 따라 몸이 조화를 이루는 상태가 되는 것이기 때문이다. 이러한 몸의 치유와 건강의 실현은 치국의 이상과도 연결되었다.[1]

『황제내경』이 말하는 질병은 음양의 조화가 깨진 인체의 상태를 가리킨다. 무릇 각종 질병은 대개 풍우, 한서, 음양, 기쁨과 노여움, 음식과 거처, 크게 놀라는 것과 갑작스런 공포 등으로 말미암아 혈과 기가 분리되면서 발생한다. 음양이 평형을 잃어서 경락이 막혀 끊어지고, 맥의 길이 통하지 않으면 음양이 서로 거스르고 혼란해져 위기(衛氣)가 정상적으로 활동하지 못한다. 그래서 경맥이 공허해져 기혈의 질서가 문란해지고, 인체가 그 정상적인 상태를 잃고 아프게 된다.

『황제내경』은 질병의 원인을 대체로 두 가지로 구분하였다. 하나는 인체의 외부 요인인 자연계를 표현하는 풍(風)·우(雨)·한(寒)·

---

1 김희정, 『몸, 국가, 우주 하나를 꿈꾸다: 황제사경·관자사편·회남자·황제내경 연구』, 궁리, 2008.

서(暑)이고, 다른 하나는 섭생과 감정의 상태 등 내부 요인이다. 외부 요인과 내부 요인은 서로 상응하면서 인체에 영향을 미치며, 풍한이 먼저 육신을 상하게 하고 감정은 내부 기운의 운행을 상하게 한다. 기운의 운행이 침해받으면 오장에 영향을 주어 오장이 손상되며, 육신이 상하게 되면 체표와 근맥에 병이 생긴다. 외인 중에서도 풍은 모든 질병의 우두머리가 되어, 무질서한 풍은 자연에 감응하는 신체를 교란시킨다. 풍은 자연과의 조화를 방해하여 신체로 하여금 질병을 일으키게 하는 주요 요소였다.

『황제내경』은 기원 전후 200여 년에 이르는 다양한 학파들의 목소리를 종합한 의서이다. 그중에서 내인론을 발전시킨 학파는 황제파(黃帝派)였다. 황제파는 문진(問診)을 중시하였는데, "병을 진찰하는데 있어 걱정거리나 음식이 도를 지나치고 있지 않은지, 일상생활에 지나침은 없는지, 독에 걸린 것은 아닌지 등을 묻지 않고, 즉 앞서 이 사항들을 살피지 않는 상태에서 무슨 병인가를 처음에 어떻게 알아맞힐 수 있겠는가."를 되물었다. 황제파가 특히 관심을 집중시킨 것은 생활 환경 등 신변에서 일어나는 심인성 질환(心因性疾患)에 관한 것이었다. 주변 환경 또는 심리적 요인에 의해 발생하는 심인성 질환에는 두 가지 특징이 있는데, 하나는 신체가 수척해지는 등 쇠약해 보이는 특징이 있고, 다른 하나는 그 증상이 서서히 나타난다는 특징이 있다. 신체가 수척해지는 것은 정기가 말라 버려 혈액이 줄어들고 생명 활동이 약해지면서 나타나는 특징이다. 이처럼 신체에 나타나는 변화가 느리고 증상을 찾기 어렵기 때문에, 이 점진적인 변화를 찾기 위해서는 다양하고 정밀한 진맥법의 발달을 필요로 하게 되었다.

황제파와 달리 외인론을 발전시킨 것은 소사파(少師派)로, 그들은 구궁팔풍설(九宮八風說)을 주창하였다. 이 설은 원래 태일신(太一神)의 위치에 따라 점치는 점법에서 유래하였다. 최고신인 태일(太一)이 동짓날 북방에서 자신의 궁전에 45일간 머무르고 동북방으로 옮기게 된다. 팔방의 궁전에 각각 45일 내지 46일을 머무르며, 1년이면 일주천(一周天)을 한다. 태일신이 있는 방위로부터 부는 바람을 실풍(實風), 맞바람을 허풍(虛風)이라고 한다. 태일신이 북쪽에 있을 때 남쪽에서 부는 대약풍이 허풍이 되고, 허풍을 맞게 되면 심장과 맥이 손상을 입게 되어 병이 발생한다고 보았다. 소사파는 태일점과 팔풍점을 묶어서 태일신의 위치에 따라 바람의 허실 개념을 도입하여 외인으로서의 사허풍(邪虛風)을 정의하였다.

소사파의 외인론을 더욱 발전시킨 것은 기백파(岐伯派)였다. 그들은 사람을 다치게 하는 사기(邪氣)로서의 허풍을 허사(虛邪) 혹은 허풍(虛風)이라고 부르고, 실풍도 허풍도 아닌 기운을 정사(正邪) 혹은 정풍(正風)이라는 개념으로 정립하였다. 허사가 우리 몸에 들어오면 오싹해지고 신체가 떨리게 되는데, 정사 혹은 정풍은 사람이 그 기운을 맞아도 자각하지 못한다. 허사는 방치하면 갈수록 심해지지만, 정사는 자연히 낫게 된다. 소사파는 허풍만이 병을 일으킨다고 보았지만, 기백파는 모든 방위로부터 부는 바람이 병을 일으킬 수 있다는 진일보한 견해를 제기하였다.[2]

---

2 『황제내경』의 저작 연대는 기원 전후 200여 년에 이른다. 전한(前漢) 시기에는 황제파(黃帝派)와 소사파(少師派), 신대(新代)에는 백고파(佰高派), 후한(後漢) 시기에는 소유파(少兪派)와 기백파(岐伯派) 등이 지배하였다. 『황제내경』은 이들 학파가 종합되어 있는 것으로 볼 수 있다. 야마다 게이지, 전상운·이성규 역, 『중국 의학은 어떻게 시작되었는가』, 사이언스북스, 2003, 118-125쪽.

결국, 내인론이든 외인론이든 질병의 극복이란 음양의 조화를 유지하고 회복하는 데 있다. 즉, 양생에 힘써야 건강을 회복하고 유지할 수 있으며, 그 핵심은 음양의 이치를 따라 과하거나 부족하지 않게 하는 데 있다. 이른바 중화(中和)인데, 음양이 완벽한 조화를 이루며 평형을 유지하는 것이야말로 그 자체로 덕과 도가 된다. 조화의 지속은 성인의 길이고, 천지의 중화는 궁극의 아름다움이 된다.

동아시아에서 최초로 '해부(解剖)'라는 용어가 언급된 『황제내경』의 성립 시기는, 대체로 기원 전후 200년간으로 전한(前漢: B.C. 202~A.D. 8)과 후한(後漢: A.D. 25~220) 시기에 걸쳐 있다. 역사적으로 한대는 유학이 국교의 지위를 얻게 되는 시기로 알려졌지만, 사회적으로는 음양오행 및 참위 사상(讖緯思想)이 유행한 시기였다.[3] 『황제내경』은 음양오행을 통해 천지와 인체의 조화 및 질병의 발생 원인과 치료법을 제시하고 있다. 『황제내경』「영추(靈樞)·경수편(經水篇)」에서 역사상 처음으로 사람의 몸을 가르고 각 기관의 구조와 기능을 헤아리는 '해부'라는 용어가 사용되었다.

원래 사람은 천지간 세계 속에 살고 있는데, 이 하늘의 높이와 땅의

3 전국시대 중기까지만 해도 오행설은 유행하지 않았다. 전국시대 중기 저작으로 추정되는 『황제사경(黃帝四經)』의 경우 기(氣) 개념이 본격적으로 등장하지 않고, 오행 관념이 없으며, 초보적인 형태의 음양으로 세계를 파악하고 있다. 대체로 천지만물을 음과 양으로 분리하여 파악하되, 음은 상서롭지 못한 존재로, 양은 밝고 우월한 존재로 여겼다. 한대의 참위(讖緯)는 천(天)에 의한 예언서인 참서(讖書)와 경서(經書)를 해석하면서 새로운 예언이 포함된 서적이 위서(緯書)로 구성된다. 도참(圖讖)이라고도 한다. 이러한 예언을 위해 음양오행이나 천문역수 등이 동원되었다. 참위는 일종의 예언이었으므로 왕조의 개창 및 중흥을 위한 수단으로 사용되었다.

넓음은 인력으로 측정할 수 있는 것이 아니다. 그런데 그 8척의 사(士)라면 가죽과 살이 있고, 밖에서 계측하고 어루만져 보아 파악할 수 있으며, 그 사체를 해부하여 그것을 관찰할 수 있다[其死可解剖而視之]. 장(臟)의 단단함, 부(腑)의 크기, 들어가는 곡물의 분량, 맥의 길이, 피의 맑기, 기(氣)의 분량, 십이경맥의 피가 많고 기가 적은 경우와 피가 적고 기가 많은 경우, 혈기가 많은 경우와 혈기가 적은 경우 등에는 모두 법칙이 있다.[4]

내장과 경맥의 크기와 성질에 대한 이와 같은 서술은 매우 실체적인 것이어서 실제 해부에 기초했을 것임을 어렵지 않게 추측할 수 있다. 『황제내경』은 사실적인 관찰과 분석을 중시했지만, 해부학적으로 증명할 수 없는 기와 혈기의 다소에 대한 법칙 등에 대해서도 설명하고자 하였다.

위의 서술은 기백파의 기술로 알려져 있는데, 어째서 『황제내경』에 이르러서 직접적인 해부가 이루어졌는지 설명하기는 쉽지 않다. 신화시대의 무의와 춘추전국시대의 방사에게 해부가 절대적으로 필요했을 것이라 여겨지지 않기 때문이다. 다만, 『황제내경』이 다양한 분파의 목소리를 종합하고 있고, 외인론을 중시한 기백파였기 때문

4 『黃帝內經』「靈樞」. 經水第十二; 김기욱·문재곤 공역, 『뜻으로 푼 황제내경 영추』, 법인문화사, 2014, 112-113쪽. "且夫人生於天地之間, 六合之內, 此天之高, 地之廣也, 非人力之所度量而至也. 若夫八尺之士皮肉在此, 外可度量切循而得之, 其死可解剖而視之. 其藏之堅脆, 府之大小, 穀之多少, 脈之長短, 血之淸濁, 氣之多少, 十二經之多血少氣, 與其少血多氣, 與其皆多血氣, 與其皆少血氣, 皆有大數."

에 실제 해부와 계측을 중시하였을 가능성이 높다고 생각된다.[5] 심지어 그들은 해부학적으로 증명하기 어려운 기와 혈기의 다소까지도 측정하려고 하였다.

전한 시기의 기백파를 계승한 인물들은 왕망(王莽: B.C. 45~A.D. 23) 시기에 다시 출현할 수 있는 기회를 맞았다. 왕망 통치 시기에 역모를 꾀한 왕손경(王孫慶)의 사체를 해부하여 혈관의 길이를 쟀다는 사체 해부 기록이 있다. 이러한 일은 전한과 후한의 기점이었던 신대(新代)에 백고파의 일원들이 여전히 활동하고 있었기 때문에 가능한 일이었다. 그 후로 기백파와 백고파의 해부학을 계승했던 인물은 화타였다. 화타는 외과학의 비조로서 해부학에 바탕을 둔 외과술을 발전시켜 중국 최고의 의사라는 평가를 받게 되었다. 화타 이후로 사체 해부를 실시했다는 기록은 천 년이 지나고서야 등장한다. 사실상 중국 사회에서 외과술이 명맥을 잇지 못하였고, 해부를 중시했던 학파도 더는 살아남지 못하였다.

2. 화타 시대의 신체관과 해부 인식

전한과 후한을 분기하는 시점에 신(新)나라가 있고, 신나라를 세운 이가 왕망이다. A.D. 16년, 나이 61세의 왕망은 반역을 꾀한 동군(東郡, 河南省 濮陽 西南) 태수(太守) 적의(翟義)의 일당을 체포하여 3족을

5 야마다 게이지, 『중국 의학은 어떻게 시작되었는가』, 104-105쪽.

멸하고, 가장 잔인하고 잔혹한 방법으로 적의의 일족을 살해하였다. 적의와 같은 고향 출신으로 반역에 동참했던 병법가 왕손경(王孫慶)은 9년 동안의 도피 생활 끝에 붙잡혔고, 왕망은 그에게도 잔혹한 형벌을 내렸으니 태의(太醫) 등으로 하여금 사체를 해부하게 하였다.

> (왕망은) 적의의 도당인 왕손경을 체포하였고, 황실 의사인 태의(太醫), 약물 담당인 상방(尙方), 도살 담당 교도(巧屠) 등이 함께 왕손경을 도려내고 벗겨 내 오장의 크기와 무게를 재고 대침으로 맥을 통하게 하고 그 처음과 마지막을 알게 되니 이것으로 병의 치료가 가능할 수 있었다.[6]

사체를 해부하여 맥을 통하게 했으므로 정맥, 동맥, 혈액 순환 등의 개념을 어느 정도 파악하고 있었을 가능성도 높다. 또, 장기의 무게를 잰 것으로 보아 계량해부학도 일부 발전한 것으로 보인다. 그러나 왕손경은 일반적인 죄인이 아니라 반역을 꾀한 점에서 그에 대한 해부는 개인의 질병 치료를 위해서가 아니라 징벌적인 성격이 강하였다. 따라서, 치료가 가능해진 '병'은 바로 왕망의 화병으로, 반역자들로 인한 마음속의 화병을 해부라는 가장 극악한 형벌로 다스리니 마음의 병을 조금이라도 치유할 수 있었다는 뜻으로 해석된다.

흥미로운 사실은 왕손경의 해부나, 『황제내경』에서 계량해부를 기술한 내용들이 이른바 백고파(佰高派)로 불리는 동일 학파에 의해

---

6 『漢書』「王莽傳第九十九中」, 中華書局, 2010, 1049쪽. "翟義黨王孫慶捕得 莽使太醫 尙方與巧屠共刳剝之 量度五藏 以竹筳導其脈 知所終始 云可以治病."

서 기술되었을 가능성이 높다는 점이다. 야마다 게이지(山田慶兒)는 『황제내경』「영추」의 '골도(骨度)', '장위(腸胃)', '평인절곡(平人絶穀)' 등을 백고파가 기술한 것으로 보았다.[7] '골도'는 경부(硬部)의 계측, '장위'는 연부(軟部) 중 구순(口脣), 인후(咽喉), 위장(胃腸) 등의 계량, '평인절곡'은 위장의 용량과 음식물 소화의 생리학을 각각 싣고 있다.

> 머리둘레 2척 6촌, 가슴둘레 4척 5촌, 허리둘레 4척 2촌, 머리카락에 덮혀 있는 곳은 두개(頭蓋)로부터 목덜미까지 1척 2촌. (골도)
>
> 위는 크기 1척 5촌, 둘레 5촌, 길이 2척 6촌. 옆이 휘어져 있고, 물과 고물 3말 5되를 넣을 수 있다. 그 속은 언제나 곡물이 2말, 물이 1말 5되가 들면 꽉 찬다. 상초(上焦)는 기를 밀어내는데, 빠르고 미끄럽고 움직이는 미세한 기를 낸다. 하초(下焦)는 밑을 향해서 제장에 쏟는다. (평인절곡)[8]

백고파는 실측에 근거한 계량해부학을 발전시켰고, 이는 실제 해부에 기초한 것이었다. 그러나 사람 해부에 기초하여 경부나 연부를 따지지 않고 모두 계량한 사례는 이후 시대에는 더 이상 등장하지 않는다.

후한대에는 중국 최고의 외과 의사로 평가되는 화타(華陀: 145~208)가 출현하였다. 화타가 활동하던 시기는 도교 의학과 장중경(張仲景)의 『상한론(傷寒論)』으로 대표되는 경험방이 유행하던 시기

---

7 야마다 게이지, 『중국 의학은 어떻게 시작되었는가』, 92-93쪽.
8 야마다 게이지, 『중국 의학은 어떻게 시작되었는가』, 106-107쪽.

였다. 화타는 중국 한 말의 전설적인 의사로 위(魏)나라 조조(曹操: 155~220) 밑에서 의원으로 일하다가 조조에 의해 비참한 최후를 맞았다. 황제 시대의 유부도 외과 수술을 한 것으로 알려져 있지만, 화타는 외과의 비조라고 여겨질 정도로 외과에 뛰어났다. 화타의 외과술에 대해서는 『삼국지』 권29, 「화타전」에 자세하게 소개되어 있다.

> 병이 덩어리가 되어 안에 있는데도 침과 약도 소용없으니 응당 배를 갈라야 한다. '마비산'을 먹으면 잠깐 죽은 것처럼 의식을 하지 못하게 된다. 따라서, 배를 째고 맺히고 쌓인 것을 꺼내고 병이 장에 있다면 병환 부위를 장에서 제거하고 씻어 내고 배를 봉합한 뒤 약을 바르고 4, 5일이 지나면 차도가 보이고 아프지 않고 자각하지도 못하며 한 달 안에 회복된다.[9]

병자의 몸 안에서 덩어리가 될 정도로 악화되면 수술 이외에는 달리 방법이 없으므로, 마비산(痲沸散)을 먹여 마취 상태가 되면 배를 가르고 덩어리를 꺼낸다. 이후 봉합하고 약을 바르면 통증도 없이 치료가 끝난다고 설명한다. 수술 과정은 대체로 이와 같은데, 전신 마취를 하고 개복 수술을 했던 것은 분명하다.

또, 한 사대부가 몸이 좋지 않았다. 화타가 "당신의 병이 깊어 응당 배

---

9 陳壽, 『三國志』 卷29 「方技傳第二十九」, 中華書局, 2006, 476쪽. "若病結積在內 針藥所不能及 當須刳割者 便飮其痲沸散 須臾便如醉死無所知 因破取 病若在腸中便斷腸湔洗 縫腹膏摩 四五日差 不痛 人亦不自寤 一月之間即平復矣."

를 갈라 떼어 내야 합니다. 그래도 당신의 수명은 10년에 불과할 것입니다. 병이 당신을 죽게 하지는 않겠지만 10년간 병을 참아 내면 수명도 다할 것이니 일부러 수술을 할 가치는 없습니다."라고 하였다. 사대부는 아픔과 가려움을 참지 못하고 그것을 제거하고자 하였다. 화타가 손을 쓰자 환자는 차도가 있었고 10년을 살다가 죽었다.

또, 배의 반절이 끊어지는 듯 아프고 10여 일간 귀밑머리와 눈썹이 빠진 자가 있었다. 화타는 "지라가 반이 썩었으니 배를 도려내야 낫습니다."라고 하였다. 그가 약을 먹이고 눕게 하여 배를 갈라 보니 정말 지라가 반절 썩어 있었다. 칼로 그것을 자르고 썩은 살점을 도려내 상처에 약을 바르고 약을 먹이니 100일이 지나 회복되었다.[10]

첫 번째 환자는 병이 깊어 환부를 절개하거나 그렇지 않거나 10년 밖에 살 수 없다고 화타는 진단하였다. 그러나 환자가 아픔을 참아 내지 못하자 개복 수술을 한 것인데, 말 그대로 10년을 살고 죽었다. 두 번째 환자는 썩은 부위를 도려내서 완치된 사례이다. 이 같은 이야기들은 현재의 관점에서는 이해하기 어렵다. 성공적인 외과 수술을 위해서는 마취 이외에도 지혈과 소독 등에 사용하는 약품이 필요하고, 정교한 수술 도구도 필요했을 것이기 때문이다. 그러나 화타

10 陳壽,『三國志』卷29「方技傳第二十九」, 477쪽. "又有一士大夫不快, 佗云: '君病深, 當破腹取. 然君壽亦不过十年, 病不能殺君, 忍病十歲, 壽俱當盡, 不足故自刳裂.' 士大夫不耐痛痒, 必欲除之. 佗遂下手, 所患尋差, 十年竟死."; 陳壽,『三國志』卷29「華佗傳」, 中華書局, 1959, 804쪽. "又有人病腹中半切痛 十余日中 鬢眉墜落 佗曰 是脾半腐 可刳腹養治也 使飮藥令臥 破腹就視 脾果半腐壞 以刀斷之 刮去惡肉 以膏傅瘡 飮之以藥 百日平復."

의 수술에 사용된 수술 기구는 단검 이외에 별다른 언급이 없다. 또, 화타의 수술은 『황제내경』의 액체병리설과는 달리 고체병리설을 다루고 있으므로, 화타가 중국적 전통 속에서 성장한 것인지에 대한 의문이 제기되었다. 이 때문에 일부 연구자들은 화타가 중국인이 아니라 페르시아 인일 것이라는 추정을 제기해 왔다. 화타라는 이름 역시 '후아다(의술의 왕)'라는 페르시아어에서 기원했다는 것이다. 마비산 역시 인도산 대마로 여겨지기도 한다.[11]

화타의 외과술은 기존 전통과는 너무 다른 예외적인 것이어서 중국적 전통에서 등장했다고 보기는 어렵다. 다만, 화타가 한대 방사 의학의 전통을 충실히 계승하고 있는 점도 분명하다. 당시는 방사 의학의 주술과 신비주의가 여전히 신망을 얻고 있었는데, 화타 역시 예언과 망진에 뛰어난 재주를 보였기 때문이다.

> 염독의 엄흔이 몇 사람과 함께 화타를 보러 때마침 왔다. 화타가 엄흔에게 물었다. "당신은 몸속이 좋습니까, 그렇지 못합니까?" 엄흔이 답하였다. "다른 때와 같습니다." 화타가 말하기를 "당신에게 급한 병이 있다는 것이 얼굴에 드러납니다. 술을 많이 먹지 않는 게 좋겠습니다."라고 하였다. 자리가 끝나서 돌아갔다. 몇 리를 갔을 때 엄흔은 갑자기 머리가 어지러워 차에서 떨어졌다. 사람들이 부축해서 다시 태워서 돌아왔는데 한밤중에 죽었다.[12]

---

11 가노우 요시미츠, 동의과학연구소 역, 『몸으로 본 중국 사상』, 소나무, 1999, 92-94쪽.

12 陳壽, 『三國志』 卷29 「方技傳第二十九」, 476쪽. "鹽瀆嚴昕與數人共候佗, 適至, 佗謂昕曰: '君身中佳否?', 昕曰: '自如常.' 佗曰: '君有急病見於面莫多飮酒.' 坐畢歸, 行數里, 昕卒頭眩墮車, 人扶將還, 載歸家, 中宿死."

> 광릉 태수 진등이 갑자기 병이 났다. 가슴이 답답하고 얼굴이 붉어졌으며 먹지를 못하였다. 화타가 맥을 짚어 보고 말하기를 "태수의 위 속에 벌레가 있고, 안으로 종기가 나려고 합니다. 누린내 나는 벌레들이 한 짓입니다."라고 하고 바로 탕 두 되를 지어 두 번 먹게 하였다. 조금 뒤에 세 되 정도의 벌레를 토해 냈다. 머리가 붉었으며 꿈틀거리는 것이 반쪽은 산 물고기 회와 같았다. 아픈 것이 바로 나았다. 화타는 "이 병은 3년 뒤에 반드시 재발합니다. 좋은 의사를 만나면 치료할 수 있습니다."라고 말하였다. 진등이 그때에 이르러 병이 재발하였다. 때마침 화타가 없어서 마침내 죽었다.[13]

첫째 사례는 망진으로 자각 없는 병을 맞춘 것이고, 둘째 사례는 맥진으로 위 속의 벌레를 알아내고 3년 뒤 재발할 것이라고 예견하고 있다. 예언, 예후는 편력의의 특징이기도 하지만, 방사 의학의 중요한 특징이기도 하다. 후한대에는 방사 의학이 중요한 비중을 차지하고 있었다. 『후한서』「방술전」에는 화타 이외에 16명의 방사들을 싣고 있다.

한무제는 자신의 딸을 방사와 결혼시킬 정도로 방사를 존중했지만, 조조는 결코 방사들을 존중하지 않았다. 조조는 두풍(頭風)이라는 지병을 앓고 있어 치료가 필요했는데, 화타는 고향에 가고 싶어 부인의 병을 핑계로 물러가 버렸다. 이에 화가 난 조조는 '쥐새끼 같은

13 范曄, 『後漢書』 卷八十二下, 「方術列傳第七十二下」, 中華書局, 2008, 803쪽. "廣陵太守陳登忽患匈中煩懣, 面赤, 不食. 佗脈之, 曰: '府君胃中有蟲 欲成內疽, 腥物所為也.' 即作湯二升, 再服, 須臾, 吐出三升許蟲, 頭赤而動, 半身猶是生魚膾, 所苦便愈. 佗曰: '此病後三期當發, 遇良醫可救.' 登至期疾動, 時佗不在, 遂死."

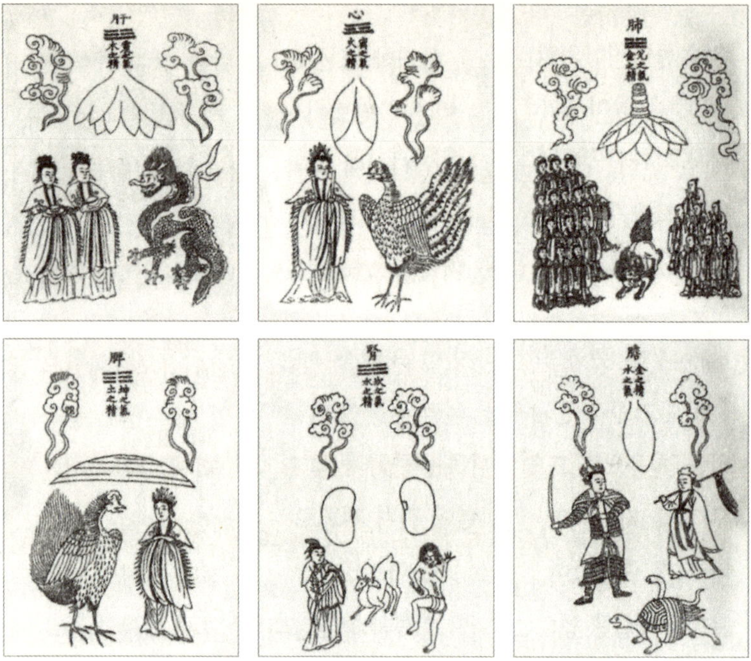

[그림 2–1]『의방유취』

놈'이라고 천대하며 화타를 죽여 버렸다. 화타 이후로 중국에서 화타의 외과술을 계승한 자는 더 이상 나오지 않았다.

이 밖에 한대 이후 위진 시기에 걸쳐 도교 사상과 신선 사상이 크게 유행하였다. 그러나 도교 경전인『도장(道藏)』에는 몇 폭의 장부도만 전해지고 있을 뿐이다.『도장』에 수록된 그림들은 도교의 존사 사상(尊思思想)의 영향을 받았는데, 존사 사상은 체내의 장기들을 신(神)에 비유하고, 그 신의 이미지를 명상하여 불로장생에 이르려는 수련법이었다.『도장』의 그림들은 각 장부의 신과 동물을 그린 것으로 일반적인 장부도와는 차이가 크다. 이들 그림은 조선 시대 세종

대의 의서인 『의방유취(醫方類聚)』(1445)와 같은 계통으로 보인다.

3. 송·명 이학적 신체관

송대 이후 중국인의 해부 인식은 새로운 변화를 맞이하였다. 『황제내경』 이래로 실제 해부가 없었던 것은 아니지만, 주류의 신체관과 해부 인식은 신체를 자연과 소통 가능한 존재로 보는 것이었다. 몸 전체가 우주에 열려 있는 구조였으며, 기의 흐름을 따라 유기적으로 연결된다고 보았다. 송대 이후로는 도교적 양생론과 신선 사상적인 신체관에서 벗어나 실체적인 장부도의 전통을 형성하기 시작하였다. 실제 해부는 형벌적 의미로 시행된 사체 해부를 통해 이루어졌으나 장부 중심의 해부 지식은 일부나마 계승되기 시작하였다. 송대에서 명대에 이르는 500여 년 동안 중국인의 해부 인식은 오상육부의 상기 중심에서 두부(頭部)와 장기 사이의 관계에 초점을 맞춘 송·명 이학적 해부 인식으로 발전하였다.

10세기 전반 당 말 오대(五代) 연진인(燕眞人, 호는 烟蘿子)의 「연라도(烟蘿圖)」가 현재까지 알려진 장부도 중에서는 가장 오래된 것이다. 진인(眞人)은 도교에서 도를 깨우쳐 진리를 깨달은 사람을 말하는데, 이름에서 알 수 있듯이 여전히 도교적인 색채가 강한 해부도였다. 11~12세기에는 두기(杜杞)와 오간(吳簡) 등이 서주(徐州) 지방의 산적 두목인 구희범(歐希範)의 사체를 해부한 「구희범오장도(歐希範五臟圖)」(1045)와 이이행(李夷行)이 주편(主編)하고 양개(楊介)가 교정한 도적들의 장부도인 「존진환중도(存眞環中圖)」 또는 「존진도(存眞圖)」

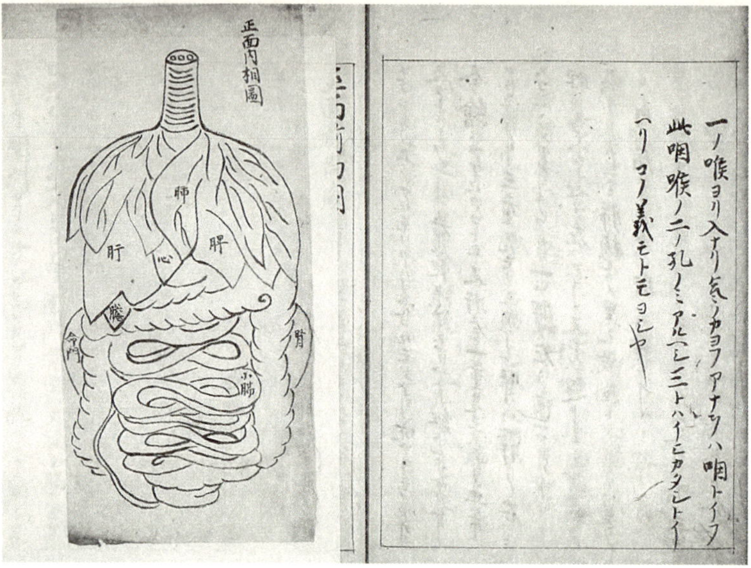

[그림 2-2] 『돈의초』의 「정면내상도(正面内相圖)」

(1102~1106)라고 불리는 장부도가 있다. 이 중에서 「존진환중도」는 「연라도」에 기초해서 교정한 것이다.

「구희범오장도」의 원본은 그 자체로 현전하지 않으나, 일본의 가지와라 쇼젠(梶原性全: 1266~1337)의 『돈의초(頓醫抄)』(1303)와 『만안방(萬安方)』(1315)에 실려 있으며, 청대 작자 미상의 『순경고혈편(循經考穴編)』 등에도 그 모사본이 실려 있다. 『돈의초』와 『만안방』은 일문으로 만들어진 종합 의서로 수·당·송대의 중의(中醫) 서적 200여 종을 인용하고 있는데, 대부분 현전하지 않는 것이어서 의학사적 가치가 높다. 「구희범오장도」의 원본 정면도는 목구멍이 세 개(氣道, 食道, 水道)로 이루어져 있고, 간장과 비장의 위치가 바뀌어 그려졌다는 특징이 있다. 이러한 오류는 「존진환중도」에서 올바로 수정되었다.

그런데 『돈의초』와 『만안방』에 실려 있는 정면도는 목구멍이 세 개이고, 간장과 비장의 위치는 올바르게 수정되어 있다. 반면, 『만안방』에 실려 있는 「오장육부형전향도(五臟六腑形前向圖)」와 「오장육부형배향도(五臟六腑形背向圖)」의 목구멍은 두 개이고, 간장과 비장의 위치는 바뀌어 있다. 이로 보아 『만안방』의 「오장육부형도」는 「구희범오장도」와 「존진환중도」를 모두 수렴하려고 한 것으로 판단된다.

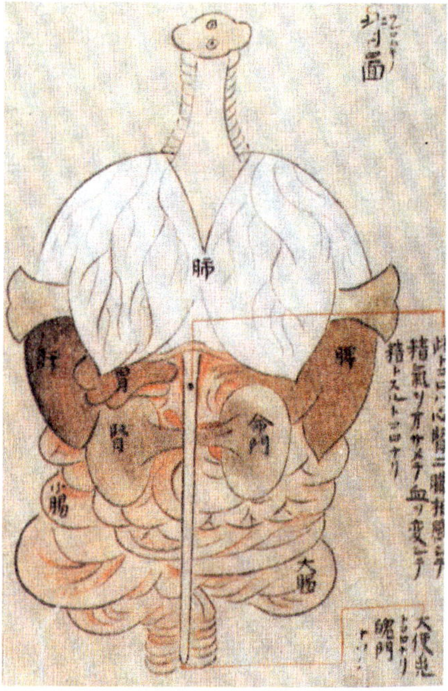

[그림 2-3] 『만안방』의 「오장육부형배향도」

「존진환중도」에 대한 설명이 송대 조희변(趙希弁)의 『독서후지(讀書後志)』에 실려 있는데, 「존진환중도」가 「구희범오장도」에 비해 섬세할 뿐만 아니라 오류도 많이 수정하였다고 한다. 원본은 현전하지 않으나, 「존진환중도」는 후대에 적지 않은 영향을 미쳤다. 16세기 이천(李梴)의 『의학입문(醫學入門)』(1575)이 대표적이라고 할 수 있으며, 이후 편찬된 『만병회춘(萬病回春)』(1587)의 「측신인도(側身人圖)」, 『만수단서(萬壽丹書)』(1630)의 「장부도」 등이 모두 「존진환중도」의 영향을 받은 것이다. 이 밖에 원대 손환(孫渙)의 『현문맥결내조도(玄門脈訣內照圖)』,[14] 『침구취영(鍼灸聚英)』(1529), 『유경도익(類經圖翼)』(1624), 『의종필독(醫宗必讀)』

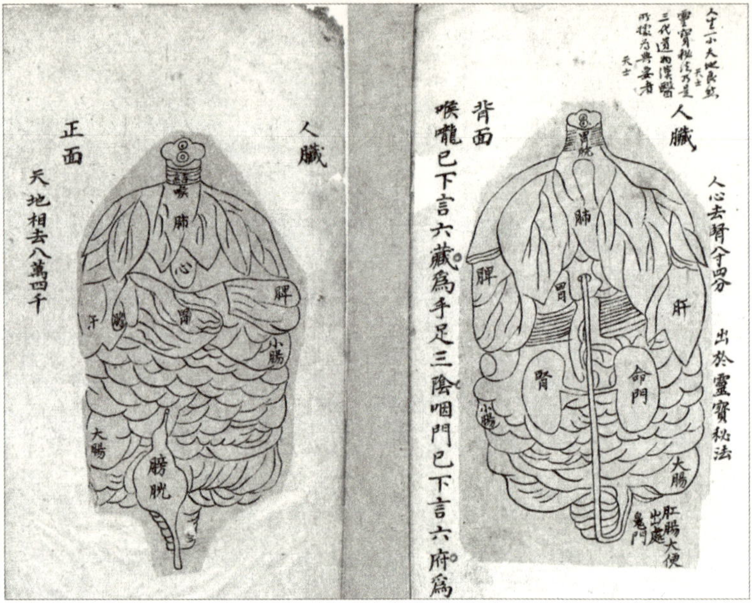

[그림 2-4] 『현문맥결내조도』의 정면도와 배면도

(1637) 등에 장부도가 실려 있다.

사체 해부를 둘러싼 이와 같은 기록들은 주로 역적이나 도적 등에 한정되어 사실상 해부 자체가 의학 지식을 습득하기 위해서 행해졌다기보다는 여전히 그 자체로서 형벌적 의미가 강했다고 볼 수 있다. 또한, 사체 해부가 어느 정도 시행되었는지는 알 수 없지만, 실제 해부를 통해서 중국인들은 초보적이나마 해부 지식을 얻을 수 있었을 것이다.

14 王淑民·羅維前, 『形象中醫: 中醫歷史圖像研究』, 人民衛生出版社, 2007, 39쪽.

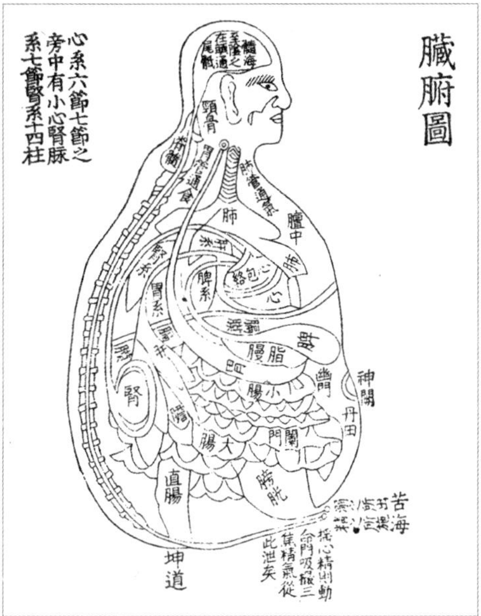

[그림 2-5] 『의학입문』의 「장부도」

명내에 들어오면 송·금·원 시기의 이학(理學) 이론이 종합, 절충되고 계통적으로 완비된다. 명대 의학자들은 송·원·명 이학의 태극(太極), 기화(氣化), 체용(體用), 선천후천(先天後天) 등의 개념을 신체와 약리(藥理)를 설명하는 중요 요소로 흡수하였다. 대표적인 것이 명문학설(命門學說), 기화론(氣化論), 체용론(體用論), 선천후천이론(先天後天理論) 등이었다.

명대의 대표적인 의서인 『의학입문』의 장부도가 이전과 다른 점은 다음과 같다. 첫째, 척추와 연결된 두부(뇌)를 모두 갖추었다는 점, 둘째, 장부의 위치를 횡격막을 중심으로 상하로 놓은 점, 셋째, 오장 중 심(心)을 위주로 하여 다른 네 개의 장기가 줄로 연결되어 있다는 점, 넷째, 장부도가 측신도로서 상반신의 체표를 온전히 묘사하면서도 그것을 바탕으로 단중, 단전까지 정확히 묘사하고 있다는 점이다. 이런 점들은 명대 이전의 장부도가 단순히 장기 위주로 묘사한 것과 비교할 때 커다란 변화였다. 이것은 인체에 대한 천인상응적·기화론적 사유가 구체화된 것으로 신체를 기가 끊임없이 흐르는 우주적 공간으로 인식한 결과였다. 더불어 오장이 심을 중심으로 계(系)로 연결된 모습을 명확히 보여 주었는데, 이는 당시의 송명이학이나 양명학이 모두 심을 중시했던 것과 관련이 있다. 이는 당시 흥성했던 양명학의 분위기를 반영한 것이었다.[15]

질병은 이러한 체내외 간, 체내적 조화와 균형이 깨졌을 때 발생하는 것으로 치병은 무너진 균형 관계를 되찾는 것으로 가능하였다. 이후 해부 지식은 19세기 왕청임(王淸任: 1768~1831)이 등장하기 전까지는 별다른 기록이나 발전이 없었다.

중국 의학의 해부 지식은 동아시아 각국에 심대한 영향을 주었는데, 일본 역시 예외는 아니었다. 현존하는 일본 최고의 의서는 『의심방(醫心方)』(982)인데, 수·당의 불교 의학과 음양오행 사상이 종합되어 있다. 『의심방』은 뼈와 척추 등에 대해서는 언급하고 있지만, 근육 및 관절 등에 대해서는 언급하지 않고 있다. 내장은 오장육부(五臟六腑)로 설명되는데, 오장(간, 심장, 비, 폐, 신)은 음이고, 육부(위, 대장, 소장, 담, 방광, 삼초)는 양이며, 오장은 오행(화·금·수·목·토)에 대응된다. 즉, 『의심방』은 음양오행을 통해 오장육부를 설명하는데, 질병은 외부의 사시오행(四時五行)의 기운이 오장육부에 유행하거나 내부에서

15 김대기, 「明 後期 醫學者의 身體觀: 李梴의 『醫學入門』을 중심으로」, 『강원사학』 21, 2006, 173-176쪽.

신(神)을 상하게 하여 병이 생긴다고 보았다.

가지와라 쇼젠(梶原性全)의 『만안방』에 실려 있는 「오장육부형승십이경락도(五臟六腑形升十二經絡圖)」는 「구희범오장도」의 영향을 받았다. 일본에서는 야마와키 도요(山脇東洋: 1705~1762)가 『장지(藏志)』라는 해부서를 출간하기까지 음양오행의 관점에서 해부도를 파악하려고 하였다. 한편, 『장지』는 실제 해부에 기초하여 기존 해부 인식의 오류를 지적하면서 근본적인 문제 제기를 시작하였다.

한국에서는 『동의보감』의 「신형장부도(身形藏府圖)」가 대표적으로, 명대 『의학입문』의 「장부도」와 『만병회춘』의 「측신인도」 등의 영향을 받았다. 이들과 비교해 볼 때 『동의보감』의 「신형장부도」는 도교적 색채가 강하고, 이전에 비해 훨씬 간결해졌다. 특히 『동의보감』은 해부도를 전면부에 배치함으로써 그 중요성을 강조하였다.

「신형장부도」에는 오장(간, 심장, 비, 폐, 신)과 육부(위, 소장, 대장, 담, 방광)가 있다. 다만, 육부 중 삼초(三焦)는 특정 부위가 아니므로 모습은 없고 기를 보존하는 작용만 있다.[16] 곡도(穀道)와 수도(水道)는 각각 대변과 소변이 통하는 길이다. 척추는 맨 아래로부터 미려관(尾閭關), 녹로관(轆轤關), 옥침관(玉枕關)으로 구성되는데, 기를 수련할 때 정기가 오르내리는 길이다. 머리에는 아홉 개의 궁이 있는데, 그중에서 가장 중심에 있는 것이 이환궁(泥丸宮)이다. 이환궁은 뇌를 가리키는데, 정신의 근본인 원신(元神)이 기거하는 곳이며, 하늘의 신

16 삼초는 상초(上焦), 중초(中焦), 하초(下焦)로 구분된다. 상초는 심장, 폐 등 가슴 황막의 위쪽이고, 중초는 비장, 위장, 간장 등 황막 아래 배꼽 위이며, 하초는 신, 방광 등 배꼽 아래에 해당된다.

과 교통하는 곳으로 혼백이 드나드는 곳이다.

비슷한 시기 서양의 해부도가 좀 더 구체적이고 사실적인 방향으로 발전하고 있다면, 살펴본 바와 같이 동아시아의 해부도는 오히려 간결하고 추상적인 방향으로 발전하고 있음을 알 수 있다. 이는 서양의 해부학이 인체의 구조를 밝히는 데 집중했던 반면, 동아시아의 해부학은 기의 흐름이나 장기 사이의 관계를 설명하려는 데 관심이 있었기 때문이다. 중국, 한국, 일본 등의 해부도가 정면도보다는 측면도가 많은 것도 그러한 연유에서였다. 즉, 동아시아의 해부도는 각 장기가 어떤 구조와 기능을 가지고 있는지보다는 오장육부의 생리 기능과 눈으로 직접 보이지 않는 정기신의 운행을 설명하는 데 보다 많은 관심을 두고 있었다.

제3장 청 말 해부학 혁명과 해부학적 인식의 전환

1. 뇌주설과 해부학적 인식

중국에서 서양 해부학 지식은 새로운 서양 의학 중에서 가장 일찍 도입된 것이었다. 중국에서 천문, 지리, 수학 등 서양의 자연과학 지식을 전한 것으로 유명한 마테오 리치(Matteo Ricci: 1552~1610)는 1595년 난창(南昌)에서 발행한 『서국기법(西國記法)』의 「원본편(原本編)」을 통해 서양의 해부생리학 지식을 전파하였다. 마테오 리치가 해부학을 포함한 의학 방면의 지식을 전파할 목적은 아니었음에도 뇌 기능과 관련하여 중국인들의 전통적인 해부학적 인식을 전환하는 데 중요한 출발점을 제공하였다.

> 기억이란 뇌낭에 있는데, 뇌두개골 뒤의 침골 하부에 기억실이 있다. 이 때문에 사람들이 문득 무엇이 생각나지 않을 때는 자기도 모르게 뒤통수를 긁게 되는데 아동도 마찬가지이다. 그리고 뒤통수에 질환이 생기면 흔히 건망증[遺忘症]이 동반된다.[1]

마테오 리치는 서양의 의술을 전하기 위해서가 아니라 효과적인 선교 활동을 위해 서양의 기억법을 소개하게 된 것이다.[2] 『황제내경』 이래의 전통적인 중의학에서 정신 작용은 심장에서 이루어지는 것으로 보았기 때문에, 기억 등의 정신 활동이 뇌 기능과 관련되어 있다는 서양인들의 뇌주설(腦主說 혹은 腦說)은 중국 의학계에서는 새로운 이론이었다. 뇌주설은 마테오 리치와 교류하고 있던 김성(金聲: 1598~1645, 자는 正希) 등과 같은 몇몇 중국인 의사들에게 전해지게 되었다.

서양 의사에 의한 최초의 해부 번역서는 명대(明代) 테렌츠(Johann Terrenz Schreck: 1576~1630, 중국명 鄧玉函)의 『태서인신설개(泰西人身說槪)』와 『인신도설(人身圖說)』이다. 테렌츠는 스위스 사람으로 서양의 유명한 과학자인 갈릴레오 갈릴레이(Galileo Galilei: 1564~ 1642), 브루노(Giordano Bruno: 1548~1600) 등과 교분이 두터운 사이였다. 그는 의학과 자연과학 방면에서 재능을 인정받고 있었는데, 돌연 예수회에 입신하여 동방 선교에 나서게 되었다. 『태서인신설개』는 테렌츠가 항저우(杭州)에 있을 때, 아담 샬(John Adam Schall von Bell: 중국명 湯若望)이 가져온 스위스 바젤대학 보앵(Gaspard Bauhin: 1560~1624)의 『해부학론』(1592)을 이지조(李之藻: 1566~1630)의 집에서 구두 번역한 것이었다. 처음에는 『인신설(人身說)』이라는 제목으로 두 권을 만들었는데 번역을 도왔던 사람의 수준이 낮아 번역문이 형편없었다. 1629

---

1 利瑪竇(Matteo Ricci), 「原本篇 第一」, 『西國記法(1595)』; 利瑪竇(Matteo Ricci), 『利瑪竇中文著譯集』, 復旦大學出版社, 2001, 143쪽.

2 조너선 D. 스펜스, 주원준 역, 『기억의 궁전』, 이산, 1999, 23쪽.

년 테렌츠가 서광계(徐光啓: 1562~1633)의 추천으로 베이징(北京)으로 들어간 후 역법을 쓰다가 다음 해에 사망하였고, 그 원고는 아담 샬에게 맡겨졌다. 아담 샬은 보앵의 또 다른 저서인 『해부학사』(1597)를 포함하여 『인신전서(人身全書)』를 발간할 계획이었으나 역법서 작성에 매달려 있었다. 필진진(畢振辰: ?~1644)은 아담 샬로부터 테렌츠 번역본만을 구해 윤색을 가했고, 인체 해부 생리의 대략만을 서술했다고 하여 『태서인신설개』(1635)라고 이름을 붙였다. 책의 분량 조절을 위해 마테오 리치의 『서국기법』을 첨가하였는데, 현재는 청대 초록본만 전하고 있다.[3]

『인신도설』은 1640년경 완성된 책으로 로(Giacomo Rho: 1592~1638, 중국명 羅雅谷) 역술(譯述), 롱고바르도·테렌츠 교열(校閱)로 되어 있으며, 현재는 그 초록만 전한다. 로는 수학자로 아담 샬과 함께 테렌츠 사후의 일을 지속했던 인물이고, 롱고바르도(Niccolo Longobardò: 1565~1655, 중국명 龍華民)는 중국 신교 경험이 풍부한 신부로 종교·시진 방면의 저서를 남겼다. 『인신도설』은 테렌츠의 원고에 기초하여 로와 롱고바르도가 완성한 것이다. 『태서인신설개』가 운동·근육·순환·신경·감각 계통의 내용을 중심으로 구성되었던 반면, 『인신도설』은 소화·배설·생식 계통의 내용으로 구성되었다. 그 밖에 명 말 청초 시기 대표적 선교사인 아담 샬은 천주교 교리서인 『주제군징(主制群徵)』(1629)을 통해 서양 고전의 해부학과 생리학 지식을 전하기도 하였다. 『주제군징』은 조물주의 섭리가 천지 만물과 신체에도 적용된다

3 馬伯英 외, 정우열 역, 『中外醫學文化交流史』, 전파과학사, 1998, 356쪽; 李亞舒·黎難秋 主編, 『中國科學飜譯史』, 湖南敎育出版社, 2000, 250쪽.

고 주장하고, 신체 각 기관의 존재와 작용 모두 일정한 원리와 목적성을 가지고 있다고 보았다. 특히, 뇌는 오늘날 신경에 해당하는 동각지기(動覺之氣)를 만들어 내고 전달하는 역할을 담당한다고 보았다.[4]

테렌츠 역시 기본적으로 뇌주설을 지지했는데, 테렌츠의 『태서인신설개』에서 주목되는 부분은 신경에 관한 대목이다. 테렌츠는 신경을 '세근(細筋)'이라고 했는데, 그 기능과 작용을 다음과 같이 설명하였다.

> 각동(覺動)의 힘을 분산시킨다. 근은 불각부동(不覺不動)하고 전적으로 영혼의 기력에 따라 각동한다. 세근(細筋)은 공간이 없고 기(氣)만 있으며, 혈은 없기에 신체가 각동이 안 될 때는 기가 없으니 힘이 없는 것이다. 이것은 사람이 근(筋)이 끊기면 동(動)을 잃고 사지가 눌리거나 묶이면 저려서 죽을 정도이니 기가 통하지 않기 때문이고, 이 역시 세근이 유기무력(有氣無力)한 것을 증명하는 것이다.[5]

테렌츠는 신경의 전달이 기(氣)에 의해서 이루어진다고 보았다. 이것은 기와 같은 중국의 전통적 사고방식으로 신체의 기능을 설명하려고 했던 것이다. 서양인들 스스로 기(氣)를 통해 신체의 해부 생리를 설명하려고 한 점이 흥미롭다.

청대(淸代)에는 강희제(康熙帝: 1654~1722)가 프랑스 선교사인 부베(Joachim Bouvet: 1656~1730, 중국명 白進)와 제르비용(Jean Francois

4 湯若望, 「主制群徵」, 『明末淸初耶蘇會思想文獻匯編』, 北京大學宗敎硏究所, 2003, 148-149쪽.

5 馬伯英 외, 정우열 역, 『中外醫學文化交流史』, 전파과학사, 1998, 358쪽에서 재인용.

Gerbillon: 1654~1707, 중국명 張誠)에게 뒤베르네(Joseph Guichard Du Verney: 1648~1730)의 해부서를 번역하게 하였다. 강희제는 손수 도공(圖工)에게 해부도를 그리게 하는 등 해부학 지식에 열의를 보였으나 건강이 악화되자 그 작업은 일시 중단되었다. 그 후 30여 년이 경과된 후, 파레닌(Dominique Parennin: 1669~1741, 중국명 巴多明)이라는 예수회 신부에게 디오니스(Pierre Dionis: ?~1718)의 해부서(초판은 1690년)를 발췌해서 만주어 번역본을 만들게 하였다. 이 책은 약 5년의 기간을 들여 1720년에 완성되었는데, 윌리엄 하비(William Harvey: 1578~1657)의 혈액 순환 이론을 포함한 것이었다. 파레넹 신부는 매회 10쪽 분량을 만주어로 번역하였고, 강희제 스스로 내용 첨삭에 관여하였으며, 문장가(文章家), 달필가(達筆家), 화가(畵家), 화공[圖工] 각 두 명과 종이 제작자[厚紙製造者] 약간 명이 이 작업에 참여하였다. 처음에는 한문본도 출간할 예정이었으나 만주어본 4부만을 제작하였는데, 이를 『격체전록(格體全錄)』이라고 하였다. 이 책은 황제 사신의 소장본 이외에, 궁중 서고, 러허(熱河)의 이궁(離宮) 등에 보존되었으며, 나머지 한 부는 1723년 파리 왕립과학아카데미(Académie Royale des Sciences)에 보내졌다. 이처럼 18세기 중국의 서양 해부서 번역은 황제 1인의 호기심을 만족시키는 데 그쳐 중국 내외의 의학계나 지식계에 미친 학문적 영향력은 거의 없었다.[6]

그렇다면 1851년 『전체신론(全體新論)』이 나오기까지 마테오 리

---

6 小川鼎三, 「明治前 日本解剖學史」, 日本學士院 編, 『明治前 日本醫學史』 第一卷, 日本學術振興會, 1955, 157-158쪽; Daniel Asen, "Manchu Anatomy: Anatomical Knowledge and the Jesuits in Seventeenth-and Eighteenth-Century China", *Social History of Medicine* 22(1), 2009, pp.23-24.

치 등 서양 선교사들이 전해 준 서양 해부학의 지적 유산은 단절된 것일까? 1851년 『전체신론』 이전까지의 해부서 중 가장 논란이 많이 되고 가장 많이 출판된 책으로 1830년 출간된 왕청임의 『의림개착(醫林改錯)』이 있다. 한 연구에 따르면 『의림개착』은 1830년 출판 이후 1950년까지 40판 가량이 출판되었는데, 3년에 한 번씩 판을 거듭한 셈이다.[7] 『의림개착』 출간 이후 중의학계에 적지 않은 논란을 일으켰는데, 『의림개착』의 내용, 체제, 그림 등이 모두 중의학의 전통을 따르고 있는 만큼 『의림개착』이 중의학 서적이라는 것은 부인할 수 없는 사실이다. 그런데도 『의림개착』은 기존 중의학의 전통과는 다르게 뇌주설을 지지하였고, 청대 실증주의적 학풍과 결합하여 실제 해부에 근거한 해부학을 발전시켰다.

『의림개착』이 서양 해부학의 영향을 받았다는 증거는 뇌의 기능과 관련되는 부분이다. 왕청임은 「뇌수설(腦髓說)」에서 김성(金聲)과 왕앙(王昻: 1615~?, 자는 認庵)의 주장을 인용하여 기억과 의식이 뇌의 기능이라고 주장한다.

> 이시진(李時珍)이 말하기를 뇌는 '원신지부(元神之府)'라고 하였고, 김정희(金正希, 즉 김성)는 사람의 기억력은 모두 뇌에 있다고 하였으며, 왕인암(王認庵)은 사람이 항상 지난 일을 기억하려면 반드시 눈을 감아 위를 주시하며 생각해야 된다고 하였다. 뇌수 중에 일시적으로 기가 없어지면 단지 정신이 없을 뿐 아니라 반드시 일시적으로 죽게 된

7 趙洪鈞, 『近代中西醫論爭史』, 安徽科學技術出版社, 1989, 44쪽.

다. 한순간 기가 없어지면 반드시 그 순간 동안 죽게 된다.[8]

이러한 주장은 정신이 심장에서 나온다는 『황제내경』 이래의 전통적인 중의학의 주장과는 완전히 다른 것이다. 김성은 안후이성(安徽省) 슈닝(休寧) 사람으로 명 말 진사(進士) 출신이며, 마테오 리치에게서 수학 등을 배웠다. 그는 서광계(徐光啓)와 함께 황실 달력의 제작을 위해 일한 적이 있고, 서광계는 마테오 리치의 조수로서 서양 과학 문헌의 번역을 도왔다. 서광계와 김성은 나중에 기독교도가 되었고, 마테오 리치 사후 19년이 지난 1629년 달력 제작을 위해 항저우에 머물고 있던 테렌츠 신부를 베이징에 초빙하기도 하였다. 테렌츠는 항저우에서 『태서인신설개(泰西人身說槪)』 등을 번역한 적이 있었기 때문에, 김성이 마테오 리치, 테렌츠 등과의 교류를 통해서 정신은 심장에서 나온다는 전통적 주장에서 벗어날 수 있었다는 추론이 가능하다.[9] 왕앙 역시 안후이성 슈닝 사람으로 김성과 교류하였는데, 『본초비요(本草備要)』(1694)에서 다음과 같이 말하였다.

> 나의 고향 분인 김정희(金正希) 선생은 나에게 "사람의 기억의 장소는 뇌이다. 어린이가 기억이 좋지 않은 것은 뇌가 아직 충만하지 못했기 때문이고, 노인이 기억이 좋지 않은 것은 뇌가 점점 비어 가기 때문이다. 사람이 물건을 볼 때마다 그 영상이 뇌에 남게 된다."라고 말하였다. 내가 보건대 사람이 옛날 일을 기억할 때마다 눈을 감거나 위로

8 王淸任, 「腦髓說」, 王勳臣 編著, 『醫林改錯(1830)』, 台聯國風出版社, 1975, 23쪽.
9 范行准, 『明季西洋傳入之醫學』, 中華醫史學會, 1943.

치켜뜨고 사고하는데 이것은 정신을 뇌에 모으려는 뜻이다. 사람들은 모두 습관이 되어 발견을 하지 못하고, 김 선생이 말을 해서야 알게 되었다. 이시진(李時珍)이 이르기를 "뇌는 원신지부(元神之府)가 된다."라고 하였는데, 그 뜻이 이에 부합되는 것이 아닌가 한다.[10]

왕앙은 김성과 같은 지역 출신으로 개인적인 친분이 있었으며, 『본초비요』(1694)에서는 기억과 정신이 뇌에서 나온다는 김성의 주장을 되풀이하고 있다. 이처럼 뇌주설로 대표되는 새로운 인식이 지식계의 새로운 흐름을 형성해 나가고 있었음을 알 수 있다. 왕앙의 『본초비요』나 왕청임의 『의림개착』 등이 이시진의 『본초강목』을 뇌주설의 근거로 지목하고 있으나 실상은 서양 지식인들과 직접적으로 교류하고 있었던 김성의 직접적인 영향을 받은 것이었다.

흥미롭게도 왕앙의 『본초비요』나 왕청임의 『의림개착』 등은 뇌주설의 기원으로 이시진(李時珍: 1518~1598)의 『본초강목(本草綱目)』을 지목하고 있다. 이시진은 『본초강목』「목부(木部)」 제34권, 「신이(辛夷)·발명(發明)」에서 "뇌는 원신지부이고 비는 명문지규[腦爲元神之府, 而鼻爲命門之竅]"라고 언급하고 있다.[11] 말하자면, 뇌는 정신 활동의 저장고이고 코는 생명 활동의 중요 통로로 이해된다. 그러나 이시진의 관점에서 뇌에서 나온 원신이 궁극적으로 머무는 곳은 뇌가 아니라 심이다. 그런 점에서 이시진은 『황제내경』의 전통에서 벗어난

10 王昻, 『增訂本草備要四卷』, 「辛夷」, 續修四庫全書 編纂委員會 編, 『續修四庫全書』 993, 上海古籍出版社, 1995, 685쪽.

11 李时珍, 『本草綱目』, 人民衛生出版社, 1977.

것이 아니었다. 그럼에도 불구하고 중국의 지식인들은 뇌주설의 근거를 강화하기 위해서 이시진의 『본초강목』을 적극적으로 활용했다고 할 수 있다.

뇌주설을 본격적으로 주창한 것은 홉슨(Benjamin Hobson: 1816~1873)의 『전체신론』(1851)이었다. 『전체신론』은 본론에서 "뇌는 전체를 주관한다[腦爲全體之主論]."라고 하여 뇌주설을 확정하였다. 또한, 『전체신론』은 뇌주설이 인간과 동물 등의 뇌의 해부와 객관적인 실험 측량에 의해 확립되었음을 보여 주었다. 『전체신론』은 인간의 뇌와 동물의 뇌의 크기와 용량을 비교하여 뇌의 용량이 클수록 영리하고, 뇌의 용량이 적을수록 어리석음을 논증하였다.

서양의 의료 선교사들은 중국의 젊은 의학도들에게 해부학 교육을 통해 뇌주설의 수용을 촉진할 수 있었다. 하지만, 중국인 지식인에게 뇌주설의 수용은 결코 간단한 문제가 아니었다. 특히, 양명 심학(陽明心學)의 경우에는 심이라고 하는 것은 단순히 인체의 한 장기가 아니라 우주 만물의 본체로서의 의미를 갖고 있었기 때문에, 양명학의 영향을 받은 지식인들은 뇌가 신체의 인지와 지각 활동을 주관한다는 사실을 받아들이기 어려웠다. 심학에서 심(心)은 단순히 신체의 일부로서 심장만을 의미하지 않으며, 사상적으로 매우 중요한 위치를 차지하고 있다. 심은 곧 천(天)으로 천지 만물이 모두 그것을 받들며, 심은 인(人)의 주재(主宰)이며 지각(知覺)이다.[12] 따라서, 심을 우주 만물의 본체로 여기는 심학의 영향하에서 인간의 정신 활동을 지

12 劉澤華 主編, 『中國政治思想史(隋唐宋元明淸卷)』, 浙江人民出版社, 1996, 524쪽.

배하는 것은 뇌라고 주장하는 뇌주설은 이러한 심학의 본질을 위협하는 것으로 여겨질 수밖에 없었다. 왕양명(王陽明: 1472~1592)의 심학(心學)은 15세기 이후 강남(江南) 지역을 중심으로 크게 흥기하고 있었고, 중국 사회에서 심학은 인간의 주체적 인식과 활동을 강조하는 하나의 지적 흐름으로서 20세기에 이르기까지 적지 않은 영향을 미치고 있었다.

뇌주설과 심주설의 대립 가운데, 뇌주설과 양명 심학 사이의 논리적 모순을 해결했던 대표적 인물이 19세기 말 변법 운동 시기의 담사동(譚嗣同: 1865~1898)이었다. 그는 양명 심학에 기반하여 서양 사상을 수용한 대표적 인물이다. 그는 뇌가 생각과 기억을 주관하고 심이 혈액순환을 주관한다고 말한다. 그는 심에서 나오는 혈액이 뇌에 양분을 공급하는 방식으로 심과 뇌는 상통하는 바가 있다고 생각하였다.

> 지금 우선은 심(心)에 대해서 이야기하겠다. 중국에서는 심이 사(思)를 주관한다고 말하는데, 서양에서는 심이 생각[思]할 수 있는 것이 아니며 생각[思]은 특히 뇌에 있다고 말한다. 뇌는 대뇌(大腦)와 소뇌(小腦)로 나뉜다. 대뇌는 오(悟)를 주관하며, 소뇌는 기억과 시청각을 주관한다. 뇌기근(腦氣筋)은 온몸 곳곳에 펴져 있는데, 사지백체의 지각 운동을 주관한다. 이른바 심이라는 것은 단지 혈액 순환[變血]을 주관할 따름이다. 대저 중국과 서양에서 심을 말할 때 이와 같이 달랐는데, 내 생각으로는 그 이치는 사실상 상통하는 바가 있다. 사는 오로지 뇌에 있으나 뇌가 능히 생각[思]할 수 있는 까닭은 심이 변혈하여 뇌에 양분을 공급하는 것에 온전히 의지할 수 있기 때문이며, 심과 뇌가 상호 교통하는 쓰임이다. 그래서 생각 사(思)라는 글자는 정수리

신(囟) 자와 마음 심(心) 자로 구성된 것이다. 뇌가 사를 주관한다는 것은 옛사람들도 이미 알고 있었다.[13]

분명히 담사동은 서양 해부학의 뇌주설을 받아들이지만, 그렇다고 해서 심의 중요성을 평가 절하하지 않는다. 그것은 바로 담사동의 『인학(仁學)』이 사실상 양명학의 심학에 기초하고 있었기 때문이다. 흥미롭게도 이러한 담사동의 사상은 청년기의 마오쩌둥(毛澤東)에게 영향을 미쳤고, 마오쩌둥은 전통 타파와 서구화의 물결에 휩싸여 있던 신문화 운동기 양명 심학의 영향 속에 있었다.[14] 이 시기 마오쩌둥은 『신청년(新青年)』에 발표했던 「체육의 연구(體育之硏究)」(1917. 4)에서 체육의 효능은 "근골을 강하게 할 뿐만 아니라 지식을 증진시키고, 감정을 조절하며, 의지를 강하게 하는데, 근골은 신(身)을 말하는 것이고 지식, 감정, 의지는 심(心)을 말하는 것이다."라고 하였다. 이처럼 마오쩌둥은 "이성(理性)이 심(心)에서 나오고 심은 체(體)에 있다."라고 말할 정도로 심의 중요성을 강조했는데, "직관(直觀)은 이목(耳目)에 의지하고 사색(思索)은 뇌근(腦筋)에 의지한다."[15]라고 주장함으로써 양명 심학의 입장에서 뇌주설을 받아들이는 태도를 분명히 하였다.

---

13 譚嗣同, 「論全體學(1898. 4. 23)」; 蔡尙思·方行 編, 『譚嗣同全集(增訂本)』, 中華書局, 1998, 403-405쪽.

14 丁曉强, 「毛澤東早年思想與陽明心學」, 『中國社會科學』(香港), 總5期, 1993, 13쪽.

15 毛澤東, 「體育之硏究」, 『新青年』 第3卷 第2號, 1917. 4. 竹內實 監修, 毛澤東文獻資料硏究會 編輯, 『毛澤東集』 第2版, 第1卷, 蒼蒼社, 1983, 35-47쪽에 재수록. 특히 40-41쪽 참조.

이와 같이 『황제내경』 「소문」에서 심장이 정신 활동을 주관하는 기관으로 규정된 이래, 많은 중의와 지식인들이 그와 같은 주장을 따랐다. 특히, 15세기 양명 심학의 등장 이후 심은 우주 만물의 본체이며, 인간의 지각을 주관하는 기관으로 여겨졌다. 그러나 19세기 후반 이후로는 양명 심학의 지지자들도 점차 변화를 보이기 시작하였다. 중국 지식인들이 뇌주설을 수용했다는 사실은 단순히 뇌의 생리적 기능을 올바로 파악했다는 점에만 의의가 있는 것은 아니다. 뇌주설의 수용으로 근대 사회의 지식인들은 도덕과 성정을 중시하던 형이상학적 신체관에서 점차 벗어나기 시작하였다는 점이 중요하다. 인체 장기 사이의 조화와 기(氣)의 흐름 등 형이상학적 원리를 중시했던 기존 사고방식에서 벗어나 장기 자체의 기능과 역할에 관심을 보이기 시작한 것이다. 뇌주설의 등장과 수용은 단순히 심장에 부여하던 기능을 뇌에 부여하게 된 것이 아니고, 순환론적·전체론적·형이상학적으로 이해되던 해부학 인식이 국소기능적·기계론적으로 전환되었다는 것을 의미한다. 그리고 그 과정은 외부의 충격에 의해 갑작스럽게 전환된 것이 아니라 전통 의학과 서양 의학과의 조우, 전통적 해부학 인식과의 경쟁과 타협 속에서 천천히 발전해 나간 것이었다.

2. 『의림개착』과 『전체신론』의 구성과 내용

『의림개착』은 상하권으로 구성되어 있는데, 상권에는 25개의 장부도와 더불어 인체 각 기관에 관하여 논하였으며, 하권에는 중풍, 온독, 회태(懷胎) 등 임상에 대해서 논하였다. 말하자면, 『의림개착』은 일종의 종합 의서이고 분량으로 보아도 임상에 관한 내용이 압도적으로 많다. 하지만, 자서(自序)에서 스스로 밝히고 있듯이 저작 의도가 치병을 위해서가 아니라 장부에 대한 기록을 위한 것이라고 할 정도로 해부학에 큰 의미를 부여하였다. 아울러 본문 중에서 장부의 정확한 기록뿐만 아니라 해부학 지식이 진단에도 직접적인 영향을 미친다는 점을 언급하고 있다.

왕청임은 실제 관찰을 통해 폐, 간, 담, 격막의 형상과 위치를 바로잡았고, 삼초(三焦)가 해부학적으로 존재하지 않는다는 것을 밝혔다. 그는 회염(회염연골), 좌우기문(좌우총경동맥), 위총관(대동맥계), 영총관(대정맥계), 기부(장간막), 혈부(횡격막) 등을 새롭게 발견하였다. 또, 진관(津管), 총제(總提), 출수도(出水道) 등 소화 계통의 여러 장기를 새로이 발견하였다. 뇌 기능, 회염(會厭), 시신경, 회태설(懷胎說) 등에 대한 설명은 일부 착오가 있으나 이전에 비하면 진일보한 발전이었다. 이 밖에 심장과 간에는 절대로 혈을 간직할 수 없다고 한 것이나, 대장이 맹장에서 시작하여 직장과 항문으로 나오는 것을 명확히 설명하지 못하였으며, 췌장과 비장을 구분하지 않았다. 또, 동맥을 기관으로 오인하는 등 적지 않은 오류가 있었다.[16]

『의림개착』에 등장하는 25폭의 그림은 중의학 전통 속에서 각 장기가 매우 간단하게 그려지고 있다. 그럼에도 불구하고, 『의림개착』은 기존 중의서의 착오를 적지 않게 지적하였고, 해부학적으로 존재

16 王淸任, 원광대학교 한의과대학 역, 『國譯醫林改錯』, 圓光大學校出版局, 1998; 王淸任 撰, 李天德·張學文 整理, 『醫林改錯』, 人民衛生出版社, 2005; 溫武兵·溫長路 編著, 『帶您走進醫林改錯』, 人民軍醫出版社, 2007.

하지 않는 삼초의 존재를 부정하거나 폐 밖에 기가 통하는 24개의 구멍이 있다는 식의 형이상학적인 논의를 부정하였다. 『의림개착』은 기존의 해부학 인식 체계에 적지 않은 충격을 가져다주었다.

이와는 대조적으로 매우 사실적인 해부도를 담고 있는 『전체신론』의 등장은 해부학적 인식 체계의 전환에 많은 반향을 일으킬 수밖에 없었다. 『전체신론』은 홉슨의 서문과 범례(例言), 전체 39장의 본문 등으로 구성된다. 서문에서는 "부위(部位)를 알지 못하면 병원(病源)을 알지 못하고, 병원을 알지 못하면 치료법을 알지 못한다."라고 하여, 『전체신론』의 해부학적 지식이 치료와 직접적인 연관이 있음을 명시적으로 드러냈다.[17]

본문은 제1장 신체약론(身體略論)을 시작으로 전신골체론(全身骨體論), 골론(骨論), 척골협골등론(脊骨脇骨等論), 수골론(手骨論), 고골반 및 족골론(尻骨盤及足骨論) 등 뼈에 대한 각론, 기육공용론(肌肉功用論), 뇌위전체지주론(腦爲全體之主論), 안궁부위론(眼官部位論), 안궁묘용론(眼官妙用論), 이궁묘용론(耳官妙用論), 수비목관론(手鼻目官論), 장부공용론(臟腑功用論), 위경(胃經), 소장경(小腸經), 대장경(大腸經), 간경(肝經), 담론(膽論), 첨내경(甜內經), 비경(脾經), 심경(心經) 등 내장 기관에 대한 각론, 혈맥관회혈관론(血脈管廻血管論), 혈맥운행론(血脈運行論), 혈론(血論) 등 혈관에 대한 각론, 폐경(肺經), 폐경호흡론(肺經呼吸論), 인신진화론(人身眞火論), 내신경(內腎經), 방광론(膀胱論), 익론(溺論), 전체지액론(全體脂液論), 외신경(外腎經), 양정론(陽精論),

---

17 合信, 『全體新論』, 墨海書館, 1851, 序 1쪽.

내음경(四陰經), 오태론(五胎論), 태반론(胎盤論), 유론(乳論), 조화론(造化論) 등과 271장의 해부도가 포함된다.

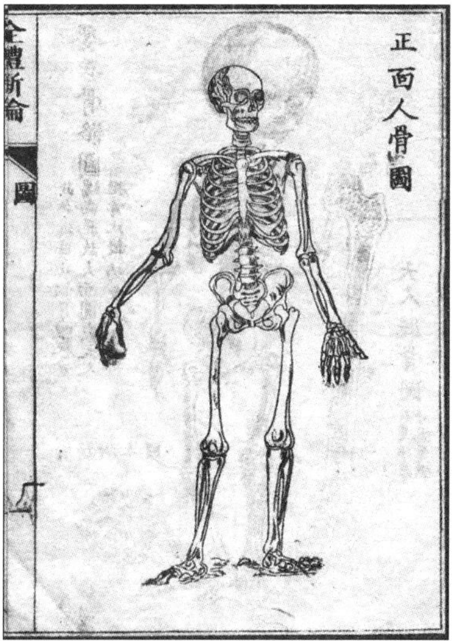

[그림 3-1] 『전체신론』의 「정면인골도」

중국 의학의 장부도들이 몇 장 되지 않는 형이상학적인 장부도 혹은 상반신의 측면도에 한정되었던 반면, 『전체신론』의 해부도는 「정면인골도」를 비롯하여 각 장기와 기관에 대한 상세한 도해를 첨부하여 사실적이면서 구체적인 이해를 도왔다. 또, 『전체신론』은 적지 않은 분량의 해부도를 포함하여 의학생뿐만 아니라 일반 시식인들의 해부학에 대한 이해와 접근성을 높일 수 있었다.

『전체신론』은 범례와 말미에서 신체가 조물주의 섭리임을 숨기지 않는다. 특히, 본문의 마지막 장인 제39장 조화론에서 신구약 성서와 천지 창조, 예수의 영혼 구제 등을 언급하며 기독교적 관점을 제시하였다.[18]

본론에서는 뼈, 근육, 장기, 순환기와 호흡기 등으로 구분되는 해부학적 분류 체계 속에서 신체 각 부위의 해부생리학적인 기능과 형태를 소개하였다. 이 중에는 하비의 혈액 순환 이론을 비롯하여 뇌신

18 合信, 『全體新論』, 墨海書館, 1851, 66-71쪽.

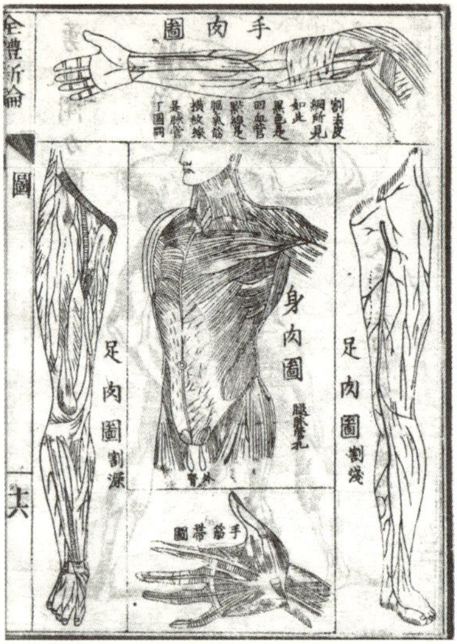

[그림 3–2] 『전체신론』의 전신 근육도

경 분류 등 중의학에서는 접하기 어려운 적지 않은 내용을 포함하고 있었다. 홉슨은 12쌍으로 뇌신경 중 9쌍만을 소개하였는데, 이는 당시 독일이 뇌신경을 12쌍으로 분류하고 있었던 반면, 영국은 9쌍으로 분류하고 있었기 때문이다. 유럽에서 12쌍의 뇌신경을 통일해서 분류한 것은 1895년 이후였다. 따라서, 의사학자인 마보잉(馬伯英)이 『전체신론』의 오류로 지적하고 있는 뇌신경 분류의 오류는 영국에서 의학 교육을 받은 홉슨의 개인적 잘못이 아니었다.[19]

『전체신론』은 해부학 용어의 번역에 있어 서양 의학 지식을 중국화하는 데 적지 않은 노력을 기울였다. 대표적인 예로 '근육'과 '신경'을 '육(肉, 혹은 肌肉)'과 '뇌기근(腦氣筋)'으로 번역하고 있다. 근육(muscle) 개념은 중국 의학에서는 낯선 개념이었는데, 홉슨은 이를 '육(肉)' 혹은 '기육(肌肉)'이라고 번역하였다. 근육에는 살이라는 개념도 포함되어 있으나 힘줄과 인대 등이 함께 설명될 수 있어야 했다. 결국 살[肉]이라는 번역으로는 근육 개념의 특성을 충분히 설명할 수 없었기

19 마보잉의 지적에 대해서는 馬伯英 외, 정우열 역, 『中外醫學文化交流史』, 전파과학사, 1998, 444쪽 참조.

때문에 불분명하고 어색해 보였다. 예를 들어 「용사투력도(勇士鬪力圖)」에서의 "사람의 힘[力]은 살[肉]에 있고, 힘이 발휘될 때, 살은 당겨지고 수축한다."라는 진술에서 보이듯이 '육(肉)'이라는 표현만으로는 근육 개념이 잘 전달되지 않았다.

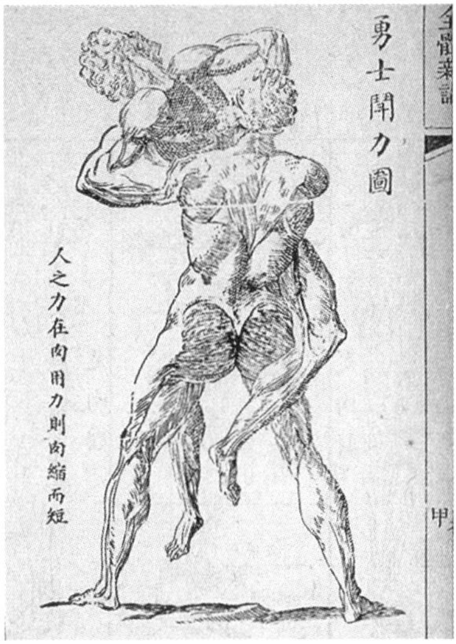

[그림 3-3] 『전체신론』의 「용사투력도」

반면에, 중의학에서는 언급되지 않았던 신경의 번역어로 새롭게 등장한 뇌기근은 가장 성공적인 번역 중의 하나였다. 『전체신론』은 뇌기근이 그 근본은 뇌에서 나오며, 그것이 동작과 사고[覺悟]를 주관한다고 하였다. 이를 통해 홉슨은 뇌주실을 확정함과 동시에 이탈리아의 해부학자인 갈바니(Luigi Galvani: 1737~1798)의 동물 전기 이론에 기초하여 동물의 뇌에서 전기가 만들어져 뇌기근을 통해 근육에 전달된다고 보았다.[20] 『전체신론』의 뇌기근은 뇌와 근육을 연결해 줄 수 있는 전기적 흐름을 서양 의학적으로 설명할 수 있었을 뿐만 아니라 뇌와 근육을 기를 통해 소통시킬 수 있다는 중의학적 개념과도 연결할 수 있었다. 이 밖에도 주요 장기에 '경(經)'이라는 글자를 붙여서 주요 장기가 관계적으로 연결되며, 기를 통해 소통할 수

20 Larissa N. Heinrich, *The Afterlife of Images: Translating the Pathological Body between China and the West*, Tianxia wenhua, 2009, p.123.

있다는 중의적인 원리로 서양 해부학 지식을 설명하려고 하였다.

이러한 노력 덕에 이 책은 서양 의학의 임상 의학적 성과에 대해서는 별다른 언급이 없었음에도, 당시 중국 의학계와 지식계에 상당한 충격을 주었다. 중영전쟁(아편전쟁) 시기의 대표적인 보수 인사로 널리 알려진 양광 총독 엽명침(葉名琛: 1807~1859)은 1853년 다음과 같이 극찬하였다.

> 서양의 홉슨이 지은 『전체신론』은 그 삽화가 무척 상세하고 선명한데, 처음에는 전체를 그리고 다음으로는 각체를 그려서 모두 271장의 그림이 있다. 광동 동구 금리부(金利埠) 혜애의국(惠愛醫局) 석각본이 있다. 내가 원본에 따라서 8장으로 나누어 새겨 옆에 둔 것은 자주 보기 위해서이며, 또한 널리 보급하기 위해서이다. 의리(醫理)에 전심하고자 하는 사람은 내외의 감추어진 것과 드러나는 것의 본원을 깨달아 실로 망(望), 문(聞), 문(問), 절(切)의 진단법을 보충할 수 있다.[21]

서양과 전쟁에 직면에 있는 청의 고위 관료가 서양 의서, 그것도 해부서에 관심을 보였던 것은 결코 예사로운 일이 아니었다. 그럼에도 그는 그것을 자주 보고 보급하는 데 애쓰고, 그것이 실제 도움이 된다고 판단한 것이다. 심지어 중의학자인 호곤(胡琨) 등은 이 책을 읽고 중의 이론에 의구심을 갖게 되었다고 할 정도로 그것은 중의학에 대해 엄청난 충격을 가져다주었다. 청대의 명의로 유명한 왕사웅

---

21 趙璞珊, 「合信西醫五種及在華影響」, 『近代史硏究』 1991年2期, 1991, 69쪽에서 재인용.

(王士雄)은 자신의 저서에 『전체신론』을 다수 인용하고 뇌주설을 적극 지지할 정도로 서양 해부학의 인기는 더 이상 거스를 수 없는 대세가 되었다.[22]

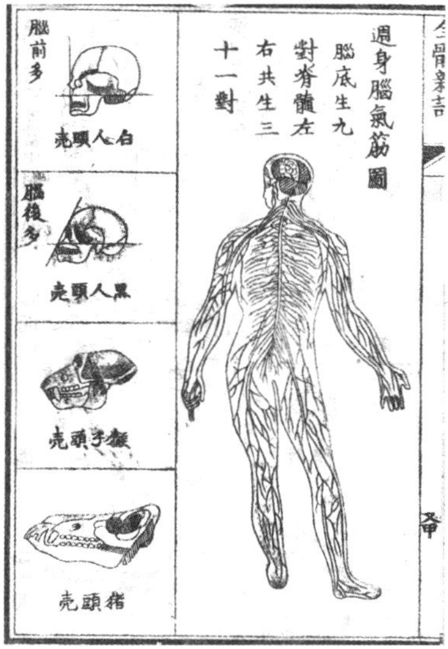

[그림 3-4] 『전체신론』의 전신 신경도

『전체신론』 이후 적지 않은 서양 해부서가 번역되었는데, 1875년에 더전(John Dudgeon: 1837~1901, 중국명 德貞)은 『해부학도보(解剖學圖譜)』를 출판했으며, 1886년에는 『전체통고』를 발간하였다. 이들 해부서는 중국 정부의 공식적인 지원을 받았다. 아울러 그레이(Henry Gray: 1827~1861, 중국명 格雷)의 『해부학』, 휘트니(H. T. Whitney, 중국명 惠亨通)의 『해부학』 등 서양 해부서들의 번역이 쏟아졌고, 이들 서적은 의학교의 해부학 교과서로 널리 사용되었다.[23]

3. 『의림개착』과 『전체신론』을 둘러싼 지식인들의 해부학 인식

해부학을 포함한 중국 근대 의학의 발전 과정에서 가장 중요한 서적

22 汪林茂 編著, 『中國走向近代化的里程碑』, 重慶出版社, 1998, 442-444쪽.

23 張大慶, 「中國近代解剖學史略」, 『中國科技史料』 15-4, 1994, 22-23쪽.

중의 하나로 평가되는 저작은 『전체신론(全體新論)』이다. 이 책의 저자인 홉슨은 유니버시티 칼리지 런던(University College London)을 졸업하고, 의료 선교를 위해 중국에 온 이후 의학 서적의 번역에 관심을 갖게 되었다. 홉슨은 중국인 진수당(陳修堂)의 도움을 받아 『전체신론』을 편역하였다. 그는 1839년 런던선교회를 통해 마카오에 파견되어 처음에는 록하트(William Lockhart: 1811~1896)를 도와 일하였고, 1843년에는 홍콩으로 자리를 옮겨 교회 병원을 개업하기도 하였다. 1851년 광저우(廣州)에서 발간한 『전체신론』은 단순히 서양 해부서를 번역한 것이 아니라 영문 원저를 필요에 따라 편집하고 중의학의 개념과 서양 해부학의 특징을 접맥시키려고 노력한 것이었다.

『전체신론』은 중국인 의사들뿐 아니라 일반 지식인에게도 크게 환영을 받았다. 청 말의 유명한 계몽가인 왕도(王韜: 1828~1897)는 1859년 5월 2일 자 일기에서 『전체신론』에 대해 다음과 같이 언급하고 있다.

> 소이(小異)는 홉슨이 『전체신론』을 처음 지었을 때, 주위 사람들이 모두 그것을 칭찬하였고 구매자들이 책값을 가지고 불평하지 않을 정도로 인기가 있었던 것에 비해, 『서의약론(西醫約論)』은 치료법을 잘 갖추었는데도 오히려 별 반응이 없었다고 하였다. 내가 보기에는 중서약을 함께 사용하기 때문에 아마도 처방대로 행하여도 별 효과가 없었을 것이다.[24]

관사복(管嗣復, 호는 小異)은 난징(南京) 사람으로 왕도가 상하이(上海) 묵해서관(墨海書館)에서 근무할 때 함께 일했던 직장 동료였다. 관사복은 홉슨과 함께 『서의약론(西醫略論)』, 『부영신설(婦嬰新說)』, 『내과신설(內科新說)』 등을 편역했던 인물로 서양 의서의 출판 상황에 대해 잘 알고 있었다. 그는 일반 임상 의서가 해부학 서적보다는 훨씬 인기가 있으리라고 생각했는데, 기대와는 달리 『서의약론』은 그다지 인기를 끌지 못하였다. 홉슨은 『전체신론』(1851), 『서의약론』(1857) 이외에도, 『부영신설』(1858), 『내과신설』(1858), 『박물신편(博物新編)』(1855) 등을 혜애의관(惠愛醫館), 인제의관(仁濟醫館), 묵해서관 등에서 수차례 발간하였다. 후에는 이른바 '서의오종(西醫五種)'이라고 하여 총서의 형태로 발간되기도 하였다.[25] 그중에서도 『전체신론』은 일반 임상 의학서와 달리 중국 지식인들 사이에서 호평을 받았다. 19세기에 이미 그 영향은 한국과 일본에 미치고 있었으며, 20세기에 들어와서도 『전체신론』의 영향은 지속되었다. 의학 공부를 위해 일본으로 떠났던 일본 유학생 1세대에 속했던 루쉰(魯迅: 1881~1936)은 『눌함(吶喊)』(1922)에서 다음과 같이 회상하였다.

> 나는 이 학교에서 세상에 이른바 격치, 산학, 지리, 역사, 도표와 체조 등이 있음을 알게 되었다. 생리는 가르치지 않았지만 우리들은 목판 『전체신론』과 『화학위생론』 등을 볼 수 있었다. … 중의가 의식적이건 무의식적이건 일종의 속임수에 불과하다는 것을 점차 깨닫기 시작하였다. 동시에 사기를 당한 환자들과 그들 가족에 대해 동정하는 마음

---

24 方行·湯志鈞 整理, 『王韜日記』, 中華書局, 1987, 111쪽.

25 馬伯英 외, 정우열 역, 『中外醫學文化交流史』, 전파과학사, 1998, 86쪽; 趙璞珊, 「合信的『西醫五種』和中國的影響」, 『近代史硏究』 62, 1991.

이 일었다. 뿐만 아니라 번역된 역사서를 통하여 일본 메이지 유신이 대부분 서양 의학에서 발단하고 있다는 사실을 알았다.[26]

루쉰이 말하고 있는 이 학교는 강남육사학당(江南陸師學堂)이 부설한 광무철로학당(礦務鐵路學堂)이었고, 이곳에서 루쉰이 의학을 공부하는 데 『전체신론』의 영향력을 받았다는 것을 확인할 수 있다. 그리고 『전체신론』의 역할은 기존 중의학의 가치를 전복시키고 근대화에 대한 관심을 환기시키는 것이었다. 사실 이전까지만 해도 일반인들이 해부학 서적을 접하기는 쉽지 않았다. 해부학에 관심을 가진 대부분의 사람은 의사 지망생들이었는데, 『전체신론』과 같은 해부학 서적이 사회적 관심을 끌었던 것은 이례적인 일이었다. 그렇다면 19세기 중반 이후 해부학 지식이 사람들의 관심을 끌었던 이유는 무엇일까?

첫째, 서양 해부학에 대한 관심은 19세기 중반 이후 구미 제국주의 침략과 영토 분할의 위기에 직면하여 서양의 지식을 통해 부국강병(富國强兵)을 성취하려던 사회적 분위기를 통해 설명될 수 있다.[27] 그 대표적 사례 중 하나가 앞서 예시한 루쉰이다. 루쉰은 메이지 유신과 서양 의학과의 관계에 주목함으로써 의학에 대한 관심이 부국강병과 무관하지 않음을 보여 준다. 해부학 지식이 부국강병과 관련된다는 가장 명시적인 예는 1909년 왕문초(王問樵)가 주편한 『의학총편(醫學叢編)』 초집간(初集刊)에 실려 있는 하병원(何炳元)의 「논중국급의개의지(論中國急宜開醫智)」에서 발견할 수 있다.

---

26 魯迅, 「吶喊自序」, 『魯迅全集』 第1卷, 人民文學出版社, 1996, 416쪽.
27 趙璞珊, 「合信的『西醫五種』和中國的影響」, 『近代史研究』 62, 1991.

> 강국(强國)이 되고자 하면 먼저 강종(强種)이 되어야 하고, 강종이 되고자 한다면 먼저 위생(衛生)을 중시해야 하며, 위생을 중시하고자 하면 먼저 생리(生理)를 알아야 하고, 생리를 알고자 하면 먼저 의학(醫學)이 흥해야 하고, 의학이 흥하려면 먼저 의학적 지식을 개명해야 한다. … 이미 서양 서적들이 번역되어 있고, 대부분 긴요한 저작들이다. 예를 들어, 홉슨의 서의오종은 이미 오래되었지만 해부학, 내과, 외과, 부인과 등 그 대략을 설명해 놓았다.[28]

그는 강국이 되기 위한 논리에 의학과 해부학적 지식의 필요성을 연결시킨다. 주지하는 바와 같이 1905년 과거 제도가 폐지되면서 각지에서 본격화된 신식 교육에서 서양 학문 교육은 돌이킬 수 없는 대세가 되었다. 이에 따라 각급 교육 기관에서는 신식 교육을 담당할 일본인을 비롯한 외국인 교사를 초빙하는 사례가 많았으며, 자연과학과 의학 등을 가르치는 고등 교육 기관에서 『전체신론』과 같은 서양 해부학 지식은 정규 교과 과정에 포함되었다. 1909년 난징에서 실시된 의학교 시험에도 중국과 서양 해부학 지식을 비교하는 문제가 출제되었고, 『전체신론』은 1930년대까지 의학 교과서로 채택되는 등 중국 사회에 지속적인 영향을 미쳤다.[29]

19세기 말 부국강병의 요구 속에서 중국 지식인들은 해부학 지식이라는 새로운 학문 분과를 발견하였고, 20세기 이후로 해부학 지식은 고등 교육과 의학 교육을 위한 기초 교육으로 제도화되어 나갔다. 해부

28 何炳元, 「論中國急宜開醫智」, 王問樵 主編, 『醫學叢編』 初集刊, 1909.

29 趙璞珊, 「合信的『西醫五種』和中國的影響」, 『近代史硏究』 62, 1991, 81-83쪽.

학 지식이 근대 국가 건설을 위한 근본적 해결책을 제시한 것은 아니었지만, 중국 지식인들에게 서양 학문에 대한 관심을 환기시키고 기존 전통적 지식 체계에 대해 문제를 제기한 것은 분명하다.

둘째, 중국 지식인들이 해부학 지식에 관심을 가졌던 것은 해부학 지식이 단순히 신체와 개별 장기의 구조와 기능을 구체적으로 이해하는 데 그치지 않고, 인간과 세계에 대한 보편적 이해를 담고 있었기 때문이다. 일찍이 당대(唐代)의 저명한 의가인 손사막(孫思邈: 581~682)은 신체의 모양과 존재가 하늘을 본받은 것이며, 오장육부와 신체 각 기관은 천문과 기상 등을 본뜬 것이라고 하였다. 이러한 주장은 동아시아 의학에 적지 않은 영향을 주었다.[30] 『전체신론』은 단순히 서양의 해부학 지식을 대표한다기보다는 인간과 세계를 어떻게 이해할 것인가에 대한 서양 의학의 답변을 제시하고 있다. 전통적으로 중국의 지식인들은 천인상관적 사고방식에 익숙한 데다가, 고대 중국의 천인감응 사상과 천지인(天地人) 삼재 사상(三才思想)은 인간에 대한 이해뿐만 아니라 신체 자체에 대해 지속적으로 관심을 갖게 하였다.[31] 『전체신론』은 중국인에게는 다소 이질적인 조물주라는 서양 선교사들의 세계 인식을 담고 있음에도 불구하고, 천지인의 소통을 강조함으로써 중국인들의 서양 해부학에 대한 접근을 용이하게 하였다.

셋째, 1830년 왕청임의 『의림개착』이 발간됨에 따라 그 이후로

30 신동원, 「조선후기 신체·장부에 관한 담론의 성격」, 이태진 교수 정년기념논총 간행위원회 편, 『물질문화와 농민의 삶』, 태학사, 2009.

31 B. J. Andrews, "The Making of Modern Chinese Medicine, 1895-1937", Cambridge University Ph.D. dissertation, 1996, 제1부 제1장 참조.

점차 해부학이 크게 주목받았다. 중의학에서 해부학의 전통이 없었던 것은 아니지만, 서양 의학처럼 실제 해부가 중시되었다고 말하기는 어렵다. 중국에서 본격적인 해부가 이루어진 것은 왕청임의 『의림개착』부터라고 말해질 정도이다. 왕청임이 해부서인 『의림개착』을 지은 목적은 분명하다.

> 내가 『의림개착』을 지은 것은 치병을 위한 것이 아니라 장부에 대해서 상세히 논하기 위한 것이다. 그중에는 부정확하고 불완전한 곳이 없지 않을 것인데, 후일 누군가 장부를 직접 살펴볼 기회가 있어 자세히 살펴보고 부족한 곳을 보충한다면 진실로 다행이랄 수밖에 없을 것이다. 장부를 기록한 후 또 병증을 기록하는 것은 후대인에게 참고할 만한 표준을 제공하여 외감(外感)과 내상(內傷)이 인체를 어떻게 해하는지, 남거나 부족한 것이 어떤 식으로 표현되는지를 알게 하려는 것이다. 문장 중에 뜻이 번거롭고 소삽한 것은 의학을 공부하는 사람의 학문이 깊기도 하고 얕기도 하기 때문이다. 전후로 어구가 중복이 많은 것은 세심치 못한 학습자가 전후를 비교해서 참고하지 못할까 봐 걱정이 되었기 때문이다.[32]

중의인 왕청임은 『의림개착』의 저술이 직접적인 치료에 목적을 둔 것이 아니라 일차적으로 정확한 해부학적 지식을 필요로 한 데서 나온 것이라고 주장한다. 그런 연후에 병증과 해부학적 인식을 연결

32 王勳臣 編著, 『醫林改錯(1830)』, 台聯國風出版社, 1975, 自序 4쪽.

시켜 적절한 치료법을 도모했을 것으로 생각된다. 그런데 정확한 해부학 지식을 축적하기 위해서는 실제 해부에 기초할 필요가 있었다. 그러나 중국에서는 사체 해부를 꺼리는 습속 때문에 보통은 실제 해부가 불가능하였다. 주로 형벌을 받은 죄인의 사체에서 꺼내 온 장기를 볼 수 있었을 뿐이지, 의사가 직접 사체를 부검하거나 해부하는 것은 사실상 불가능한 일이었다. 간혹 사체를 볼 수 있다 해도 사망자가 여성인 경우는 사체 부검을 더욱 꺼렸다.[33] 사정이 이렇다 보니 일반적으로는 인체 해부에 많은 어려움이 따랐다.

왕청임이 새로운 해부도를 그릴 수 있었던 것은 우연히 지나치다 알게 된 허베이성 롼현(灤縣) 지역의 매장 풍습 덕택이었다. 그 지역에서는 전염병으로 아이들이 사망했을 때, 개가 시체를 건드리면 살아날 수 있다는 믿음 때문에 관 대신 거적을 사용하여 얕게 매장하는 풍속이 있었다. 왕청임은 자신이 발견한 100여 구의 시체 중에서 상태가 온전한 30여 구를 관찰할 수 있었다. 이렇게 사체를 관찰하는 일이 중국 사회에서는 이례적인 일이었으므로 왕청임은 자신이 책을 간행하지 않으면 잘못된 해부학 지식이 수천 년 동안 지속될지도 모른다고 생각하였다.[34]

왕청임의 『의림개착』은 출간 당시부터 많은 논쟁을 불러일으켰다. 기존 장부도와 다를 바 없다는 주장부터 실제 관찰에 기초하여 기존 오류를 바로잡았다는 평가까지 다양하였다.[35] 그러나 실질적인

33 王勳臣 編著, 『醫林改錯(1830)』, 4쪽.

34 王勳臣 編著, 『醫林改錯(1830)』, 4쪽.

35 王勳臣 編著, 『醫林改錯(1830)』, 劉序 2쪽.

논쟁의 핵심은 다른 곳에 있었다. 『청사고(淸史稿)』에 포함될 정도로 존경받는 중의였던 육무수(陸懋修: 1818~1886)는 「논왕청임의림개착(論王淸任醫林改錯)」에서 왕청임을 '미친놈[狂人]', '사이비[邪徒]'라고 비난하며 다음과 같이 주장하였다.

> 이것은 시체 매장 터와 형장의 부패한 시체에서 의도(醫道)를 배우라고 가르치는 것이다. 이미 죽은 사람을 생각해 보라. 텅 빈 것은 쪼그라들었고, 기운 것은 없어져 버렸다. 기가 이미 끊어졌는데, 어찌 기문(氣門)을 알겠는가? 물이 이미 지나갔는데, 어찌 물길[水道]을 알겠는가? 개가 먹다 버린 시체의 남은 부위로 어찌 인체 조직의 수를 헤아리겠는가? 수중에 심장, 간, 폐가 있다 해도 어찌 그 부위의 위치를 알겠는가? 시체와 머리를 하나하나 검사할 수 있다 해도 살아 있는 사람의 피부와 살을 벗겨 내어 하나하나 비교할 수는 없을 것이다.[36]

육무수의 비판은 두 가지 차원에 집중되어 있다. 하나는 사체 해부의 도덕성에 관한 것이고, 다른 하나는 해부 자체의 유용성에 관한 것이다. 흥미로운 것은 이러한 비판은 1930년대 중·서의의 대립 가운데 중의가 서의를 비판하는 방식과 매우 유사하다는 점이다. 1930년대 서의가 중의의 비과학성과 중의학이 국가 건설에 어떠한 기여도 하지 못함을 비판했을 때, 중의는 서의의 도덕적 결함과 서양 의학의 무가치함을 주요한 비판의 무기로 삼았다. 19세기 중의가 중의를 비

36 陸懋修, 「論王淸任醫林改錯」, 『世補齋醫書』 卷10, 10쪽.

판하던 방식이 20세기에는 중의가 서의를 비판하는 방식으로 똑같이 활용되었다는 점에서 주목할 만한다.

17세기 예수회 선교사들의 번역 해부서를 볼 수 있었던 유정섭(兪正燮: 1775~1840)은 『계사유고(癸巳類搞)』(1833)에서 서양인의 신체와 중국인의 신체는 다르므로 서양 해부학이 중국에 맞지 않다고 주장하였다.[37] 그러나 왕청임과 홉슨의 해부서를 볼 수 있었던 후대의 중국인들은 이런 주장에 더 이상 동의하지 않았다. 예를 들어, 1845년 진사(進士)가 되었던 양조려(楊照藜)는 왕학권(王學權)의 『중경당수필(重慶堂隨筆)』 「총평(總評」(1855)에서, 왕청임과 홉슨 등의 해부 인식에 동의하지는 않았지만 그들 서적이 이미 지식인 사회에서 필독서가 되었다는 사실을 부인하지 않았다.[38] 주패문(朱沛文)과 나정창(羅定昌)은 『화양장상약찬(華洋臟象約纂)』(1893)과 『중서의수(中西醫粹)』(1894)에서 각각 왕청임과 홉슨의 해부도를 비교하였다. 당종해(唐宗海: 1851~1908)는 『중서회통의경정의(中西匯通醫經精義)』(1892)에서 왕청임과 서양 의학의 해부에 대한 이해는 기본적으로 일치하며, 중국인과 서양인의 장기에 근본적인 차이가 없다고 주장하였다. 그럼에도 불구하고 당종해가 『전체신론』의 해부도를 많이 채용한 것은 서양 의학이 옳다는 것을 증명하기 위한 것이 아니라 중국 의학과 서양 의학이 근본적으로 다르지 않다는 것을 밝히기 위해서라고 하였다.[39] 이처럼 실제 관찰에 기초한 『의림개착』은 이미 지식 사회에서 논쟁

---

37 兪正燮 撰, 「書人身圖說後」, 『癸巳類稿(1833)』 卷14, 世界書局, 1965, 545-547쪽.

38 楊照藜, 「總評」, 王學權 等, 『重慶堂髓筆』, 江蘇科學技術, 1986.

39 唐宗海, 『中西匯通醫經精義二卷』, 「例言」, 2쪽; 秦伯末 重校, 『中西匯通醫書五種』, 綜合出版社, 1975, 2쪽.

의 대상이 될 정도로 주목을 받았고, 이와 더불어 『전체신론』이 발간되자 해부서에 대한 주위의 관심이 더욱 증폭되었다고 할 수 있다.

넷째, 실제 해부에 대한 관심의 증가로 기계론적 신체의 메커니즘에 대한 관심이 증대하였다. 20세기 초 중국에서 의학과 성 정체성의 문제를 연구한 디쾨터(Frank Dikötter)는 근대화된 담론 속에서 인체는 더 이상 우주론적 존재가 아닌 자연 그대로의 생물학적 메커니즘에 의해 생겨난 존재로 파악한다. 그는 그 대표적 사례로 청말 변법 시기 급진 개혁가인 담사동을 들고 그 이후의 지식인들은 인체를 기계론적 차원에서 인식한다고 주장하였다.[40] 담사동은 『인학』에서 다음과 같이 말하였다.

> 중의학에는 남녀 모두가 오르가슴이 있다는 이론이 있다. 이 이론은 아주 우수하므로 모든 사람이 알아야만 한다. 서양 의학에서 성학(性學)을 조사해 온 사람들은 성교 시의 분비물의 상대와 근육의 운동을 자세히 연구해 왔다. 그들은 그것을 그림으로 묘사하였을 뿐만 아니라 관련된 거의 모든 문제를 토론하였다. 그들은 연구 목적으로 분해될 수 있는 인체 밀랍 모델을 만들었다. 그들은 섹스 연구를 위해 많은 연구소를 세웠고, 섹스 이론에 대한 책을 광범위하게 윤독하여 모든 사람들이 섹스가 무엇인지에 대해서, 그리고 인생을 헛되이 소모하는 것이 단순히 기계적이라는 것을 이해하고 있다.[41]

---

40 Frank Dikötter, *Sex, Culture and Modernity in China: Medical Science and the Construction of Sexual Identities in the Early Republican Period*, University of Hawaii Press, 1995, p.14.

41 譚嗣同, 『仁學』; 蔡尚思·方行 編, 『譚嗣同全集(增訂本)』, 中華書局, 1998, 305쪽.

담사동의 해부학적 인식이 인체를 기계론적으로 인식하려는 '근대적'인 일면을 가진 것은 사실이다. 그러나 『인학』에 나타난 담사동의 사상 전체 구조에서 보면 인체에 대한 해부학적 지식은 오히려 전통적인 삼재 사상에 기초하고 있다. 신사층의 개혁 운동을 주도하던 담사동은 후난성(湖南省) 남학회(南學會) 강연을 통해 해부학에 대한 자신의 인식을 다음과 같이 말하였다.

> 인(人)은 세계에서 몇 가지 알지 않으면 안 되는 것이 있다. 첫째가 천(天)이요, 둘째가 지(地)인데, 이 두 가지는 지난 강의에서 상세히 말한 바 있다. 금일 강의는 더욱 긴요 절박한 것인데, 바로 해부학[全體學]이다. 천지간에 천지를 모르고서야 부끄러울 뿐인데, 자기 신체를 모른다면 더 웃기지 않겠는가?[42]

더욱이 신체는 결코 천지와 독립적인 것이 아니다. 천지인을 일체가 되도록 만드는 것은 서양 자연과학에서 빌려 온 에테르[以太]이다.[43] 에테르가 기를 대신하게 되지만, 천지인이 소통하는 방식은 분명히 전통적인 방식을 따르고 있다.

그런데 담사동에게서 천지인의 소통 구조가 중요한 것은 천지인

---

42 譚嗣同, 「論全體學」, 『湘報』 42, 淸光緒24年閏3月初3日(1898. 4. 23); 蔡尙思·方行 編, 『譚嗣同全集(增訂本)』, 中華書局, 1998, 403쪽.

43 담사동은 1896년 존 프라이어(John Fryer)의 『치신명병법(治心免病法)』을 통해 에테르 개념을 수용하게 된다. Adrian A. Bennett, *John Fryer: The Introduction of Western Science and Technology to China in the Nineteenth Century*, Cambridge, Mass.: Harvard University Press, 1967; 坂元ひろ子, 「中國近代思想の一斷面: 譚嗣同 以太(イテル)論」, 『思想』 706, 1983.

이 단순히 형이상학적인 소통 구조를 가진다는 것에 있는 것이 아니라 변혁 이론을 체계화시키는 데 공헌하고 있다는 점이다. 따라서, 천은 더 이상 천자에 의해 그 소통 구조가 장악되어 인을 억압하는 천이 아니며, 인 역시도 천명에 의해 억압되는 불평등 구조를 받아들이지 않는다. 즉, 천지인의 소통 구조는 사람과 사람 사이의 평등성을 보장하는 장치가 된다.[44] 담사동의 신체관 혹은 삼재 사상이 변혁 이론의 바탕으로 기능하게 되는 것은 바로 이와 같은 이유에서였다.[45]

확실히 19세기 말의 담사동에게서 보이는 이러한 해부학적 인식은 20세기 초 신문화 운동 시기 지식인들의 그것과는 차이가 있다. 예컨대, 1918년 8월 일본 규슈제국대학(九州帝國大學) 의과에 입학한 궈모뤄(郭沫若: 1892~1978)에게 해부학 등은 "무슨 뜻인지 알지 못하고 그저 외국 명사를 우물쭈물 통째로 암기나 하는" 과목에 불과하였다.[46] 그나마 그에게 위안이 되었던 것은 해부 실습을 계기로 시체에 얽힌 이야기를 토대로 '최초의 창작욕'을 불러일으켰던 점이었다.[47] 그가 지은 최초의 소설 『고루(骷髏)』는 해부 실습 도중 알게 된 한 사체에 나체 여인상 문신이 새겨지게 된 이야기를 소설화한 것이었다. 따라서, 그에게서 신체는 더 이상 형이상학적 사유의 대상이 아니었다. 그렇다면 변모된 해부학적 인식이 혁명에 대해서는 어떻게 관계

---

44 譚嗣同, 『仁學』; 蔡尙思·方行 編, 『譚嗣同全集(增訂本)』, 中華書局, 1998, 333쪽.

45 裵永東, 「譚嗣同『仁學』의 論理」, 『中國史硏究』 11, 2000.

46 郭沫若, 『創造十年』, 現代書局, 1932, 85-86쪽.

47 궈모뤄(郭沫若)는 1923년 3월 규슈제국대학 의과를 졸업하고 의학사 학위를 받은 후 베이징대학 등지에서 초빙을 받았으나 의사로서 활동하지는 않았다. 이에 대해서는 龔繼民·方仁念, 『郭沫若年譜』 上, 天津人民出版社, 1987, 특히 60, 125-126쪽 참조.

했을까? 궈모뤄의 초기 시 『해부실중(解剖室中)』은 신문화 지식인의 해부학적 인식이 혁명과 관계하는 방식을 잘 보여 준다.

> 도려내라. 잘라 내라.
> 새로운 중국의 탄생을 환영하라.[48]

이처럼 궈모뤄에게 신체는 창작과 연구의 대상일 뿐이지 더 이상 형이상학적인 존재이거나 혁명을 위한 이론적 바탕이 아니었다. 부패한 신체는 객관화된 실체일 뿐이었으며, 갈기갈기 찢겨 철저한 해부의 대상이 될 뿐이었다. 『해부실중』이라는 시 속에서 해부학은 혁명을 위해서, 신중국의 탄생을 위해서 부패한 인체를 분해하기 위한 도구로서 기능할 뿐이었다.

4. 『전체신론』이 동아시아에 미친 영향

16세기 후반 이래로 중국 사회는 서양 해부학 지식의 보급으로 의학과 유학 분야에서는 심각한 학문적 위기에 직면하였다. 뇌를 신체의 중심으로 보는 뇌주설의 등장은 심장을 몸의 중심으로 보는 전통적인 신체관에 대한 심각한 도전이었다. 뇌주설이 점차 확대되는 가운데, 뇌주설과 심주설은 대립 국면에 처하였다. 이러한 가운데 뇌주설

---

48 郭沫若,「解剖室中」,『時事新報·學燈』, 1920. 1. 22.

을 지지하는 『의림개착』과 『전체신론』의 등장은 의학계뿐만 아니라 사회적 논란을 초래하였고, 이들 서적들은 사실적이고 구체적인 그림을 포함하고 있었기 때문에 기존 해부학 지식에 대해 회의를 품게 하였다. 19세기 말에 이르면서 뇌주설과 심주설의 대립은 새로운 국면에 처하게 되었다.

담사동과 같은 변법 사상가들은 뇌가 인간의 정신 활동을 지배한다는 사실을 긍정했을 뿐만 아니라 두뇌가 지각, 기억 및 시청각 등을 제어한다는 해부학적 지식을 심화시키고 있었다. 그러면서도 그들은 심의 중요성을 평가 절하하지 않았다. 심지어 마오쩌둥조차도 양명 심학의 입장에서 뇌주설을 수용하면서, "이성은 심에서 나오고 심은 체에 있다."라고 할 정도로 심의 중요성을 포기하지 않았다. 그러나 유교적 전통과 가부장제에 비판적이었던 신문화 지식인들은 더 이상 심이나 신체의 형이상학적인 해석에 집착하지 않았다. 이제 신문화 지식인들에게 신체는 창작과 연구의 대상일 뿐이었다. 해부학 지식은 부패한 신체를 도려내기 위한 도구적 지식으로 전환되었다.

동아시아에서 해부학적 인식의 전환과 관련하여 중요한 저작으로 손꼽히는 것은 『의림개착』과 『전체신론』 이외에 1774년 일본에서 스기타 겐파쿠(杉田玄白: 1733~1817) 등이 번역한 『해체신서(解體新書)』이다. 『해체신서』는 일본의 난학(蘭學) 성립에 결정적 역할을 한 중요한 서적으로 평가되는데, 한국과 중국에서 그 영향력을 확인하기는 어렵다. 반면, 『전체신론』은 중국뿐만 아니라 일본과 한국에서도 그 영향력을 확인할 수 있다. 일본에서는 안세이(安政) 4년(1857년)에 『전체신론』이 복각(複刻)되었고, 이시구로 아츠시(石黑厚)의 『전체신론역해(全體新論譯解)』 3책은 메이지(明治) 7년(1874년) 5월에 출판되었다.[49] 이 밖에도 모리하나 소지(森鼻宗次)가 1874년 편집한 『전체신론』, 다카기 구마사부로(高木熊三郎)가 번역한 『전체신론역해』(권1-4, 4책, 1874) 등이 보인다.

한국에서는 최한기(崔漢綺: 1803~1879)가 『신기천험(身機踐驗)』에서 『전체신론』을 비롯한 홉슨의 서의오종을 참고하여 서양의 의학 지식을 전한 바 있다. 『신기천험』에서는 『전체신론』의 종교적 내용이 삭제되었으며, 자신의 운화기(運化氣) 이론에 따라 해부학을 기학 체계 내에 포함시키려는 특징을 보여 준다. 특히, 최한기는 서양 해부학은 높이 평가하고, 한의학의 오행론과 오운육기론에 대해서는 비판적인 태도를 보였다. 최한기는 이미 『전체신론』을 접하기 전부터 오행론에 근거한 전통 의학에 비판적이었는데, 최한기는 『전체신론』이 자신의 이론을 더욱 강화해 줄 것으로 보았다.[50] 한국에서는 『전체신론』의 복각본이나 번역본이 출간되지 않아 중국이나 일본보다는 그 영향이 크지 않았던 듯하다. 무엇보다 중요한 것은 『전체신론』의 등장 이후, 동아시아 각국에서 서양 해부학 지식을 비롯한 새로운 학문 체계를 고등 교육에 적극적으로 안착시킬 수 있었는지의 여부였다.

중국에서는 20세기 전반까지 『전체신론』이 의학 교육에서 적극적으로 사용되었다. 일본에서는 독일의 해부 서적들이 주로 활용되었다. 1886년 3월 개교한 제중원의학당에서 해부학 교육이 이루어지기는 했지만, 어떤 교과서를 사용했는지, 번역서가 존재했는지 현재

---

49 小川鼎三, 「明治前 日本解剖學史」, 日本學士院 編, 『明治前 日本醫學史』 第一卷, 日本學術振興會, 1955, 157-158쪽.

50 여인석·노재훈, 「최한기의 의학사상」, 『의사학』 2-1, 1993.

까지 알려진 것은 없다. 1893년 내한한 에비슨에 의해 제중원의 의학 교육이 재개되면서 그레이의 해부학 책을 번역하였으나, 소실되어 현전하지는 않는다. 최초의 해부학 번역서는 1906년 에비슨과 김필순이 번역한 이마다 쓰카누(今田束: 1850~1889)의 『실용해부학(實用解剖學)』(1887)이다. 『실용해부학』은 당시 독일 서적에 기초하여 출판된 것이었다.[51] 이는 한국에서 『전체신론』의 영향력이 제한적이었음을 보여 주는 대목이다.

중국 지식인들의 해부학 지식에 대한 관심과 인식은 단지 『전체신론』의 등장만으로는 설명하기 어렵다. 전통적 신체관에 도전했던 『의림개착』의 등장으로 중국 지식인들은 실제 해부에 기초한 해부학 지식에 관심을 나타내기 시작하였다. 아울러 부국강병의 요구 속에서 서양의 학문과 지식 체계는 주목을 받았다. 새로운 해부학 지식의 유용성과 도덕성에 대한 문제 제기가 없었던 것은 아니다. 그러나 20세기 이후 서양 의학이 제도화되면서 새로운 해부학 지식을 부정하는 것은 거의 불가능해졌다. 중의들조차도 해부학 지식의 과학성을 수용해 나갔다.

지금까지 동아시아 각국의 해부학적 인식의 변화 과정에 대해서는 서양 의학의 충격이라는 관점에서 『해체신서』와 『전체신론』이 각국의 의학사에서 차지하는 비중을 중심으로 논의되거나,[52] 한·중·일 삼국을 비교 분석하는 경우에도 일본이 의학을 서학의 중심으로 받아들여 주체적인 수용 과정을 거친 반면, 중국과 한국은 유교적 명분

51 박형우·박준형, 「한국에서 최초로 발간된 해부학 교과서와 편찬배경」, 『대한해부학회지』 39-6, 2006.

론이라는 장애 때문에 과감하게 수용하지 못하고 선교 의사에 의해 뒤늦게 받아들여졌다고 평가되어 왔다.[53]

하지만 16세기 이래로 중국의 해부학적 인식의 발전 과정을 살펴보면 단순히 서양의 충격으로만 설명하기 어렵고, 명·청 시기의 뇌주설의 확대 및 실증주의 학풍의 내재적 발전 역시 해부학의 발전에 지대한 영향을 미쳤음을 알 수 있다. 특히, 19세기 중반 『의림개착』과 『전체신론』 등 새로운 해부학 지식은 중의와 서의로 서로 다른 인식 체계 속에서 등장했음에도 불구하고, 실제 해부에 기초하여 기존의 형이상학적인 지식 체계를 극복하고 새로운 해부 인식이 등장하는 중요한 계기가 되었다. 이러한 중국의 해부학적 인식의 전환이 일본보다 상대적으로 뒤늦을 수밖에 없었던 것은 단순히 서양 의학의 전면적인 도입에만 의존하지 않고 그것이 내재적 발전과 결합되어 나갔기 때문인 것으로 파악할 수 있다.

---

52 이영택, 「우리나라에서 실용되어 온 인체해부도」, 『서울대논문집(자연과학)』 5, 1957; 金斗鍾, 「漢方醫學의 解剖學的 硏究」, 『漢方の臨床』 25(9), 1978; 金斗鍾, 「漢方醫學의 解剖學的 硏究 2」, 『漢方の臨床』 25(10), 1978; 박형우·여인석, 「解剖學者 崔明鶴」, 『醫史學』 1, 1992; 朴泰浩·李哲浣, 「東洋에서의 人體解剖에 對한 認識과 解剖知識의 發達에 關한 硏究」, 『대전대학교 한의학연구소 논문집(한의학편)』 1(1), 1992; 김수명, 「우리나라 한의학의 사람해부 역사」, 『대전대학교 한의학연구소 논문집(한의학편)』 4(1), 1995.

53 여인석, 「동양 삼국의 해부학 도입 역사에 관한 연구」, 연세대학교 대학원 의학과 석사 학위 논문, 1991; 여인석·황상익, 「일본의 해부학 도입과 정착 과정」, 『醫史學』 3-2, 1994.

제4장 중국 근대 해부학의 도입과 발전

1. 중국 근대 해부학의 도입 과정

중국 최초의 서양식 근대 병원은 1835년 11월 미국의 의료 선교사인 파커(Peter Parker: 1804~1888, 중국명 伯駕)가 광저우(廣州) 신두란가(新豆蘭街)에서 세운 안과의국(Ophthalmic Hospital, 중국어로는 眼科醫局 또는 新豆蘭街醫局)이다. 아편전쟁 이후 열상의 중국 침략이 가속화되었고, 기독교 선교가 합법화되어 의료 선교가 본격적으로 진행되었다. 1843년 11월에는 미국 침례회 선교 의사인 맥고언(D. J. Macgowan, 중국명 麥高恩)이 닝보(寧波)에 선교 병원을 건립하였으며, 선교 병원을 중심으로 서양 의학 지식이 전파되었다. 그는 1843년부터는 의학 강습반을 조직하여 학생들에게 해부학, 생리학 등의 교과목을 강의하기 시작하였는데, 월호학원(月湖學院) 강당을 빌려 해부학 강좌를 개최하였다.

1859년 11월에는 미국 선교 의사 커(J. Kerr, 중국명 嘉約翰)가 광저우에서 안과의원을 열었는데, 이를 기반으로 1865년 박제의원(博濟醫院)으로 개칭되었다. 1866년에는 박제의원 내에 박제의학교(博濟醫學

校 또는 南華醫學校)를 설립하였다. 커와 웡푼(Wong Fun: 1829~1878, 黃寬)은 박제의학교의 의학 교육을 주도하였다. 해부학 교육은 웡푼이 담당하였는데, 당시 병원에서 병사한 사체는 적지 않았으나 그 가족들이 사체 해부를 꺼렸기 때문에, 사체 부검이나 해부는 사실상 시행되지 못하였다.

1880년 이후로 중국의 의학 교육은 영세한 의학교 단계에서 보다 전문화되고 체계화된 의학원 수준으로 한 단계 더 발전하였다. 1880년 미국 성공회의 상하이(上海) 성요한대학의학원, 1884년 항저우(杭州) 광제의학전문학교(廣濟醫學專門學校), 1891년 미국 감리교의 쑤저우여자의학교(蘇州女子醫學校), 1893년 중국 최초의 여자의학교인 미국 장로회의 광저우 해켓여자의학원(夏葛女子醫學院, The Hackett Medical College for Women), 1906년 영미 5개 선교회와 런던 의학회의 베이징협화의학교, 1910년 영미 및 캐나다 8개 선교회의 쓰촨성(四川省) 청두(成都) 화서협합대학의학원(華西協合大學醫學院), 산둥성(山東省) 지난(濟南)의 제노대학의학원(齊魯大學醫學院), 후난성(湖南省) 창사(長沙)의 상아의학원(湘雅醫學院) 등 20여 개소의 의학원이 성립되었다.

1850년 홉슨의 『전체신론』 이래로, 1875년 동문관 교습인 영국인 더전이 『해부학도보(解剖學圖譜)』를 출판하였다. 1878년에는 미국인 오스궂(Dauphin William Osgood: 1845~1880, 중국명 柯爲良)이 『그레이 계통해부학(格雷氏系統解剖學)』 6권을 발행하였고, 1881년에는 『전체천미(全體闡微)』 6권 3책을 출간하였다. 1886년에는 더전이 중국 정부의 지원을 받아 경사동문관에서 『전체통고(全體通考)』 18권 16책을 출간하였다. 1889년에는 영국인 프라이어(John Fryer: 1839~1928, 중국명 傅蘭雅)가 강남제조국에서 『전체수지(全體須知)』를 출간하였고, 같은 해 미국인 포터(Henry Dwight Porter: 1845~1916, 중국명 博恒理)가 『성신지장(省身指掌)』 등을 출간하였다.

19세기 중국의 근대 해부학을 대표하는 3대 저작으로는 홉슨의 『전체신론』과 더불어, 오스굿의 『전체천미』와 더전의 『전체통고』가 꼽힌다. 『전체천미』와 『전체통고』는 그레이의 *Anatomy: Descriptive and Surgical* (1858, 『그레이 해부학』이라 명명)을 부분 번역한 것으로 중국에서 영국식 해부학의 지위를 확고히 하는 데 결정적 기여를 하였다.[1] 『전체신론』이 교양서 수준의 편역서라면, 『전체천미』와 『전체통고』는 전문적인 해부서였다.

미국의 의료 선교사 오스굿은 푸저우(福州)에서 10여 년 동안 성교의관(聖教醫館)에서 활동하면서 중국 서적을 섭렵하였고, 영미의 해부학 서적을 수집하여 번역에 착수하였다. 1881년 초판본이 간행된 『전체천미』는 6권 3책으로 구성되며, 265폭의 그림을 담았다. 오스굿은 1880년 8월에 열중증(熱中症)으로 사망하여 그가 완성한 것은 권1, 권2와 말미의 「해부학용어대조표」뿐이었다. 오스굿 사후 동료인 휘트니(H. T. Whitney)는 오스굿의 유지를 받들어 1,733개의 「해부학용어대조표」에 근거하여 권3부터 권6까지를 완성해 1881년에 출간하였다.

『전체천미』는 전반적으로 『그레이 해부학』을 간결하게 요약하는 형태로 구성되었는데, 권1은 혈론(血論) 및 진액론(津液論), 근론(筋論), 전체골절론(全體骨節論) 등이고, 권2는 전체제막론(全體諸膜論), 전체제기

---

1 이하 『전체천미』와 『전체통고』에 대해서는 高晞, 『德貞傳: 一個英國傳教士與晚清醫學近代化』, 復旦大學出版社, 2009 참조.

론(全體諸肌論), 권3은 심론(心論), 맥관론(脈管論), 회관(回管), 미관(微管), 흡관론(吸管論), 권4는 뇌론, 뇌척근론(腦脊根論), 뇌근론(腦筋論), 권5는 흉당(胸膛), 총기관론(總氣管論), 좌우기관론(左右氣管論), 양생로(養生路), 위·소장론, 대장·직장론, 권6은 오관론(五官論), 소장산부론(小腸疝部論) 등으로 구성된다.

오스굿은 홉슨의 『전체신론』이 단지 입문용 해부서라는 점을 지적하면서 용어의 통일을 기하며 보다 전문적인 해부서 편찬을 의도하였다. 예를 들어, 홉슨은 『전체신론』을 비롯한 서의오종에서 '신경(神經)'에 해당하는 해부학 용어로 '뇌기근(腦氣筋), 뇌근(腦筋), 기근(氣筋), 근(筋), 뇌수근(腦髓筋)' 등을 병용하였는데, 『전체천미』는 이를 '뇌근(腦筋)'으로 통일하였다. 또, 도표도 『전체신론』에서는 정상인체가 143폭이었는 데 비해 『전체천미』에서는 273폭으로 확대되었다.[2] 그러나 오스굿의 『전체천미』 역시 더전에 의해 신랄한 공격을 받았다. 더전은 『전체천미』가 신체의 미세한 부분만을 다루고 있어 그레이의 해부학을 제대로 전하고 있지 못할 뿐만 아니라, 『전체신론』의 해부학 용어를 그대로 따르고 있어 그 오류를 거의 고치지 못했다고 평가하였다.[3]

『전체통고』는 네 부분으로 구성되어 있는데, 제1부는 『대영백과

2 松本秀士, 「清末刊行の中國文人體解剖書について」, 『日本醫史學雜誌』 53-4, 2007, 548-550쪽.

3 1880년 오스굿이 푸저우에서 사망한 이후 휘트니는 1881년 『전체천미』 미완성본을 보완하여 출간하였고, 1889년에는 『전체천미』 제2판을 출간하였는데, 『전체통고』의 영향하에서 제1판을 전면적으로 수정하였다. 1905년에는 『전체천미』 제3판이 출판되었다.

전서』 중의 해부학 역사에서 발췌·번역하였고, 제2부는 골턴의 골격학을 번역하였으며, 제3부는 『그레이 해부학』을 번역하였고, 제4부는 도표로 585폭의 그림이 포함되었다. 그중 정상 인체는 564폭이며, 이 책의 최대 특징 중의 하나는 도표가 별도의 상하권으로 구성되어 있다는 점이다.

『전체통고』는 제3부를 18권 16책과 356장의 도표로 구성하였으며, 경사동문관(京師同文館)에서 출판되었다. 경사동문관은 1862년 양무운동의 일환으로 청나라 정부의 외교 기관인 총리각국사무아문 휘하에 설치된 교육 기관이었다. 경사동문관은 당초에는 외국어 교육을 전문으로 하기 위한 기관이었는데, 점차 서양 각 학문에 대한 광범위한 교육과 교재 발간을 주도하게 되었다. 더전은 1860년 베이징에 들어왔고, 1864년 영국 선교회가 설립한 베이징의 시의원(施醫院) 원장으로 재직하였다. 1871년 경사동문관에서 의학 강좌를 개설하자 더선이 초대 교관으로 의학 교육을 담당하였다. 『진체통고』는 의학 교육을 위한 교재로 편찬된 것이었다. 『전체천미』가 『그레이 해부학』의 혈관학과 신경학을 1권으로 합쳤던 것과 달리, 『전체통고』는 권5 동맥[脈管], 권6 논정맥[論回管], 권7 논진액관(論津液管), 권8 논뇌(論腦), 권9 논척수뇌관(論脊髓腦管)으로 혈관학과 신경학에 대응하였다. 더전의 권1과 권2의 논골(論骨), 권3의 논절(論節), 권4의 논기(論肌) 등은 현대 『그레이 해부학』의 골학, 관절학, 근육학[肌學]에 해당하는 것으로 오늘날과 내용상으로도 거의 차이가 없다. 이 밖에 감각 계통, 호흡 계통, 소화 계통, 생식 계통의 구분도 『전체통고』의 성과였다.

더전은 '호흡'과 '소화'라는 개념을 처음으로 사용하였다. 호흡과 소화는 『전체천미』에서는 기관(氣管)이나 양생(養生)으로 설명하던 것들이고, 더전은 그것을 『전체천미』가 여전히 『전체신론』의 인식을 벗어나지 못한 결과로 파악하였다. 그는 동문관에서 생리학 교습으로 재직하면서 『전체공용(全體功用)』(*Physiology*)이라는 책을 출간하였다. 그는 호흡과 소화 등 인체의 생리 작용에 남다른 관심을 가지고 있었기 때문에 『전체천미』의 기관이나 양생으로는 호흡과 소화를 적절하게 설명하지 못한다고 평가한 것이다.

1923년 실즈(R. T. Shields, 중국명 施爾德)가 『격씨계통해부학(格氏系統解剖學)』 제1판을 출간했을 때, 중국에서 『그레이 해부학』의 진정한 번역은 『전체통고』에서 시작된다고 여겼다.[4] 실즈는 1918년 미국판 『그레이 해부학』을 저본으로 번역하였는데, 1932년 제2판이 발간되었고, 2008년 베이징대학에서 『격씨계통해부학』 제39판이 출간될 정도로 『그레이 해부학』은 20세기 중국에서 가장 보편적으로 사용하는 해부학 교과서였다.

선교 의사들의 영미 번역서 이외에 일본의 해부학 서적도 중국 해부학의 발전에 중대한 영향을 미쳤다. 초기에 가장 많은 영향을 미쳤던 것은 정복보(丁福保: 1874~1952)였다. 정복보는 주로 일본어 서적을 번역했는데, 그가 번역한 대표적인 해부학 관련 서적으로는 『신찬인체해부학』(1900), 『조직학총론』(1900), 『태생학』(1902) 등이 있었다. 이 밖에 서운(徐雲), 만균(萬鈞), 조손열(孫祖烈) 등이 번역한 『인체해부학실습법』 등이 대표적인 일본어 번역 서적이었다.

4 施爾德, 『格氏系統解剖學』, 博醫會, 1923.

2. 『중서회통의경정의』와 서양 해부학 비판

『의림개착』(1830)과 『전체신론』(1851)의 발간 이후, 중국 지식계에서는 해부학에 대한 관심이 고조되었고, 중의학 역시 새로운 해부학 지식에 대한 입장 정리를 더 이상 미룰 수 없었다. 그 대표적인 것이 당종해(唐宗海)의 『중서회통의경정의(中西匯通醫經精義)』(1892)로 나타났다. 책 제목은 중서의학의 회통, 즉 중의와 서의의 소통과 절충을 강조하고 있고, 『전체신론』의 도면과 내용이 적지 않게 인용된 것도 사실이다. 그러나 근본적으로 당종해는 『중서회통의경정의』를 통해 중의학 입장에서 서양 의학을 비판하고자 하였다. 말하자면, 서양의 해부학은 매우 정밀하고 사실적이지만, 중의학의 음양오행에 기초한 기화(氣化) 이론이나 경락(經絡) 이론이 없어 의학의 심오한 지식이 결여되어 있다고 판단하였다. 당종해의 입장에서는 각각의 장단점을 보완하여 새로운 의학의 경지에 도달할 수 있다고 보았다. 당종해의 서양 해부학 비판은 후대에도 그 영향이 적지 않았고, 중의의 서양 의학 인식을 대표한다는 점에서 주목할 필요가 있다.

첫째, 당종해의 해부학설의 핵심 주장은 오장육부설(五臟六腑說)과 기화 이론(氣化理論)이라 할 수 있다. 당종해는 기본적으로 당송 이후의 중의학은 쇠락한 것으로 간주하고, 『소문』, 『영추』, 『난경』, 『상한론』 등 이른바 고대의 4대 의서를 가장 중요한 저작으로 간주한다. 『중서회통의경정의』에서도 이들 의서들이 기초적인 내용을 구성하며, 전통적인 오장육부설로 오장의 기능과 역할을 핵심적으로 논의하였다. 이때 오장의 기능과 역할은 음양이 교차하고 기운에 반응하는 기화에 근거하여 오장육부에 상호 영향을 미치게 된다. 특히, 기화는 중의의 독자적인 사고방식이 아니라 서양의 과학적 지식과도 일맥상통하는 것이라고 보았다. 서양 과학에서 불로 물을 끓여 수증기가 발생하는 원리를 설명하듯이 화(火)와 수(水)가 교류하여 기(氣)로 변한다고 설명하였다. 혈액 역시도 기화에 의해서 생겨난다고 보았다.

둘째, 혈기(血氣) 이론이다. 인체는 혈과 기로 이루어져 있고, 먹고 마시는 것으로 혈과 기가 만들어진다. 혈기는 영위(營衛)라고도 하는데, 심장과 폐가 주관하여 상하로 운행한다. 서양 의학에서는 혈관을 해부하여 관찰하고 있지만, 혈기가 운행하는 원리나 구체적인 횟수를 알지 못한다고 하였다.

셋째, 경락 이론이다. 하늘에는 육기가 있고, 사람에는 육경이 있으며, 장부에는 각기 경맥이 있는데, 경맥 중에 경락이 있어 신체의 각 부분으로 기혈을 운행한다. 서양 의학은 육경도 모르는데, 기화를 알 리 없을 것이라고 하였다.

넷째, 뇌주설에 대한 입장은 서양 의학의 수용 정도를 평가하는 중요한 기준이 된다. 중의는 전통적으로 인간의 사고와 감정을 주관하는 기관이 심장이라고 간주하였는데, 『전체신론』에서는 두뇌가 인간의 지각을 주관한다고 보았다. 당종해는 뇌가 작용하는 것은 뇌가 신경을 통해 심장과 연결되어 있고, 심장의 명령을 받기 때문이라고 설명하였다. 그러면서도 기억은 신경에 있고, 뇌 속에 저장된다고 하여 중의의 심주설과 서의의 뇌주설의 타협을 시도하기도 하였다.

『중서회통의경정의』는 전체 상하 2권이며, 각 15장씩 총 30장으로 구성되어 있다.[5] 『중서회통의경정의』는 경(經)으로 경(經)을 해석한다[以經釋經]는 방식으로 주석을 달아 본문 내용을 해설하였다.

당송 이후의 의학은 거짓이 많다. 서양의 방법은 근래에 나와서 형태[形迹]에는 자세하지만 기화(氣化)에는 소략하여서 거친 것만을 얻고 정미함을 놓친 것이니, 모두 잘못이다. 그리하여 『영추(靈樞)』, 『소문(素問)』 등의 여러 경전을 모아서 중요한 말을 채택하여 편을 나누고 자세히 설명한다. 잘못을 고치기 위한 것으로 분변하기를 좋아해서가 아니니, 식자들의 양해를 바란다.[6]

특히, 당종해는 『소문』, 『영추』, 『난경』, 『상한론』 등 중국의 4대 의학 경전을 중시하였다. 전체 30장은 제1장 인신음양(人身陰陽)에서 제30장 칠방십제(七方十劑)에 이르기까지 주로 오장육부론, 음양오행설, 기화 이론 등을 중심으로 구성되어 있다.[7] 오장육부론과 음양오행설은 중의학 전통 속에서 인체의 장기와 장기의 유기적 작용을 설명하는 기본적인 이론 틀이었다. 여기에 기혈과 영위는 살아 있는 생리 작용을 설명하기 위한 핵심 개념이다. 음식이 몸 안에 들어오면 신체 각 기관에서 기와 혈로 변화되고, 그것이 인체에 작용하는 순간 영과 위로 발현된다. 기혈과 영위는 본체(체)와 작용(용)의 관계처럼

5 당종해, 김성수 역, 『중서회통의경정의』, 서울대학교출판부, 2017.

6 唐宗海, 『中西匯通醫經精義二卷』, 「例言」, 2쪽; 秦伯未 重校, 『中西匯通醫書五種』, 綜合出版社, 1975, 1쪽.

7 1. 人身陰陽, 2. 五臟所生, 3. 五臟所屬, 4. 五臟所藏, 5. 五臟所主, 6. 臟腑所合, 7. 臟腑之官, 8. 五藏九竅, 9. 男女天癸, 10. 血氣所生, 11. 營衛生會, 12. 六經六氣, 13. 經氣主治, 14. 十二經脈, 15. 衝任督帶, 16. 全體總論, 17. 五臟所傷, 18. 五臟所惡, 19. 臟腑爲病, 20. 諸病所屬, 21. 四時所病, 22. 臟腑通治, 23. 望形察色, 24. 聞聲別證, 25. 問察原委, 26. 診脈精要, 27. 審治處方, 28. 氣味陰陽, 29. 性味宜忌, 30. 七方十劑.

살아 있는 생리 작용 가운데 교차되어 나타나며, 죽어서는 사라지는 것이다.

이처럼 당종해는 중의학의 오장육부설과 기화 이론 등을 통해 서양 의학과의 유사성을 논하면서 중의학의 해부 인식의 오류를 날카롭게 지적하기도 하였다. 그러나 당종해는 서양 의학이 중의학의 기혈이나 영위를 대체할 수 없으며, 해부학적 지식으로 인체의 구조에 대한 이해는 증진될 수 있지만, 치료적 효과가 증진되기는 어렵다는 입장을 고수하였다. 당종해는 19세기 서세동점의 시기에 동서 의학의 회통을 통해 기존의 오류를 일부 수정하였지만, 서양 의학과는 다른 중의학의 기혈, 영위, 경맥 등과 같은 전통적 가치를 수호함으로써 중의학을 지키고자 했던 대다수 중의들의 보편적 정서를 잘 대변하고 있다고 볼 수 있다.

3. 해부학 용어의 확정과 정리

중국 고대의 『황제내경』에서 해부라는 말을 처음 사용하였지만, 해부학이라는 학문 분과가 발달한 것도 아니고, 해부라는 용어가 보편적으로 사용된 것도 아니었다. 17세기 서양 학문이 중국에 유입되면서 해부학에 해당하는 용어로 '인신(人身)' 혹은 '격체(格體)'라는 용어가 사용되었다. 1851년 『전체신론』 이후, '전체'라는 용어가 해부학을 대표하게 되었다. 1896년 량치차오(梁啓超)는 『서학서목표(西學書目表)』에서 해부학을 전체학이라는 학문 분과로 정리하기도 하였다. 이후로 1909년까지 서지학에서 전체학은 보편적으로 사용되는 용어였다.

해부라는 말을 본격적으로 사용한 것은 더전의 『전체통고』(1886)에서였다. 『전체통고』는 여전히 전체라는 용어를 사용하여 제목을 쓰고 있지만, 인체를 절단하는 행위는 해부 혹은 해부술이라는 용어를 사용하고, 그 학문 분과를 해부학이라고 한다고 규정하였다. 이것은 『황제내경』보다는 일본의 『우열이씨해부훈몽도(虞列伊氏解剖訓蒙圖)』(1876)를 참고했을 가능성이 크다. 더전은 1880년대 초에 이미 일본 해부서를 입수하고 있었고, 일본어 번역어를 인지하고 있었다. 다만 더전은 『전체통고』에 이를 적극적으로 반영하지 않았지만, 해부라는 개념만은 적극적으로 수용하고자 하였다.[8]

해부학 교재의 번역이 증가함에 따라, 해부학 용어의 혼란 문제가 대두하기 시작하였다. 이러한 문제점을 완화하기 위해 용어집을 만들기도 하였다. 홉슨 역시도 자신이 사용한 의학 용어를 정리하기 위해 654개의 용어를 정리한 『의학영화자석(醫學英華字釋)』(1858)을 출산하였다. 1878년 오스굿은 그레이의 해부학을 번역하면서 1,733개의 용어를 정리한 「해부학용어대조표」를 별도로 편집하였다. 더전은 1884~1887년 『의학사회(醫學詞滙)』 6권을 편집하였는데, 그중 3권이 해부학 용어에 관한 것이었다. 더전은 홉슨, 오스굿의 번역어와 일본 용어를 대조하였고, 중국 의서 중의 해부 용어와 『강희자전(康熙字典)』 중의 인체 용어 등을 수록하였다. 이 밖에도 톰슨(J. C. Thomson)의 『영한의학사회(英漢醫學詞滙)』(1889)와 휘트니의 『중영해부생리사회(中英解剖生理詞滙)』(1890) 등이 있다.

8 高晞, 『德貞傳: 一個英國傳教士與晩淸醫學近代化』, 復旦大學出版社, 2009, 348-379쪽.

1890년 의학 용어의 통일을 위해 중국박의회(中國博醫會, China Medical Missionary Association)는 의학명사위원회를 조직하였다. 위원회가 가장 먼저 주목한 것은 골격, 근육, 장기 등에 관한 해부학 용어였다. 위원회는 영어대사전과 『강희자전』에서 적당한 용어를 찾았는데, 예를 들어 clavicle(쇄골)을 髃(어깨 앞쪽)로, fibula(종아리뼈, 腓骨)를 骿로, scaphoid(舟狀骨)를 踹로, phalanges(趾骨)는 趾 등으로 번역하였다. 선교 의사들은 보다 정확한 번역을 위해서 일본어 번역을 일부 참고하였다. 예를 들어, gland는 처음에는 核(씨)으로 번역되었으나 일본어 번역의 腺(샘)으로 변경되었고, cell의 번역어도 珠(구슬) 혹은 輪(바퀴)에서 일본에서 사용하는 용어인 細胞(세포)로 변경되었다.[9]

1913년 북양 정부 교육부는 의학전문학교규정을 반포하였는데, 이 규정을 통해 해부학, 조직학 등을 필수 교과 과정으로 정하였다. 주요 교재는 탕얼허(湯爾和: 1878~1940)가 번역한 『조직학(組織學)』(東京吐鳳堂書店, 1915), 실즈(施爾德)의 『로씨조직학(路氏組織學)』(中國博醫會, 1919), 『해부학제강(解剖學提綱)』(湯爾和譯, 商務印書館, 1924), 『해부학(解剖學)』(張方慶譯, 東京同仁會, 1929) 등이었다. 이들 교재 역시 번역 용어가 통일되지 않았고, 필요한 도표는 결여되어 있었다. 이 때문에 일부 의학교에서는 영미 혹은 일본의 원어 교재를 채택하기도 하였다.

의학 용어의 통일화와 의학 교재의 표준화에 대한 열망 속에서 1927년 『해부학명사회편(解剖學名詞滙編)』이 출간되었고, 남경 정부 교육부 국립편역관이 『발생학명사(發生學名詞)』(1935. 10), 『비교해부

9 張大慶, 「中國近代解剖學史略」, 『中國科技史料』 15-4, 1994, 23쪽.

학명사(比較解剖學名詞)』(1937. 3), 『인체해부학명사(人體解剖學名詞)』(1943. 9) 등을 편찬하였다.

4. 중국 근대의 인체 해부

1867년 웡푼이 근대 이후 최초로 사체 부검을 시작한 이래로 무연고 사체를 위주로 부검 및 해부를 실시하였는데, 이것이 근대 이후 해부의 시작이었다. 당시 10여 개의 의학교 중 여덟 개가 선교기관에서 설립한 의학교였고, 이들 의학교는 중국법의 저촉을 받지 않았기 때문에 상대적으로 사체 해부에서 자유로울 수 있었다.

1881년 영국의 매켄지(K. Mackenzie)는 이홍장의 지원하에 톈진(天津)에서 시의원(施醫院)과 부속의학관(附屬醫學館)을 열었다.[10] 의학관에서는 골격 표본과 해부 모형 등을 활용하여 해부학 교육을 하였으며, 몇 구의 시체를 해부하기도 하였다. 1903년 경사대학당에 의학관을 설치하였는데, 「흠정학교장정」에서 모형 관찰만을 허가하고 시체 해부는 금지함에 따라 해부 교육이 난관에 봉착하게 되었다.

1912년 베이징의학전문학교 설립 이후 탕얼허 교장은 두 차례에 걸쳐 시체해부법규 제정을 제기하였다. 첫 번째 건의에 대해, 1913년 11월 22일 북양 정부는 「해부규칙」을 통해 5개조의 시체해부법규를 반포하였다.

10 시의원과 부속의학관에 대해서는 신규환, 「한중 선교병원의 '정체성' 논쟁 비교 연구: 제중원과 시의원의 사례를 중심으로」, 『동방학지』 172, 2015 참조.

제1조 의사(醫士)는 병사(病死)한 사체에 대하여, 그 환부를 해부하여 병원(病原)을 연구할 수 있다. 단, 사망자 친속의 동의를 얻어야 하며, 해당 지역 지방관에 보고한 후에 비로소 집행할 수 있다.

제2조 경관 및 검찰관은 변사체에 대하여 해부를 하지 않아 사망에 이른 원인을 확실히 알 수 없는 자는 의생(醫生)을 파견하여 해부를 집행할 수 있다.

제3조 무릇 사형으로 인한 사체 및 감옥에서 병사한 사체, 친속이 없는 무연고 유해는 관할 관청이 의사에게 시체를 넘겨 해부를 실행토록 하여 의학 실험용으로 제공할 수 있다. 단, 해부 후에는 반드시 원체를 봉합해서 매장해야 한다.

제4조 무릇 학술 연구에 제공할 뜻을 가지고 유언으로 해부를 넘긴 사체는 반드시 그 친속이 관할 관청에 보고해야 하며, 허가를 받은 후에는 의사에게 넘겨 해부하게 해야 한다. 단, 해부 후에는 반드시 원체를 봉합해서 그 친속에게 돌려주어야 한다.

제5조 본 규칙은 공포일로부터 시행한다.[11]

법규 제정 이전에 시체 해부가 이루어지지 않은 것은 아니지만, 공개적인 해부는 불가능하였다. 중국 최초의 공개적인 시체 해부는 1913년 11월 13일 쑤저우의학전문학교에서 거행되었다. 이로부터 중국의 해부는 새로운 단계로 들어섰다고 말할 수 있다. 그러나 「해부규칙」 반포 이후에도 대부분의 학교에서 실제 해부는 단지 몇 차례

11 陳明光 主編, 『中國衛生法規史料選編』 下篇, 「解剖規則」(1913年 11月 22日 內務部公布), 上海醫科大學出版社, 1996, 736-737쪽.

에 걸쳐 이루어졌을 뿐이었다.[12]

또, 「해부규칙」이 지나치게 간단하여 각 의학교의 「해부규칙」에 대한 해석이 분분하였다. 특히, 합법적인 시체 해부가 가능하였지만, 의학교나 병원이 시체를 해부할 권한이 없어 시정부의 관리 감독을 받아야 했고, 장기나 시체의 일부를 표본용으로 제작할 수 있는 법적인 근거도 없었다. 이에 탕얼허는 두 번째 법안 수정을 제안하였고, 북양 정부 내정부는 1914년 4월 22일, 「해부규칙시행세칙(解剖規則施行細則)」을 반포하였다.

제1조 무릇 국립 공립 및 교육부가 인가한 각 의학교 및 지방 병원은 행정 관청을 경유하여 조직이 안정되고 확실한 성과가 인정된다고 여겨지는 의사가 각 병원이나 학교 내에서 해부를 집행할 수 있다.

제2조 본 규칙 제1조와 제4조 규정에 따른 사체는, 의생이 친족의 동의를 얻어 해부를 집행하려는 자는 원칙에 따라 처리한다. 단, 폭염 시에는 관할 관청에 공동으로 보고하고 해부를 집행한다.

제3조 본 규칙 제3조 규정에 의거, 관청이 의사에게 넘겨 해부한 것은 무릇 본 세칙 제1조가 지정한 의학교가 반드시 관할 관청에 신청해야 한다. 신청 시 원조항에 의한 처리를 제외하고, 반드시 아래의 수속에 따라 행한다.

제1항 사형수의 형사체 혹은 감옥에서 병사한 감옥 병사체는 관청이 의학교에 넘겨 해부한 것은 수령 시 쌍방 모두 정식 서신을 사용

---

12 曹麗娟, 「人體解剖在近代中國的實施」, 『中華醫史雜誌』 24-3, 1994, 155쪽.

해야 하며, 도장을 찍어야 한다. 사립의학교는 교육부의 인가를 거쳐야만 인수받을 수 있다.

제2항 사법 관청은 시체 발급 시 증명서를 특별 제작해야 하며, 동반하여 발급한다. 각 의학교는 시체를 인수하고, 해부한 후에 증명서를 보존한다. 매월 말에 지방 행정 관청에 모아서 보내 존안하고, 각 감옥에 회송할 필요는 없다.

제3항 사법 관청은 시체를 교부할 때에 반드시 시체의 성명, 연령, 관적, 시체 수 등을 채워 넣고, 도장을 찍어야 한다. 각 의학교는 시체를 인수한 후에 증명서에 기재된 시체의 성명, 연령, 관적, 인수 시기를 명부에 기입한다.

제4조 본 규칙 제4조에 의거, 해부를 행한 시체는 병원에서 사망한 경우가 아니면 반드시 의사 진단서(醫士診斷書)를 관청에 보내 확인해야 한다.

제5조 무릇 이미 해부한 시체는 제1조와 제4조가 기재한 바와 같이 친족의 동의를 얻은 후 비로소 표본을 작류(酌留, 짐작하고 보존)하는 것을 제외하고, 제3조가 기재하고 있는 시체는 의술상 필요하다고 인정될 때, 그 시체의 몇 부위 혹은 일부를 작류하여 표본으로 만들 수 있다.

제6조 무릇 이미 해부된 시체는 표본으로 만든 일부 혹은 몇 부위를 제외하고 봉합한 것은 규칙 제3조와 제4조 양조가 규정한 것에 의거하여 봉합해야 한다. (단, 규칙 제3조가 기재하고 있는 사체가 이미 의학 실험용으로 제공되었고, 해부 후에 장애가 있어 봉합이 어렵다면, 표본으로 제작하고 남은 것은 한곳에 모아 매장해야 한다.)

제7조 시체를 봉합한 후에는 친속자가 있으면, 친속자가 매장한다.

친속자가 없으면 해부를 집행한 의학교가 매장한다. 매장 시에는 반드시 표식을 두어 기억한다. (단, 제3조가 기재하고 있는 무친속 인도 유해 시체는 화장장을 건립한 후에 의학교의 편리에 따라 변통하되 화장할 수 있다. 화장 후에는 그 유해를 매장하고 표식을 두고 기억하고 관할 지방 행정 관청에 보고한다.)

제8조 매년 말 의학교는 해부 시체 몇 구 혹은 일체 정형을 수도에 있는 정식 문건을 이용하여 경찰 관청에 보고하고, 밖으로는 각 지방 행정 관청에 보고하여 문건을 이첩한다.

제9조 본 세칙은 완성되지 않았으며, 수시로 수정하여 완성을 기한다.

제10조 본 세칙은 공포일로부터 시행한다.[13]

「해부규칙시행세칙」의 반포로 교육 목적의 해부가 의학교에서 실시될 수 있었으며, 각지에서 산발적으로나마 해부가 행해지기 시작하였다. 법령의 반포는 시체 해부에 대한 기존 관념을 극복할 기반을 마련한 것으로, 비로소 사체 해부의 법적 근거가 마련되었다. 그러나 의학교가 합법적인 방법으로 확보할 수 있는 시체가 많지 않아 법령의 즉각적인 성과를 얻기는 어려웠다.

북양 정부의 법령이 의사만이 해부의 주체가 될 수 있음을 반포하고 있음에도 불구하고 실제 해부는 여전히 구시대의 오작(仵作)에게 맡겨질 정도였다. 이에 1928년 남경 정부가 반포한 「형사소송률

13 陳明光 主編, 『中國衛生法規史料選編』 下篇, 「解剖規則施行細則」(1914年 4月 22日 內務部公布), 737쪽; "Regulations for Dissection in China", *The China Medical Journal*, No.2, March 1916, pp.126-130.

(刑事訴訟律)」은 의사만이 사체를 해부할 수 있음을 규정하였다. 또, 남경 정부는 1928년 5월 「국민정부신정해부규칙(國民政府新訂解剖規則)」(1928. 5. 15) 13개조를 발표하기도 하였다. 대부분의 내용은 기존 「해부규칙」과 대동소이한데, 첫째, 제3조 규정에서 연구 목적의 사체 해부 시 지방관은 반드시 12시간 이내에 처리하도록 규정하였고, 둘째, 전염병과 관련된 사체는 해부 후 반드시 화장을 한 후에 매장하도록 규정한 점 등이 기존 「해부규칙」과 다른 점이었다.[14] 셋째, 사체 해부와 관련하여 법적으로 경찰의 직접적 개입이 배제되었다.

1928년 6월 남경 정부 내정부는 「해부시체규칙(解剖屍體規則)」 13개조를 반포하였다. 「해부시체규칙」의 초안에 해당되는 「국민정부신정해부규칙」의 제3조 규정에서 12시간 내에 처리해야 한다는 규정이 삭제되었다. 그 구체적인 내용은 다음과 같다.

> **제1조** 대학원이 설립 혹은 인가한 전문 의학교 및 지방 행정 관서의 조직이 완비된 것으로 인정하는 지방 의원은 학술 연구의 필요에 따라, 본 규칙의 규정에 의거하여 시체 해부를 집행할 수 있다.
>
> **제2조** 해부에 넘겨진 시체는 아래 각 항으로 제한된다.
>
> 제1항 병원의 연구를 위하여 그 환부의 병원체를 해부해야 할 때
>
> 제2항 해부를 통하지 아니하고는 변사체의 치명 사유를 알 수 없을 때
>
> 제3항 학술 연구를 위해 유서로 해부에 넘기도록 한 사체를 제공하기를 원할 때

---

14 李天莉, 「中國人體解剖法史略」, 『中華醫史雜誌』 27-3, 1997, 162쪽.

제4항 사형수의 형사체 및 감옥에서 병사한 감옥 병사체 혹은 변사체를 인도하는 사람이 없을 때

제3조 제2조 제1항과 제3항의 시체를 해부에 넘겼을 때, 반드시 친속의 동의를 얻어야 하며, 지방 행정 관서의 비준을 받아야 한다.

제4조 제2조 제2항의 시체는 해당 관서가 해부에 넘길 때, 해당 관서의 증명서를 발급해야 한다. 그 친속이 해부를 넘길 때는 제2조의 과정을 따른다.

제5조 제2조 제4항의 시체는 사법 관서가 교부한 해부와 의학교 혹은 의원이 해부를 요청한 것은 모두 사법 관서가 증명서를 발급해야 한다.

제6조 관서가 발급한 해부 증명서는 시체의 구 수, 시체 생전의 성명, 연령, 관적 및 성별을 기재하고 도장이 찍혀 있어야 한다.

제7조 친속 혹은 의학교 및 의원이 지방 행정 관서에 해부의 비준을 요청할 때, 반드시 시체 생전의 성명, 연령, 관적, 성별 및 병사 혹은 변사의 상황 등을 각각 상신하여 설명하고, 아래의 각 문건을 제출하여 심사를 받아야 한다.

제1항 의사(醫士)의 진단서

제2항 유서가 있는 경우 그 유서

제3항 친속의 동의 증명서

제8조 해부한 시체는 제2조 제1항 및 제3항에 기재하고 있는 바, 친속의 동의를 반드시 거쳐야 비로소 표본을 짐작하고 보존[酌留]하는 것을 제외하고, 만일 제4조가 기재하고 있는 시체가 의술상 필요하다고 인정될 때, 그 시체의 몇 부위 혹은 일부를 작류하여 표본으로 만들 수 있다. 단, 원 사법 관서에 문건으로 보고해야 한다.

제9조 해부한 시체는 표본으로 만들어 보존한 일부 혹은 몇 부위를

제외하고 봉합할 수 있는 것은 봉합해야 한다. 봉합할 수 없는 것은 한곳에 정리하여 매장해야 한다.

제10조 제9조의 봉합 및 정리한 시체가 친속이 있는 경우 그 친속에게 돌려주어 매장하게 한다. 친속이 없는 경우는 해부를 집행한 의학교 혹은 의원이 매장한다. 매장 시 깊이는 6척 이하로 해야 하며, 표식을 세울 수 있다. 만약, 전염병과 관계된 시체는 그 부근 지역에 화장장이 설치되어 있으면 화장해야 한다. 단, 유골은 정리하여 매장해야 하며, 표식을 세울 수 있다.

제11조 해부를 집행한 의학교나 의원은 해부 등기부를 작성해야 하며, 다음과 같은 항목을 기재한다.

제1항 시체 생전의 성명, 연령, 관적, 성별

제2항 친속 유무. 친속의 동의를 얻은 경우 그 친속의 성명, 연령, 관적, 주소, 직업

제3항 교부 관서의 명칭 혹은 신청인의 인적 사항

제4항 관서 교부 혹은 비준 연월일

제5항 해부 집행 연월일

제6항 해부 정형 및 그 의학상의 효용

제7항 표본 제작 보존 여부

제8항 봉합 혹은 정리 및 매장 정형, 매장 지점

제12조 매년 연말 해부를 집행한 의학교, 의원은 해부 등기부에 따라 그 정형을 기재한다. 책자를 만들어 관할 지방 행정 관서가 상세히 조사하도록 보고하고, 내정부에 문서로 이첩하여 보고한다. 사법 관서가 발급한 증명서가 있는, 해부를 집행한 시체는 해당 의학교 혹은 의원이 매월 말에 원 증명서를 첨부하여 관할 지방 행정 관서에 문서로

보고한다.

제13조 본 규칙은 공포일로부터 시행하며, 미진한 사항은 수시로 수정할 수 있다.[15]

1928년 12월에는 제12조의 내정부 보고를 위생부 보고로 개정하기도 하였다.[16] 이 법령의 반포로 20세기 전반기 동안 해부 가능한 시체는 사형수의 형사체, 감옥에서 병사한 감옥 병사체, 무연고 사체 등으로 제한되었음을 알 수 있다. 특히, 사체 기탁의 법적 결정권이 사망자의 친인척과 지방관 등에게 있었기 때문에, 사체 해부에 대한 근본적 인식의 변화 없이 교육을 위한 해부용 사체를 구하기는 매우 어려웠음을 알 수 있다.[17] 이를 개선하기 위해 1932년 1월 제2차 전국의사대표대회에서 병리해부지원회를 조직하고 지원자는 사후에 해부 교육용으로 사체를 기탁하도록 하는 결의안을 통과시켰다. 그러나 사체를 기탁하겠다는 지원자는 좀처럼 나타나지 않았다. 1933년 1월 30일 여자유(余子維)라는 의사가 사체를 기탁하겠다는 유서를 남겼고, 2월 24일 원저우(溫州) 대남의원(大南醫院)에서 해부가 실시되었다.

1933년 6월 남경 정부 내정부와 교육부는 「해부시체규칙」 12개조를 수정·공포하였다. 수정된 「해부시체규칙」의 내용은 다음과 같다.

---

15 陳明光 主編, 『中國衛生法規史料選編』 下篇, 「解剖屍體規則」(1928年 6月 內政部公布), 738-739쪽.

16 「修正解剖屍體規則第12條」(1928年 12月 20日 國民政府核準備案), 陳明光 主編, 『中國衛生法規史料選編』 下篇, 上海醫科大學出版社, 1996, 738쪽.

17 蔡禹門, 「余子維先生解剖專號刊行感言」, 『醫事滙刊』 7-14, 1935, 506쪽; 曹麗娟, 「人體解剖在近代中國的實施」, 『中華醫史雜誌』 24-3, 1994, 155쪽에서 재인용.

제1조 무릇 교육부에 등록된 의학원 및 의학전과학교(이하 醫學校院으로 간칭)와 그 부속 의원, 혹은 중앙 및 지방 정부에 등록된 설비가 완비된 의원은 학술 연구를 위해 본 규칙의 규정에 따라 시체 해부를 집행할 수 있다.

제2조 해부는 보통해부와 병리해부 두 가지로 나눈다. 전자는 의학교원에서 행해지며, 후자는 제1조에서 규정한 의학교원 및 의원이 모두 행할 수 있다.

제3조 시체의 해부는 아래의 각 항으로 제한된다.

제1항 사인의 연구를 위해 병사체를 부검해야 할 때

제2항 생전에 합법적인 유언이 있고, 학술 연구를 위해 시체를 제공하기 원할 때

제3항 형사체를 인수할 친속이 없을 때

제4항 병사체 혹은 변사체를 인수할 친속이 없을 때

제4조 제3조 각 항의 시체를 해부하기 전, 관서가 교부한 것을 제외하고 모두 신청서를 채워야 하며, 관할 지방 관서에 보고한다. 또한, 제1항의 시체에 대해서는 반드시 그 친속의 동의를 얻어야 한다. 보고 서식은 별도로 정한다.

제5조 무릇 시체를 각 관할 지방 관서에 보고한 후에는 6시간을 경과한 연후에 해부를 집행할 수 있다. 만약, 관할 지방 관서가 필요하다고 생각되면, 보고 후 6시간 이내에 서면으로 해부 정지를 명령할 수 있다.

제6조 보통해부 시체가 만약 학술상 필요하다고 인정될 때 혹은 병리 부검한 시체가 외형 범위가 훼손되지 않았을 경우 일부 혹은 몇 부위를 제작·보존하여 연구에 활용할 수 있다. 전항의 병리 부검한 시체가

만약 연구상 일부 혹은 몇 부위를 제작·보존해서 외형을 훼손했을 경우에는 친속자가 있으면 반드시 그 동의를 얻어야 한다.

제7조 시체 해부 시, 만약 그 사인이 법정 전염병 혹은 중독, 타살, 자살한 것으로 판명되었을 때에는 해부 후 12시간 이내에 각 지역 주관기관에 보고해야 한다.

제8조 해부를 집행하는 의학교원 혹은 의원은 반드시 부책(簿冊)을 만들어 아래 각 항을 등기한다.

제1항 시체 성명, 연령, 성별, 관적

제2항 시체 내력

제3항 해부에 넘긴 원인

제4항 해부 연월일

제5항 해부 후의 처치. 단, 그 성명, 연령, 관적 등을 알지 못할 때는 제1항에 미상으로 기록할 수 있다.

제9조 해부한 시체는 친속자가 있어 친속이 인수한 것을 제외하고, 해부한 의학교원 혹은 의원이 적절히 장례를 치르고 표식을 세운다.

제10조 해부를 집행한 의학교원 혹은 의원은 매년 1월과 7월 반년 이내에 해부한 시체를 상세한 문서를 만들어, 해당 지방 관서에 보고하여 내정부에 이첩한다.

제1항 시체 성명, 연령, 성별, 관적

제2항 시체 내력

제3항 해부 연월일

제4항 표본 제작 보존 여부

제5항 해부 후 처치 정형

제11조 본 규칙의 미진한 사항은 수시로 수정할 수 있다.

제12조 본 규칙은 공포일로부터 시행한다.[18]

1933년 수정된 「해부시체규칙」의 기본적인 내용은 1928년도 「해부시체규칙」과 동일하다고 볼 수 있다. 다만, 제5조의 규정과 같이 사체 부검 시 6시간 이후 진행하도록 하는 시간 규정을 두었고, 법정 전염병 등과 관련되는 긴급 사안의 경우에는 12시간 이내에 보고하도록 규정하였다.

민국 시기의 마지막 해부 관련 법규는 1948년 12월에 공포된 「해부시체조례(解剖屍體條例)」 11개조이다. 「해부시체조례」 역시 1933년 수정·공포된 「해부시체규칙」과 크게 다르지 않다. 다만, 행려사망자나 병원 등지에서 사망한 자가 1개월 이내에 친속자가 없으면 의학교에서 해부 실험용으로 사용할 수 있도록 규정하였으며, 이들 사체의 해부를 위해서는 경찰 관서에 신청하도록 하였다. 20년 만에 해부 관련 법규에 경찰이 다시 등장한 것이다. 또, 사인을 규명하기 위한 표본 제작 등은 친속의 동의가 없어도 할 수 있도록 하였다. 그 밖에 사법 기관에 보고된 사체 해부는 기본 6시간 이후에 실시하지만, 하계, 추계, 우기 등에는 3시간으로 단축하도록 하였다.

18 陳明光 主編, 『中國衛生法規史料選編』 下篇, 「解剖屍體規則」(1933年 6月 9日 內政部, 敎育部修正公布), 750-752쪽.

제2부

일본 의학과 해부학

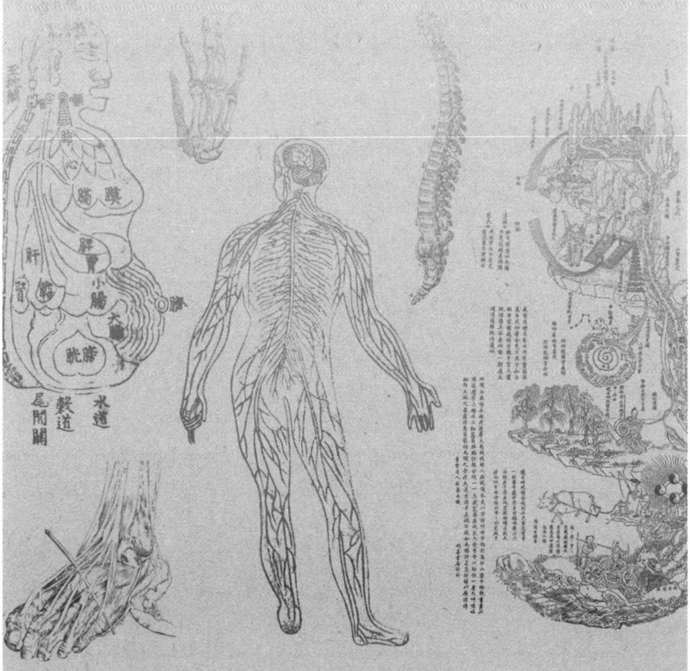

제5장 중국 의학의 도입과 실증 의학

1. 중국 의학의 도입

일본의 전근대 정치, 사회와 문화가 외국, 특히 중국과 한국의 영향을 크게 받으면서 발전했던 것처럼 의학 역시 이들 나라와 교류하면서 학문적으로 형성·발전하였다. 지리적인 위치를 고려할 때 한국의 영향을 먼저 받았는데, 대략 4세기 말부터 가야, 신라 일대와의 교류를 통해 시작되어 백제로 이어지면서 전개되었다. 4~5세기 이래 고구려를 비롯한 백제와 신라의 관료제가 정비되면서, 의학 부문이 체계화되었기 때문에 가능한 일이었다. 이후 중국과의 직접 교류가 활발해지면서, 그 주도권은 차츰 중국으로 전환되어 갔다.

기록에서 나타나는 의학 교류의 가장 이른 사례는 414년에 신라에서 의술에 뛰어난 파진찬 김무(金武)가 일본에 대사로 왔다는 사실이다. 당시의 사정을 알려 주는 일본 측 사료인 『일본서기(日本書紀)』에는 인교 천황(允恭天皇)의 치료를 위해 신라에 좋은 의사를 요청하자 신라에서 의사를 파견하여 치료하였다고 전한다. 한편, 『고서기(古書記)』에서는 때마침 일본에 사신으로 와 있던 김무가 의약 지식이 있어서 천황을 치료하였다고 전하는데, 기사의 차이는 있지만 신라의 의사가 일본의 천황을 치료하였다는 사실은 분명하다.

또한, 459년 유라쿠 천황(雄略天皇)이 백제에 의사를 요청하자, 백제에서 의원 덕래(德來)를 파견하였다는 기록도 있다. 이후 그는 일본에 체류하여 난바(難波)의 약사(藥師)로 불리면서 대대로 의학을 전업했다고 하는데, 뒤이어 소개할 에니치(惠日)가 그 후손이었다. 이처럼 백제 사람인 덕래가 일본에서 뿌리를 내리고 영향력을 행사할 수 있는 위치에 이를 수 있었던 것은 그가 상당한 수준의 의학을 익혔기에 가능한 일이었다. 이 무렵 백제의 의료 관서인 약부(藥部)가 설치되었을 뿐만 아니라, 중국의 정사(正史)인 『주서(周書)』에서 음양오행설을 비롯하여 의약과 점복 등을 이해한다고 전할 만큼 백제의 의학교육이 상당한 수준에서 체계적으로 이루어졌기 때문이었다.

이후 백제와 신라를 통해서 불교가 전파되고, 뒤이어 일본의 승려들이 중국으로 파견되면서 동시에 중국의 의학이 직접 일본에 전해지기 시작하였다. 불교와 승려가 차지하였던 당시의 사회적 위상을 고려한다면, 이는 어쩌면 당연한 일이었다. 당대의 최고 지식 체계로서의 불교, 그리고 그와 같은 불교를 수학하는 승려 역시 일본 내에서도 최고의 지식인 계층의 하나일 수밖에 없었다. 따라서, 불교와 승려의 교류가 의학의 수용과 관계되는 것은 중국, 일본 사이의 문화적 교류라는 측면에서는 일반적인 현상이었다. 긴메이 천황(欽明天皇) 때에 오(吳)나라에서 지총(知聰)이 의서와 침구학 서적인 『명당도(明堂圖)』 등을 가져온 것을 시작으로, 608년에는 견수사(遣隋使)인 오노노 이모코(小野妹子)의 수행원으로 약사(藥師) 에니치 등을 중국에 보내 의학을 배우도록 하였다. 이는 일본에서 적극적으로 중국의 의학

을 수용하려는 의지를 보여 줬다는 점에서 매우 중요한 사건이었다.[1]

이렇게 수용되기 시작한 중국 의학은 일본에서 차례로 정리되기 시작하였는데, 이른 시기에 편찬된 『대동유취방(大同類聚方)』, 『금난방(金蘭方)』이 전해지지 않는 가운데 단바노 야스요리(丹波康頼: 912~995)의 『의심방(醫心方)』이 그 전모를 보여 준다. 단바노는 수(隋)의 소원방(巢元方: 550~630)이 편찬한 『제병원후론(諸病源候論)』을 위주로 수당대의 의서들을 30권의 『의심방』으로 정리하여 984년에 편찬하였다. 『의심방』에서는 이 글에서 다루고자 하는 인체의 구조에 대해서 따로 설명하지 않았다. 제6권에서 오장육부의 질병에 대해 언급하고 있지만, 오장육부가 각각 어떠한 것인지에 대해서는 말하지 않는다. 물론 단바노가 『제병원후론』을 주로 인용하였다는 점을 감안한다면, 적어도 『제병원후론』에서 언급된 인체의 이해가 그 안에 녹아들어 있음은 분명하다. 『제병원후론』에서 말하는 인체는 분명 오장육부 중심이었으며, 그 외에도 몸의 생리적 작용의 근간으로서 기(氣)와 혈(血), 진액(津液) 등의 다양한 개념들이 존재하였다. 여기에는 분명 인간의 몸을 직접적으로 관찰하거나 혹은 해부를 통해서 얻어 낸 지식들도 포함되었을 것이다.

인체의 해부와 관련하여 중요한 지식 역시 중국으로부터 들어왔다. 중국의 역사에서도 해부는 이미 왕망(王莽) 시대에 있었고, 특히 송나라 때에는 유명한 「구희범오장도」가 있었다. 「구희범오장도」는 일본에도 전해져서 현재 유일하게 남아 있는데, 그것이 바로 『돈의초

---

1 富士川游, 朴炅·李相權 역, 『日本醫學史』, 法仁文化社, 2006, 66쪽.

(頓醫抄)』에 실려 있는 「오장육부도(五臟六腑圖)」이다. 『돈의초』를 편찬한 것은 가지와라 쇼젠(梶原性全: 1266~1337)으로, 그는 가마쿠라(鎌倉) 시대의 대표적인 의사로 젊은 나이인 20~30대에 무려 50권에 달하는 의서인 『돈의초』를 저술할 정도로 왕성한 필력을 보유한 인물이기도 하였다.[2]

『돈의초』가 완성된 것은 정확하지는 않지만, 대략 1302년에서 1304년 사이라고 한다. 여기에서는 수나라 때의 『제병원후론』에 따라 질병을 분류하고, 송의 『태평성혜방(太平聖惠方)』을 시작으로 『화제국방(和劑局方)』, 『천금방(千金方)』, 『삼인방(三因方)』 등 당송 의학서들을 망라하여 정리하였다. 물론 중국의 의서 내용만으로 채운 것은 아니고, 종종 가지와라 자신의 경험에 기초한 기록도 첨부하고 있기도 하다. 그런데 『돈의초』의 권44에는 전통 의학에서 파악하고 있는 인체에 대한 가장 오래된 그림과 오장육부를 해부했던 송대의 기사, 그리고 12경맥의 경락이 기록되어 있다.

이 해부 기사는 중국 송대 「구희범오장도」가 작성된 배경과 『돈의초』가 그것에 기초하여 만들어졌음을 싣고 있다. 구희범은 송나라 4대 왕인 인종(仁宗) 때인 1041~1048년 사이에 안후이성(安徽省)에서 활동하던 도적인데, 그가 관에 잡혀 처형을 당하고 난 후 의원과 화공이 그 모습을 그린 것이 「구희범오장도」였다. 가지와라는 「구희범오장도」에 대한 설명과 함께 총 다섯 장의 그림을 통해 오장육부와 인체의 모습을 보여 주고 있었다.

---

2 『돈의초』에 대한 설명은 小川鼎三, 『明治前日本醫學史 1-日本解剖學史』, 日本學士院, 1978, 67-72쪽 참조.

첫 번째 그림은 인체의 내부를 정면에서 바라본 모습으로, 현재 우리가 알고 있는 내장의 모습과 배치가 유사하지만, 폐(肺)의 형태는 매우 다르게 나타나고 있음을 볼 수 있다. 또한, 목에 해당하는 부위에는 세 개의 구멍이 있는데, 이는 세 번째 그림인 후면도와는 약간의 차이를 보이고 있다.[3] 즉, 하나는 식도(食道)에 해당하고 나머지는 기도(氣道)에 해당하는데, 다른 하나는 무엇인지 분명하지 않지만 아마도 수도(水道)를 표현한 것으로 보인다.[4] 이 외에도 옆구리 양쪽에 있는 신장의 경우 하나는 신(腎), 다른 하나는 명문(命門)으로 표기하고 있다. 명문은 우신(右腎)으로, 오행을 근거로 하여 상화(相火)에 해당하며, 남자의 경우 정액을 저장하고 있다고 여겨지는 장기였다.

두 번째는 소장과 대장을 묘사한 그림인데, 여기서 보이는 특징 중 한 가지가 분수(分水)의 위치를 표시한 점이다. 전통 의학에서 소장은 '분수지관(分水之官)'이라고 하여 음식물 가운데 물이 분리된다고 여겼는데, 『돈의초』에서는 그 지점을 구체적으로 지적하여 표시하였다. 세 번째의 후면도에서는 폐에서 아래로 죽 뻗은 긴 관(管)이 눈에 띈다. 그리고 그 상단부에 약간의 설명이 덧붙여 있는데, 바로 그 지점에서 심장과 신장이 서로 감응하여서 정기(精氣)를 나가게 하며, 동시에 혈액을 정액으로 변화시킨다고 하였다. 즉, 앞서 상화(相火)로 표현된 명문과 군화(君火)로 지칭되는 심장이 서로 만나는 지점으로 여긴 것이다([그림 5-1] 참조).

---

3 후면도에서는 두 개의 구멍이 표시되어 있는데, 인후(咽喉), 즉 식도와 기도만을 표시한 것이다.

4 이 같은 오류는 이후 핫토리 노리타다의 『내경도설(內景圖說)』에서 비판되었다.

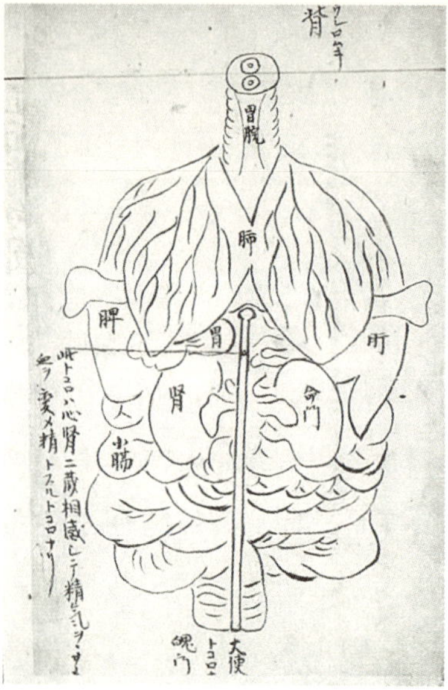

[그림 5–1] 『돈의초』의 「인체 후면도(人體後面圖)」

이어 네 번째와 다섯 번째는 각각 폐장과 심장을 위주로 그린 것인데, 특히 심장의 경우 혈관으로 생각할 수 있는 네 개의 관이 그려진 점은 독특하다. 어찌되었건 『돈의초』에 실려 있는 총 다섯 장의 오장도는 동아시아에서 가장 오래된 오장육부도, 나아가 인체 해부도라고 할 수 있으며, 전통 의학에서 바라보는 인체의 구조를 잘 나타내고 있었다.

2. 실증적 태도의 대두

가지와라 쇼젠의 『돈의초』가 나온 지 4세기 정도 지나 본초학자로 유명하였던 핫토리 노리타다(服部範忠: ?~?)는 『내경도설(內景圖說)』을 남겨 해부학 지식에 새로움을 더하였다. 그는 1726년에 본초의 전문적인 도해를 일본 최초로 실은 『약포도찬(藥圃圖贊)』을 편찬하였으며, 1727년에는 조선에서 가져온 인삼을 시험 재배하여 그 진위 구별법을 묘사한 『인삼보(人參譜)』를 간행하기도 한 인물이었다. 이 외에도 당시 본초학의 절정이라고 할 이시진(李時珍)의 『본초강목(本草綱目)』을 일본어로 풀이한 『본초화담(本草和談)』을 쓰기도 하였다.

그가 『내경도설』의 「내경도(內景圖)」를 남긴 이유는 아무래도 『약포도찬』이나 『인삼보』에서와 같이 도해를 중시하는 태도에서 기인한 것으로 보이는데, 「내경도」를 그린 계기에 대해서 자신이 직접 지은 서문에서 이렇게 말하였다.

> 친구인 야마오카 치쿠시(山岡竹子)가 와서 "의사가 된 사람이 장부(藏府)의 모양을 모르고서 어떻게 사람을 살릴 수 있겠는가?"라고 말하였다. 내가 그에게 장부에 대하여 말하였더니, 친구가 그 모양을 그리기 시작하였다. 이어서 내가 『내경』에 실려 있는 성인(聖人)의 뜻과 선현(先賢)의 가르침에서 본받을 만한 요점을 추리고 있었는데, 그림이 이미 다 그려졌다. 이에 『내경도설』이라고 하였다.[5]

그는 오장육부를 정확하게 이해하는 것이 의학을 하는 사람으로 시 당연히 알아야 할 일이라는 친구의 말에 자극을 받았으며, 그 자신도 옳다고 여겼다.[6] 그러한 까닭에 옛 선현들이 이에 대한 설명과 그림을 남겨 놓았지만, 이들이 현재 제대로 전하지 않는 상황에서 여러 가지 학설이 혼재됨에 따라 의심만이 싹트게 되었다고 이해한다.[7] 그렇다면 핫토리 노리타다가 주로 참고한 것은 무엇인가?

---

5 服部範忠, 『內景圖說』「自序」, 九州大學 附屬圖書館 醫學分館 所藏. "友山岡竹子來謁乃語之曰 爲醫者 不知藏象 何以活人 余語其說 君畵其象 仍摭內經聖旨 先賢可法之要 旣繕寫曰 內景圖說."

6 服部範忠, 『內景圖說』「自序」. "五藏六府者 於身而切近也 苟謂醫自 不可不知也."

7 服部範忠, 『內景圖說』「自序」. "先賢 置其圖爲其說 多端也 然或失之圖 或失之說 醇疵雜交 使後人疑焉."

『내경도설』에는 두 장의 인체도인 구도(舊圖)와 신도(新圖)가 있는데, 그림의 형태로 보아 명대의 의사 장개빈(張介賓: 1563~1640)[8]의 『유경도익(類經圖翼)』에서 가져온 것이 분명하다. 구도는 장개빈이 묘사한 그대로이며, 신도는 핫토리 노리타다가 자신의 의견에 따라 수정한 것이었다. 당시 일본에서 장개빈의 『유경』은 꽤나 인기 있는 책이었던 모양인데, 왜냐하면 같은 그림이 데라시마 료안(寺島良安: 1654~?)이 1713년에 편찬한 『화한삼재도회(和漢三才圖會)』에도 그대로 실려 있기 때문이다. 약간의 설명을 덧붙이면 『유경도익』은 『유경』의 내용을 그림으로 설명한 속편으로, 『유경부익(類經附翼)』과 함께 『유경』의 이해를 돕기 위해 만들어진 한 세트가 되는 서적이었다.

『내경도설』 편찬은 핫토리 노리타다에게 있어 꽤나 자부심을 갖게 한 사건이었던 듯하다. 그가 직접 표현한 것은 아니지만, 아우인 핫토리 겐료(服部玄良)는 『내경도설』의 맨 마지막에 다음과 같은 글을 남기고 있었다.

> 일찍이 내경(內景)의 그림이 세상에 전해진 것이 얼마 되지 않는다고 한다. 그중에서 가장 오래된 것은 화타(華陀)의 『내조도(內照圖)』이다. 그러나 그 글에는 잘못된 것이 많고, 그림 역시 낭자(狼藉)하여 의심하지 않을 수 없었다. 또, 상세하다고 하는 것으로는 경악(景岳)을 최고로 여기지만, 인후(咽喉)의 앞뒤가 잘못되었고 삼초(三焦)에 이르게 되면 그것 역시 믿기에 어렵다. 그 나머지 그림이나 설명들은 저것을

8 장개빈은 명대의 유명한 의사로, 온보학설(溫補學說)을 주창하였으며, 저서로 『유경(類經)』, 『경악전서(景岳全書)』, 『질의록(質疑錄)』 등을 남겼다.

얻으면 이것을 잃었으며, 앞의 것을 거론하고서는 뒤의 것을 빠트려서 후학들이 그것을 아쉽게 여겼다. 이제 선생이 그러한 이유로 그림을 그리고 설명을 만들어서 하나의 책을 완성하고, 옛 그림을 책의 끝에 달아 놓아서 같고 다름을 드러내었다. 또한, 설명의 순서는 경(經)의 표리(表裏)를 따라서 하였는데, 그림과 설명은 선현(先賢)이 미처 밝히지 못한 것이라고 할 만하다. 이에 다만 일가(一家)의 보물로 감히 사사로이 취할 것이겠는가?[9]

당대 최고로 여기는 경악(景岳), 즉 장개빈의 오류를 밝히고 있다는 점에서, 『내경도설』은 그야말로 일가의 보물로 여겨졌다고 말한다. 실제 『내경도설』의 그림을 비교하여 고찰하면, 우선 뇌와 척추를 묘사하는 데에서는 큰 차이를 볼 수 없지만 인후를 시작으로 오장육부로 들어가면 차이점이 나타난다. 먼저, 인후는 앞뒤가 서로 바뀌어 있으며, 폐의 모양도 여전히 여덟 개의 잎으로 묘사되고는 있지만, 각각의 잎에 구멍이 세 개씩 그려져 있다.[10] 핫토리 노리타다는 이들 구멍을 통해서 폐가 하늘의 기운에 반응하는데, 천지인(天地人)의 삼재(三才)와 대응하기 때문에 구멍이 세 개라고 설명하고 있었다. 이 외에도 한쪽으로 기울어지게 그려진 심장을 똑바로 세웠으며, 위와 담,

---

9 服部範忠, 『內景圖說』. "嘗謂內景之圖 傳世者幾何乎 其最先者 華陀內照圖乎 然其書多闕誤 圖亦狼藉矣 未初能無疑也 又其詳審者 景岳氏所圖也 然失咽喉前後 且至爲三焦 圖是亦難信用矣 其他之所圖且說 或得彼失此 擧前遺後 學者病焉 故今先生爲之 圖且爲說 以裒然成一家之書 係其舊圖於篇端者 所以見同異也 且說之次序 乃從經之表裡爾 可謂其圖其說 先賢之所未發也 是徒一家之珍而敢自私乎."

10 정확하게 말하면 '육엽이이(六葉二耳)'라고 하지만, 여기서는 편의상 8엽이라고 하였다.

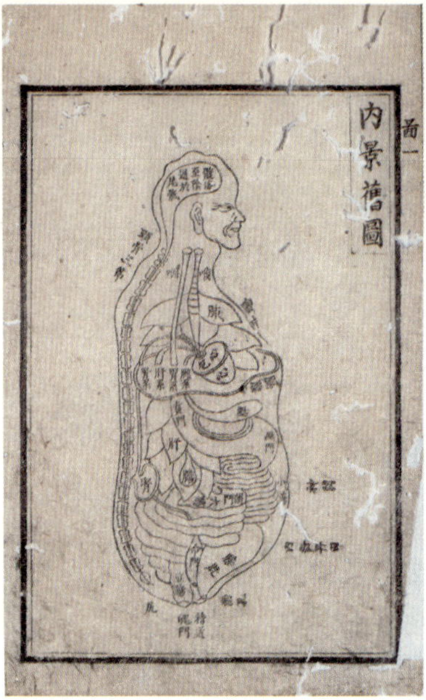

[그림 5-2] 『내경도설』에 실린 구도

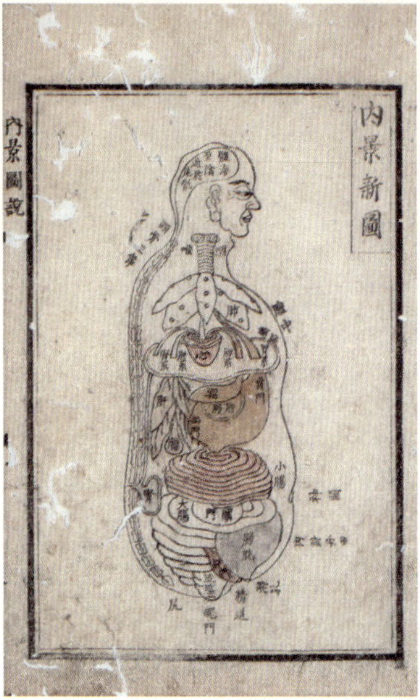

[그림 5-3] 『내경도설』에 실린 신도

비장, 소장 등의 위치에서 차이가 있었다. 이 중에서도 핫토리 노리타다가 가장 심혈을 기울였던 부분은 바로 인후와 심장, 그리고 폐의 모습이었다.

그는 「내경도」에 이어서 폐(肺), 대장(大腸), 위(胃), 비(脾), 심(心), 소장(小腸), 방광(膀胱), 신(腎), 심포(心包), 삼초(三焦), 담(膽), 간(肝)의 순서로 설명을 덧붙임으로써 오장육부에 대해 자세하게 말하고 있다. 물론 이와 같은 순서 역시 어떠한 원칙에서 나온 것인지 현재로서는 알 수 없으나, 어찌 되었건 이전에 오장육부의 순서를 정하는 것과는 명백한 차이가 있다. 핫토리 노리타다는 이들 장부를 기술하는 데 있어서 과거 전통 의학의 지식을 상당 부분 그대로 수용하였지만, 『난경』이나 장개빈에게 의문을 갖는 것처럼 때로는 의심나는 부분도 명확하게 지적하였다. 대표적인 것이 심장에 대한 설명에서 간단하게 드러난다.

즉, 예로부터 『난경』을 근거로 심장에 일곱 개의 구멍과 세 개의 털이 있으며, 상지인(上智人) 중지인(中智人) 등의 차이에 따라 구멍과 털의 개수가 다르다는 설이 일반적이었다. 이에 대해 그는 '상지수(上池水)'를 마시지 못했기 때문에 그것이 옳은지 그른지 알 수 없지만,[11] 다만 심장이 기울어 있는 것은 『영추』를 고찰하건대 잘못이며, 질병으로 인해서 심장이 변한 것을 그대로 그려 낸 것이라고 이해하였다.[12]

이러한 비판의 배경은 다만 학술적 측면에서만 이루어진 것은 아니었다. 무엇보다 자신의 경험에 바탕을 둔 실증성을 매우 중시하고 있었는데, 앞서 인후의 문제를 거론하면서 다음과 같이 말하고 있었다.

> 내가 의술을 하다가 스스로 후롱(喉嚨)을 끊은 사람을 여럿 치료하였는데, 후(喉)를 상(傷)하지 않고 인(咽)만을 자른 까닭에 죽지 않았다. 만약 (상처가) 깊이 후(喉)에 이르렀으면 곧 기(氣)가 끊어져 죽었을 것이다.[13]

---

11 服部範忠, 『內景圖說』「心」. "難經圖註曰 上智之人 心有七孔三毛 中智之人 心有五竅二毛 下智之人 心有三竅一毛 常人心有二竅無毛 愚人心有一竅 下愚人心有一竅 甚小矣 予未呑於上池之水 不知其是否爾."

12 服部範忠, 『內景圖說』「心」. "若藏象 所以有大小高下堅脆偏傾者 人之所苦常病而皆變者也 聖人令教於人 以於常平而知其變 何以其變而教其常哉 故新圖正之耳."

13 服部範忠, 『內景圖說』「肺」. "愚依于醫藥 而療自割喉嚨者多 不傷於喉而割於咽 故不死矣 若深至于喉 卽氣絶而死."

그는 인후와 후롱의 위치에 대해 고증을 하는 가운데 금원(金元) 시대의 의사인 활백인(滑伯仁) 등의 논의를 인용하기도 하고 때로는 음양(陰陽)의 논리로 설명하기도 하였지만,[14] 무엇보다 중요시한 것은 자신의 경험이었다. 그리고 경험을 토대로 얻은 인후의 위치 비정은 『내경도설』의 큰 자랑거리였다. 핫토리 노리타다의 『내경도설』이 갖는 의학사적 의의는 바로 실증성을 강조하는 하나의 흐름을 명확하게 보여 준다는 점에 있다. 그리고 이것은 남만류(南蠻流)로 대표되는 서양 의학이 일본이 전해지는 상황과 맞물려, 『장지(藏志)』로 대표되는 해부학 발전의 계기가 되었다.[15]

---

14 服部範忠, 『內景圖說』「肺」. "舊說曰 咽居喉之後 喉居咽之前 斯理屬非理也 滑伯仁曰 咽所以嚥物者 居喉之前 至胃長一尺六寸爲胃系也 愚考斯理當矣 蓋咽通於飮食 而通于六府 六府屬乎陽 而在於前 喉通於氣息 而通于五藏 五藏屬乎陰 而在於後 然則咽當在前 喉當在後也."

15 남만류 의학에 대해서는 杉本つとむ, 『解体新書の時代』, 早稲田大學出版部, 1997, 9-16쪽 참조. 그리고 남만류와 오란다류 의학의 영향으로, 『해체신서(解體新書)』가 번역되기 이전에 모토키 료이(本木良意: 1628~1697)가 1682년 레멜린(Johann Remmelin: 1583~1632)의 저술 *Pinax Micro – cosmographicus*를 번역하였는데, 1772년 『화란전구내외분합도(和蘭全軀內外分合圖)』로 간행되었다.

제6장 일본 최초의 해부, 그리고 비판과 계승

1. 최초의 해부와 『장지』

18세기 일본에서는 『의심방』을 시작으로 『내경도설』에 이르기까지 오랜 시간을 두고 중국으로부터 전해진 전통 의학의 패러다임, 즉 인체를 오장육부 중심으로 이해하는 의학 이론에 차츰 의문을 갖는 인물들이 등장하고 있었다. 그 질문의 시작은 매우 간단하였다. 정말로 오장육부가 있는 것이며, 『내경』 이래 의학자들의 설명이 타당한가 하는 문제였다. 이 문제의 해결을 위해서는 실제로 인체의 내부를 관찰하는 것이 필요하였지만, 해부를 하지 않는 이상 풀기 어려운 문제였다. 이때 당시 사회에 커다란 반향을 일으키며 나타난 사건이 야마와키 도요(山脇東洋: 1705~1762)가 해부를 관찰하고, 그 경험을 『장지(藏志)』로 편찬한 것이었다.

야마와키 도요는 고방파(古方派)로 유명하였던 고토 곤잔(後藤艮山: 1659~1733)의 제자로서 요시마스 도도(吉益東洞: 1702~1773)와 함께 고방파의 대표적 인물이었다. 고방파는 18세기 일본에서 유행하였던 새로운 경향의 의학을 주장하는 학파였다. 그들은 과거의 의서들에 대해서 매우 비판적으로 접근하였는데, 특히 『내경』을 기반으로 음양론(陰陽論) 장부론(藏府論)을 결합하여 이론화시킨 금원대의 의학 풍토를 비판하였다. 대신 철저하게 실증적인 의학 이론을 추구하였는데, 그것이 『상한론』이 보여 준 임상 중시의 학풍으로 전환되었고 그런 의미에서 고방파라고 불리고 있었다.[1]

일본 의학사에서 야마와키 도요의 업적은 크게 세 가지로 정리되고 있다. 첫째로 스승인 고토 곤잔을 계승해서 실증주의에 기초한 고방파 의학을 확립했을 뿐만 아니라, 그 자신이 뛰어난 임상가였고 나가토미 도쿠슈안(永富獨嘯庵: 1732~1766)[2] 등의 훌륭한 제자를 육성했다는 것이다. 둘째로는 한방 고전의 학설 가운데 오장육부설에 의심을 품고 1754년 공허(公許)를 얻어 일본에서 최초로 사형수의 시체를 해부하고, 그것을 기록하여 1759년 『장지』로 출간했다는 것이다. 셋째로는 당대(唐代)의 대표적인 의서인 왕도(王燾)의 『외대비요(外臺秘要)』를 번각했다는 점이다. 당시 모치즈키 산에이(望月三英: 1698~1769)가 명대(明代)에 간행된 선본(善本)을 소장하고 있음을 듣고서는 노로 겐조(野呂元丈: 1694~1761)[3]를 통해 빌리고자 했는데, 모

1 富士川游, 朴炅·李相權 역, 『日本醫學史』, 法仁文化社, 2006, 383쪽.

2 나가토미 도쿠슈안은 일본에서 의성으로 불리는 인물로, 야마와키 도요에게 수학하여 고의방을 공부하였고 오쿠무라 료치쿠(奥村良竹)에게서 토방(吐方)을 학습하였으며, 나가사키(長崎)의 요시오 고규(吉雄耕牛: 1724~1800)에게서 난학(蘭學)을 배웠다. 그는 고의방을 중심으로 여러 유파의 우수한 점을 취사한 것으로 유명하다.

3 노로 겐조는 에도(江戶) 중기의 본초학자로 일본 난학의 선구자이기도 하다. 쇼군(將軍)이었던 도쿠가와 요시무네(德川吉宗)의 명령에 따라 아오키 곤요(青木昆陽: 1698~1769)와 함께 네덜란드어[蘭語]를 공부하여, 욘스톤(Joannes Jonstonus: 1603~1675)의 본초서를 번역하였다.

치즈키 산에이가 비부(秘府)의 송본(宋本)과 대교(對校)해서 1745년 야마와키 도요에게 보내자 이를 교감하여 3년 후에 간행하였다.[4]

그의 의학은 마나세 겐사쿠(曲直瀨玄朔: 1549~1631), 야마와키 겐신(山脇玄心: 1597~1678), 야마와키 겐슈(山脇玄修: 1654~1727)로 이어지는 고방파의 가학을 이었으며, 이 밖에도 청소년기에 송유(宋儒)의 성리학을 공부했던 것으로 보인다. 그러나 오규 소라이(荻生徂徠: 1666~1728)의 학문을 접하게 되면서 학문적 경향에 큰 변화를 가져왔으며, 고토 곤잔을 만나면서 의학에 있어서도 변화를 겪게 되었다. 그는 해부를 하게 된 계기를 설명하면서, 그 과정을 다음과 같이 설명하고 있다.

> 의사들이 옛것을 이야기할 때에는, 『소문(素問)』이 첫째이며, 『영추(靈樞)』와 『난경(難經)』이 그다음이라고 말한다. 거기서 말하는 오장육부, 표리진수(表裏轉輸), 오행오색(五行五色), 삼부구후(三部九候), 경락(經絡)의 배당이 가장 상세하기 때문이다. 위진(魏晉) 이후 그것들을 받들어 높여 의도(醫道)의 근본으로 삼는 데에는 다시 이론(異論)이 없었다. 불초한 내가 어려서부터 의술[刀圭][5]을 조금씩 수업하여, 질병을 고치는 의사가 되어 (의서들을) 강론하여 연구하고 깊이 독서를 하면서부터 커다란 의심이 조금씩 싹텄다. 결국 선각들의 가르침을 배우고자 뛰어난 유학자와 문학자들을 방문하여 다니기를 여러 해가 되었는데, 하루는 고토 곤잔 선생의 집을 방문하게 되었다. 말이 오장(五

4 大塚恭男, 「解說: 山脇東洋」 『近世漢方醫學書集成13』, 名著出版, 1979, 18-19쪽.

5 도규(刀圭)는 옛날에 가루약을 뜨던 숟가락으로, 의술(醫術)을 의미한다.

臟)의 설명에 미치게 되자, 선생이 말씀하시기를 "해부해서 직접 보는 것만 한 것이 없지만, 관에서 금지하는 것이라 어찌할 수 없다. 어찌할 수 없다면, 수달은 어떠한가? 내가 일찍이 수달의 장기가 사람과 닮았다는 말을 듣고, 그것을 여러 차례 해부해 보고서는 그 말이 헛되지 않았음을 알게 되었다. 백문이 불여일견이라고 하니, 그대도 역시 시험해 보겠는가?" 하였다. 내가 가르침을 받고서 수달을 해부하여 보았다.[6]

스승인 고토 곤잔의 의견에 따라 몇 차례에 걸쳐 수달을 해부하고서, 자신이 관찰한 것과 옛 의서의 내용들을 비교하기 시작하였다. 이때 그는 소장(小腸)이 없는 것 같다는 의심을 하게 되었고, 이에 대한 근거를 과거의 전적에서 찾고자 하였다.[7] 그는 『서경(書經)』, 『주례(周禮)』, 『열자(列子)』, 『국어주(國語註)』를 비롯한 제자백가의 전적들을 고찰하였지만, 이에 대한 설명을 명확하게 찾을 수 없었다.[8] 이

---

6 山脇東洋, 『藏志』, 乾之卷, 「藏志」, 京都大學 附屬圖書館 所藏, 富士川文庫. "醫之稱古 素問爲首 靈樞難經亞之云 其說五藏六府 表裏轉輸 五行五色 三部九候 經絡配當者 爲最詳也 魏晉以降 推尊奉戴 以爲吾道之宗源 無復異論矣 不佞尙德 少小修刀圭之業 奉識疾醫 講究熟讀之間 大疑竊萌焉 遂請敎先覺 傍暨富儒文學之士出入有年 一日訪後藤養菴先生之舍 言及藏之說 先生曰 莫若解而觀之 而官之所制不可得犯 無已則獺乎 余嘗聞 其藏肖人 解之者數 而後知其言不妄也 百聞不如一見 子亦試之哉 尙德謹奉敎 解獺觀焉."

7 이러한 방법론은 의사학적인 접근이라는 점에서 매우 주목된다. 의서가 아닌 일반 역사서를 중심으로 의학적인 소견을 이끌어 내고자 하는 이와 같은 태도는 야마와키 도요뿐만 아니라 요시마스 도도에게서도 동일하게 보인다. 그 목적이 고방파 성립의 정당성을 찾는 데 있었지만, 적어도 의학의 인문학적 요소들을 재발견하였다는 점에서 일본에서 의학사 연구가 일찍 시작되는 배경과도 연관이 있는 듯하다.

8 山脇東洋, 『藏志』, 乾之卷, 「藏志」. "獨怪不見所謂小腸者 數試益疑 謹按 書盤庚曰 今予其敷心腹腎腸 周禮曰 疾醫 掌以五味五穀五藥 養其病 兩之以九竅之變 參之

때 그가 역대의 의서들을 참고하지 않았던 것은 진대 이후의 의서들은 신뢰할 수 없다고 이해했기 때문이었다. 즉, 진대 유행하였던 청담(清談)이 『맥경(脈經)』을 저술한 왕숙화(王叔和)나 『제병원후론』의 저자인 소원방, 그리고 황보밀(皇甫謐) 등에게 영향을 미쳐서, 『소문』과 『난경』을 그대로 믿을 수 없다고 보았던 것이다.[9]

이는 그가 자신의 의구심을 풀기 위해 당대의 유학자와 문학자들을 방문하는 과정에서 오규 소라이를 만났던 것이 큰 이유였다. 오규 소라이는 의학과 관련한 여러 의견을 제시하였을 뿐만 아니라, 『소라이선생의언(徂徠先生醫言)』, 『소문평(素問評)』, 『감정상한론(鑑定傷寒論)』 등을 저술하여 자신의 고학을 바탕으로 예부터 내려오는 의학을 비평하기도 하였다는 점에서 야마와키 도요에게 많은 영향을 주었다.[10] 고학, 혹은 고의학을 중시하는 오규 소라이 학문과의 접점은 야마와키 도요의 학문 전개 방법에도 크게 영향을 미쳤는데,[11] 그는 의학 혹은 학문의 연구에서 이론도 중요하지만 각각의 사물을 온전히

以九藏之動 列子湯問曰 內則肝膽心肺脾腎腸胃 韋昭註國語曰 正藏五 又有胃膀胱腸膽 其他戰國以上 諸子百家 未嘗見以十一稱者 又未嘗見腸有大小之說者."

9 山脇東洋, 『藏志』, 乾之卷, 「藏志」. "晉代淸言之餘禍 延及王巢皇甫之徒 妄主張素難 執名失實 滔滔不反 使後學爲風波之人者 可勝歎乎." 청언(淸言)은 청담(淸談)으로, 위진(魏晉) 시대에 세속의 명리를 떠나 노장사상을 기초로 구성된 형이상학적 사유를 일반적으로 말한다. 야마와키 도요의 입장에 따르면 실증성을 확보하지 못한 채, 형이상학 담론으로 형성된 의학론, 즉 음양오행론(陰陽五行論) 등을 지칭하는 것이다.

10 服部敏良, 『江戸時代醫學史の研究』, 吉川弘文館, 1994, 55-62쪽.

11 고방파와 고학의 관계에 대해서는 다음의 개략적인 연구가 도움이 된다. 寺澤捷年, 「古醫方の勃興と古義學·古文辭學·古學: その全体像の俯瞰」 『日東醫誌』 61-7, 2010.

파악하는 것이 중요하다고 생각하였다.

> 대저 그른 것을 옳다고 하고, 옳은 것을 그르다고 하니, 이것이 제 학파가 나뉘게 된 까닭이다. 이치가 혹 전도될 수 있지만, 사물이야 어찌 속일 수 있겠는가? 이치를 먼저하고, 사물을 뒤로 한다면 상지(上智)라고 할지라도 실수가 없을 수 없다.[12]

그에게 있어서 의학은—환자의 치료를 위해—이치를 이해하는 것보다 객관적 사물이며 대상인 인체의 구조를 이해하는 것이 더 필요하였다. 이와 같은 그의 주장이 임상적 치료를 위해 해부가 필요한 이유를 설명하지는 못하였지만, 적어도 그의 관심이 치료 이전에 인체의 해부학적 이해에 집중되어 있었다는 점만은 분명하다. 그리고 그 방법으로 앞선 시대의 수많은 논의가 과연 옳은 것인지 확인하는 것이 필요하다고 말한다. 즉, 사물의 온전한 고찰을 뒤로 미룬다면 뛰어난 지혜를 가졌다고 하더라도 그것은 공상으로 남기 때문이다.

> 실제로 시험하면 비루하게 여기고, 옛것을 고찰하면 때를 모른다고 하니, 혹 하나라도 여기에 이르게 되면 또한 슬프지 아니한가? 내가[尙德] 다행스럽게도 문명(文明)의 운세를 만나서 복고(復古)의 학문으로 계고(稽考)하고, 경험(經驗)의 실지로 징험하였으니, 이 어찌 다행

12 山脇東洋, 『藏志』, 乾之卷, 「藏志」. "夫是其所非 而非其所是者 此諸家之所以岐也 理或可顚倒 物焉可誣 先理後物 則上智 不能無失也."

스럽지 않은가?[13]

그는 당시 학계의 풍토를 비판하면서 이론보다는 실증이 중요하며, 복고의 학문, 즉 당시 유행하였던 고방파 고의학(古義學) 견해가 큰 도움을 주었다고 밝히고 있다. 이처럼 『내경』을 중심으로 하는 금원사대가의 후세방파(後世方派) 의론(醫論)에 의문을 갖고 있던 그에게 기회가 왔다. 즉, 1754년 윤 2월 7일 참수된 죄수 다섯 사람 중 한 사람인 쿠쓰카(屈嘉)라고 하는 죄인의 해부를 참관하게 된 것이다. 그의 제자인 고스기 겐테키(小杉玄適: 1730~1791)[14]와 이토 유신(伊藤友信: 1721~1782), 그리고 친구인 하라 쇼안(原松庵)이 교토소사대(京都所司代)였던 사카이 다다모치(酒井忠用: 1720~1775)에게 해부를 요청함으로써 가능해진 일이었다. 와카사(若狹) 오바마(小浜)의 번주였던 사카이 다다모치는 번의였던 그들에게 해부를 허락하였다.[15] 그리하여 육

13 山脇東洋, 『藏志』, 乾之卷, 「藏志」. "理或可顚倒 物焉可誣 先理後物 則上智 不能無失也 試物載言其上 則庸人有所立也 堯之藏亦然 桀之藏亦然 蠻貊亦然 松自松栢自栢 飛者飛 走者走 亘千古而不變 通殊域而不謬 此豈非明且著邪 而人皆不曉試實者 爲鄙瑣 稽古者 爲不知時 其惑一至於此 不亦哀乎 尙德幸遭遇文明之運 稽焉以復古之學 徵焉以經驗之實 是何幸也."

14 고스기 겐테키는 이토 유신 등과 교토소사대(京都所司代)에 요청하여 야마와키 도요의 주재하에 인체 해부를 실시할 수 있도록 하였으며, 그 자신도 현장에 참여하였다. 그는 이 소식을 스기타 겐파쿠에게 전하여 『해체신서』 번역의 계기를 마련해 주기도 하였다. 이러한 점에서 그는 일본 근대 의학의 시발점이라고 할 도요와 겐파쿠 두 사람에게 큰 영향을 주었다고 할 수 있다.

15 石出猛史, 「江戶の腑分」, 『千葉醫學』 74, 1997, 4-5쪽에서는 실제로 해부를 허가한 것은 도쿠가와 요시무네(德川吉宗: 1684~1751)라고 주장하고 있다. 왜냐하면 해부는 당시로서는 전례가 없었던 일이었기 때문에 이를 사카이가 독단으로 처리하기는 무리였으며, 당시 쇼군이었던 도쿠가와 이에시게(德川家重: 1711~1761)가 병으로 인하

각옥사(六角獄舍, 현 京都 中區 六角通)의 앞뜰에 준비된 돗자리 위에서 백정[屠子]이 참수되어 머리가 없는 쿠쓰카의 흉복부를 갈라 진행한 해부를 살펴보게 되었다.[16]

쿠쓰카가 범죄자라고 할지라도 해부를 허락한 것은 당시 매우 예외적인 일이었다. 도쿠가와 막부에서는 사무라이에 대한 형벌인 할복(割腹)이나 참형을 제외하고 대체로 참수형을 채택하고 있었다. 그리고 참수형이 치러지고 나서는 효수된 경우를 제외하고 처형장인 고즈카하라(小塚原) 인근의 묘지에 간단하게 묻는 것을 정식으로 하고 있었다. 이처럼 처형 이후 매장까지를 엄격하게 규정하였다는 점에서, 처형한 시체의 해부는 법률적으로 선례가 없는 매우 이례적인 사건이었다.[17]

야마와키 도요는 당시의 해부를 두고서 "이것은 천세의 절학이며 일생의 큰 업적이다."라고 말하였고, 5년 후에 해부의 과정과 당시 보았던 인체의 구조에 대한 설명 및 네 편의 도판, 그리고 쿠쓰카를 위한 제문(祭文)을 포함하여 『장지』로 간행하였다. 그는 해부의 과정에서 가장 먼저 핫토리 노리타다가 인(咽)이 앞에 있으며 후(喉)가 뒤에 있다고 한 사실이 틀렸음을 발견하게 되었다. 그리고 무엇보다 그가 기대하였던 장부는 폐, 심, 간, 담, 위, 비, 장(腸), 신, 방광 총 9장만을

여 정무를 보지 못하는 상황이었던 점을 감안하면 실제로 해부의 허락은 도쿠가와 요시무네일 것이라고 이시데 다케시(石出猛史)는 주장한다. 그러나 3년이라는 시간차를 생각한다면 무리가 아닐까 한다.

16 당시 해부가 행해졌던 지역에 대한 간단한 보고로는 中山清治, 「解剖學の先驅者山脇東洋の史跡を訪ねて」, 『東京有明醫療大學雜誌』 1, 2009 참조.

17 石出猛史, 「江戶幕府による腑分の禁制」, 『千葉醫學』 84, 2008.

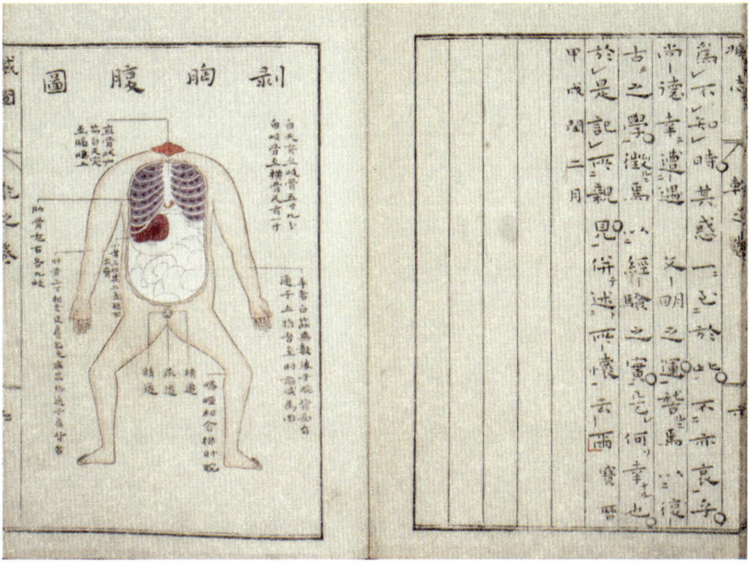

[그림 6-1] 『장지』의 해부도

확인될 수 있었다. 오랫동안 가져왔던 질문, 『내경』의 장부론이 틀렸다는 것을 확인하는 순간이었다. 그러나 소장이 없다는 것은 잘못된 관찰이었고, 대소장을 분간하는 지점이 후에 가와구치 신닌(河口信任: 1736~1811)에 의해서 지적되었다.[18]

다음으로 그가 관찰한 것은 척추였다. 그는 척추가 물고기의 지느러미와 비슷하게 생겼는데, 마디가 17개이며 위에는 작고 아래는 커서 가야금과 비슷한 쟁(箏)처럼 생겼다고 말한다. 게다가 장을 꺼낸 이후 마디가 분명해서 세어 볼 수 있었다고 한 점을 본다면, 이 또

18 河口信任, 『解屍編』, 東北大學 附屬圖書館 所藏. "大小腸…其大小分界之處 瘤腫旁出 如木瘣然 膀胱附於此 猶倒掛袋於條 是大小之分界也."

한 그가 주목해서 보았던 부분이었다고 할 수 있다. 이후 그는 손발과 몸통으로 연결되는 근육에 주목한다. 그가 의문을 가졌던 경락이 존재하는 것인지 확인하고자 하는 의도에서였다.

이와 같은 관찰을 통해서 그는 『소문』과 『난경』에서 말하는 골도(骨度)가 잘못된 것이며, 그 내용은 인체의 것이 아니라 수달의 것과 유사하다고 결론을 내린다. 이를 근거로 『소문』과 『난경』의 내용이 짐승을 해부하여 내린 결론인지 아니면 제멋대로 내린 결론인지 분명하지 않다고 단언하였다.[19] 오히려 그가 이전에 주목해서 보지 않았던 서양의 해부서가 자신의 관찰 결과와 부합하였다.

> 지난번에 만인(蠻人)이 지은 골절을 해부하여 만든 책을 보았는데, 당시에는 어리석게도 분간하지 못하였다. 이제 보니 가슴과 배, 여러 장기 모두가 거기서 그린 것과 같다. 실제의 것을 따른 까닭에 만리(萬里)에서도 똑같이 부합하니 탄복하지 않을 수 없다.[20]

이러한 점에서 서양 해부학의 영향이 있었을 것으로 생각되지만, 그렇다고 하더라도 근본적으로 의학에서 이론보다 실증이 중요하다는 인식과 해부의 실증성에 주목한 태도가 보다 중요했던 것으로 보인다.

그런데 야마와키 도요가 그토록 해부와 인체의 구조에 대해서 알

---

19 山脇東洋, 『藏志』, 乾之卷, 「藏志」. "抑以獸之藏 類推與 將不知妄作與 是可異也."

20 山脇東洋, 『藏志』, 乾之卷, 「藏志」. "嚮者獲蠻人所作骨節剮剝之書 當時憒憒不辨 今視之 胸背諸藏 皆如其所圖 履實者 萬里同符 敢不嘆服."

고자 집착하였던 이유는 무엇일까? 자신의 연구가 깊어 갈수록 의문이 생겼다고 언급하였지만, 아무래도 스승인 고토 곤잔과 동료인 요시마스 도도의 의학적 견해를 고려하지 않을 수 없었던 것으로 보인다. 고토 곤잔과 요시마스 도도는 치료에 있어서 차이점을 갖고 있기는 하였지만, 근본적으로 질병의 원인이라고 할 수 있는 유체(留滯)되어 있는 일기(一氣)의 위치, 혹은 독(毒)의 위치를 복부에서 찾아내어 직접 치료하는 것을 위주로 하였다. 따라서 치료를 위해서는 복부의 생김새, 나아가 그 내부의 모습도 정확하게 이해할 필요가 있었을 것이다.

같은 고방파 안에서 큰 영향력을 미친 요시마스 도도가 본초학에 실증적인 요소를 가미하면서 고방파에 맞는 새로운 형태의 본초학을 개척하고 있었던 반면에, 야마와키 도요는 그것을 뛰어 넘어 인체의 장기에 대한 실증에 초점을 맞추고 있었다. 같은 스승에게서 나온 두 명의 위대한 의학자들은 실증이라는 관점에서는 동일하지만, 그 방향을 서로 달리하면서 약물학과 해부학에 큰 기여를 하였다.

덧붙이자면 야마와키 도요의 해부는 일본 최초의 해부라는 점에서 의의가 있지만, 『해체신서』의 번역에도 많은 영향을 주었다는 점에서 일본 해부학 발전에 또 다른 기여를 하였다.[21] 뿐만 아니라 그의 아들인 야마와키 도몬(山脇東門: 1732~1782)이 1771년 여자의 시체를 해부하여 그 해부도인 『옥쇄장도(玉碎臟圖)』를 간행하였으며, 이후로

21 야마와키 도요의 해부를 주선하였던 제자 중의 한 사람인 고스기 겐테키가 해부의 사실과 『장지』의 간행을 같은 번(藩)의 의사였던 스기타 겐파쿠에게 전해 주었으며, 이는 겐파쿠가 노년에 저술한 회고록인 『난학사시(蘭學事始)』에 언급되었다(杉田玄白, 片桐一男 譯, 『蘭學事始』, 講談社, 2007, 36쪽).

도 남녀의 시체를 해부하고 의학 교육에 해부 지식이 필요하다는 것을 자주 역설하는 등 야마와키 가문은 에도 후반 해부학에 지대한 영향을 미쳤다.

2. 해부에 대한 비판과 『비장지』

『장지』의 출판은 일본 의학계에 커다란 반응을 불러왔다. 그것은 크게 두 가지 방향으로 전개되었는데, 『해시편(解屍編)』을 필두로 해부가 촉진되기도 하였지만, 한편으로는 해부에 대한 부정적인 견해가 나타나기도 하였다. 해부에 대한 비판 가운데 가장 대표적인 것이 바로 사노 야스사다(佐野安貞)의 『비장지(非藏志)』(1760)였다. 사노 야스사다 이 외에도 야마와키 도요의 동문인 요시마스 도도는 『의단(醫斷)』(1759)에서 『주례』뿐만 아니라 고방파에서 중시하는 장중경 역시 장부를 말하지 않았으며, 오행에 배속하여 병을 추정하고 다시 신장(腎臟)이 두 개라고 하는 등의 말은 결코 병을 치료하는 데 도움이 되지 않는다고 하여, 해부의 필요성에 의문을 제기하였다. 또한, 그의 제자인 다나카 히데노부(田中榮信: 1732~1792)[22]는 시체를 해부하는 일이 의학에 쓸모가 없다고 하였으며,[23] 다나카 히데노부의 제자인

22 다나카 히데노부는 다나카 겐추(愿仲)라고도 불린 에도 중기의 의사이다. 그는 요시마스 도도에게서 고의방을 배웠다. 후에 하타 코잔(畑黄山: 1721~1804)이 『척의단(斥醫斷)』을 지어 도도의 『의단(醫斷)』을 비판하자, 『변척의단(弁斥醫斷)』을 저술하여 반론하였다.

23 田中榮信, 『辨斥醫斷』「臟腑」, 早稲田大學圖書館 所藏. "近歲吾邦 山脇君所著藏

후쿠오카 사다스케(福岡貞亮)도 그가 저술한 『의가속담(醫家俗談)』에서 해부가 쓸모없다고 말하였다고 한다.[24] 이러한 논의들은 사노 야스사다와 크게 다르지 않은 말들이었다.

『비장지』는 책의 제목에서 알 수 있듯이, 『장지』의 해부를 비판하는 내용이었다. 저자인 사노 야스사다는 현 가가와현(香川縣) 출신의 의사로, 서문을 쓴 다카시 센메이(高志泉溟)에 따르면 그 지역에서는 꽤나 알려진 의사였다. 다카시 센메이는 교도에는 야마와키, 가가와현의 옛 지명인 사누키(讚岐)에는 사노라고 지칭하였으며, 야스사다의 학문이 기본적으로 『소문』과 『난경』에 근본을 두었다고 하였다.[25] 그러면서 사노 야스사다가 『비장지』를 쓰게 된 연유는 "억지로 경의(京醫)와 다투고자 하는 것이 아니라, 오직 의학의 도리에 있는 폐단을 씻어 내고자 함"이라

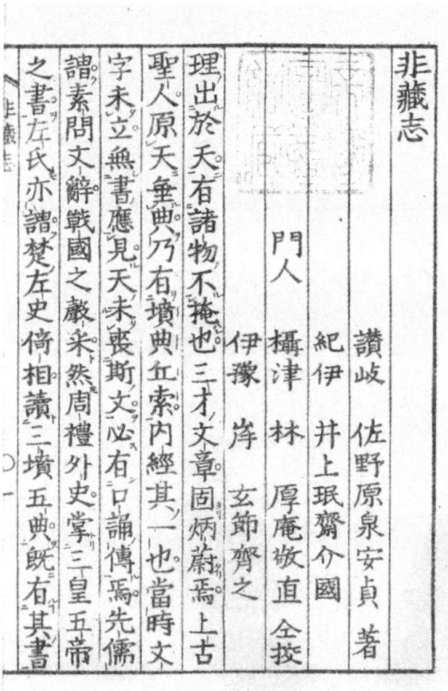
非藏志
讃岐 佐野原泉安貞 著
紀伊 井上珉齋介國
門人 攝津 林 厚庵敬直 仝校
伊豫 庈 玄節齊之
理出於天有諸物不掩也三才文章固炳蔚焉上古
聖人原天垂典乃有墳典丘索内經其一也當時文
字未立無書應見天未喪斯文必有口誦傳焉先儒
謂素問文辭戰國之斅采然周禮外史掌三皇五帝
之書左氏亦謂楚左史倚相讀三墳五典既有其書

[그림 6-2] 사노 야스사다의 『비장지』

志 言之明且著矣 不贅于此 足以徵素靈之惑矣 雖然無取於疾醫 仲景未嘗論 無益於治疾也.", "若使其人有疾 解而觀之而後爲治之乎."

24 小川鼎三, 『明治前日本醫學史 1-日本解剖學史』, 日本學士院, 1978, 94-95쪽.

25 佐野安貞, 『非藏志』「非藏志序」, 日本國立國會圖書館 所藏. "蓋先生博識洽聞 秉心衡平 顯主素難之本經 旁涉巨擘之諸說."

고 말하고 있었다.[26] 여기서 말하는 폐단은 당연히 『장지』를 시작으로 대두하고 있는 해부의 풍토였다.

『비장지』는 세 편의 서문과 본문에 해당하는 「비장지」, 그리고 부록인 「상지수(上池水)」로 이루어졌다. 서문을 쓴 인물들 가운데, 그나마 알려진 사람이 앞서 언급한 다카시 센메이이다. 그는 이토 진사이(伊藤仁齋: 1627~1705)의 장남인 이토 도가이(伊藤東涯: 1670~1736)에게 고의학(古義學)을 배웠으나, 후에 성리학으로 전향하면서 오히려 이토 진사이의 학설을 비판한 인물이었다. 그는 유학자였으며, 자신이 밝히고 있듯이 의학에 대해서 특별한 지식이 있는 것은 아니었다. 그래서인지 그가 지은 서문에 해부에 대한 비판이 뚜렷하게 드러나지는 않는다. 그저 "역대의 뛰어난 의사들이 옥리(獄吏)나 도축업자[劊子]에서 나왔다는 말은 듣지 못했으며, 오히려 책상물림에서 많이 나왔다고 하는 것은 무슨 까닭인가?"라고 하여, 해부가 실제 의학의 발전에 도움이 되지 못하였음을 지적하는 정도였다. 마찬가지로 나머지 서문 역시도 전통 의학이 성인에 의해서 발달하였음을 들어 해부가 필요하지 않음을 간접적으로 말하는 정도였다.

그렇다면 사노 야스사다는 어떠한 이유로 해부를 비판하였을까? 잘 알려져 있듯이 가장 큰 이유는 '장(藏)'에 대한 이해 방식에 있었다.

> 장(藏)이 장일 수 있는 것은 형상(形象) 때문이 아니며, 신기(神氣)를 저장하기 때문이다. 신(神)이 사라지고 기(氣)가 흩어지면, 장은 빈 그

26 佐野安貞, 『非藏志』「非藏志序」, "非强與京醫爭鋒 唯是要洗滌一道之時弊而已耳."

룻이 된다.[27]

그가 말하는 장의 의미는 전통 의학에서 정의 내린 장과 같다. 오장육부에 대한 가장 일반적인 정의를 제시했다고 평가되는 『영추』에서는 "오장은 정신(精神), 혈기(血氣), 혼백(魂魄)을 간직하고, 육부는 음식물을 소화시키고 진액(津液)을 돌게 한다."라고 하였다.[28] 또한 『내경』에서는 "오장은 정기를 저장하기만 하고 내보내지는 않기 때문에 가득 차도 실(實)해지지 않는다. 육부는 음식물을 소화시켜 보내기만 하고 저장하지 않기 때문에 실(實)해져도 가득 차지 않는다."라고 하기도 하였다.[29] 그는 이러한 논리를 그대로 채용하여, 시체를 해부하여 이미 정신과 기운이 사라져버린 '장'을 살피는 것은 아무런 의미가 없다고 하였다.

이러한 입장을 견지하면서, 그는 『비장지』에서 『장지』를 몇 가지 관점에서 비판하였는데 가장 먼저 들 수 있는 것이 의사학적인 배경에 관한 것이었다. 야마와키 도요가 『내경』을 비판한 것과는 달리 철저하게 신봉하는 입장에서, 『비장지』의 첫머리에서 다음과 같이 말하였다.

---

27 佐野安貞, 『非藏志』. "夫藏之爲藏 非形象之謂 以藏神氣也 神去氣散 藏只虛器." 이와 같은 논의는 이미 핫토리 노리타다에서도 나타나고 있었다(服部範忠, 『內景圖說』「心」, 九州大學 附屬圖書館 醫學分館 所藏. "本藏篇曰 五藏者 所以藏精神血氣魂魄者也.").

28 姚春鵬 譯註, 『黃帝內經 下-靈樞』, 「本藏第四十七」, 中華書局, 2012, 1196쪽. "五藏者 所以藏精神血氣魂魄者也 六腑者 所以化水穀而行津液者也."

29 姚春鵬 譯註, 『黃帝內經 上-素問』「五藏別論第十一」, 中華書局, 2012, 111-112쪽. "所謂五藏者 藏精氣而不寫也 故滿而不能實 六府者 傳化物而不藏 故實而不能滿也."

이치가 하늘에서 나오니 만물에 가려짐이 없으며, 삼재(三才)에 문장이 진실로 밝고 아름답다. 상고(上古)의 성인(聖人)께서 하늘에 근거하여 전적을 남겨 분전(墳典)과 구삭(丘索)이 있게 되었는데, 『내경』이 그중의 하나이다. 당시에는 문자가 아직 정립되지 않아서 글로 드러나지 않았으나, 하늘이 그 글이 사라지지 않도록 하여 암송되어 전해졌다. 선유(先儒)들이 "『소문』의 문장이 전국 시대의 것으로 보인다."라고 하였지만, 『주례』에서는 외사(外史)가 삼황오제(三皇五帝)의 책을 담당하였으며 『좌씨춘추』에서도 초(楚)나라의 좌사(左史)와 의상(倚相)이 삼분오전(三墳五典)을 읽었다고 하였으니 이미 그 책이 있었던 것이다. 가령, 문장이 후세의 체제라고 할지라도 그 도(道)와 법(法)은 거울에 비치듯 살아남아 있으니, 헌기(軒岐)에게서 나온 것을 어찌 의심하겠는가? 편작(扁鵲)의 『난경』과 장중경의 『상한론』도 이로부터 나왔으니, 예컨대 『내경』에서 말하는 오장오부(五藏五府)와 오행오색(五行五色) 중에 그렇지 않은 것이 없다. 위진 이후로 추대하였던 것이 무엇 때문인가? 지혜로운 자는 묵묵히 인정하였고, 어리석은 자들은 반드시 그렇게 여겨서 이론이 없었다.[30]

따라서 『내경』은 성인이 남긴 전적으로, 비판의 여지가 없다는

30 佐野安貞, 『非藏志』. "理出於天 有諸物不掩也 三才文章 固炳蔚焉 上古聖人 原天垂典 乃有墳典丘索 內經其一也 當時文字未立 無書應見 天未喪斯文 必有口誦傳焉 先儒謂 素問文辭 戰國之聲采 然周禮外史 掌三皇五帝之書 左氏亦謂 楚左史倚相 讀三墳五典 旣有其書舊矣 借使文辭 爲後世體制 其道其法 活如有鑒 出乎軒岐何疑 勃海難經 長沙傷寒 自是之出 如其說五藏五府 五行五色 不能不然也 魏晉以降 推尊奉戴 何也 智者默識 愚者以爲必然 無復異論矣."

것이다. 그는 계속해서 야마와키 도요가 폐, 심, 간, 비, 양신(兩腎), 대장, 위 등을 지칭하여 구장이라고 하면서 이는 『주례』 등에서 이미 언급하였다고 정당성을 부르짖었던 것에 대해, 이미 그 내용이 『내경』에도 있으며, 또한 신장(神藏)과 형장(形藏)을 구분하여 말한 것인데 이를 제대로 살피지 않았다고 비판한다. 뿐만 아니라 인체를 해부하는 것이 결코 인륜에 용납될 수 없는 일로 의학이 표방하는 인술이 아니며, 선한 의지에서 시행된다고 하더라도 그것은 패륜의 일이라고 단언한다. 그렇기 때문에 형벌에도 차등이 있으며, 이를 군자가 하지 않는 이유라고도 말한다. 그 밖에 『장지』에서 인체와 장기의 크기를 잰 척도가 무엇인지 알 수 없다고도 하였으며, 또 『장지』에서는 척추가 17개라고 하였지만 자신이 관찰한 결과로는 21개라고 단언한다.

그러나 무엇보다 가장 중요한 것은 의학의 본령이라고 할 진단과 치료에 있어서 해부가 어떠한 역할을 할 수 있을지 의문을 제기한 것이다. 야마와키 도요처럼 삼부구후나 경락수혈(經絡兪穴) 등을 부성한다면, 과연 어떻게 진단할 것인가 질문한다. 그리고 도요가 그토록 강조한 『외대비요』를 편찬할 때 왕도가 과연 모든 처방을 스스로 확인하였는지 묻는다. 이는 『내경』을 비판하면서 어떻게 『외대비요』는 긍정할 수 있었는지에 대한 질문이었다.

또한 치료에 있어서 핵심이 되는 본초학과 관련하여 해부의 효용성을 지적한다. 굳이 『내경』을 언급하지 않더라도 본초(本草) 분야에서 전통 의학의 정당성은 충분하다고 주장한다. 본초학에서는 본초, 즉 약물이 갖고 있는 색과 맛이 장으로 가서 본래의 쓰임을 다하는데, 『장지』의 논의와 같다면 결국 본초의 원리를 살릴 수 없으며, 의학을 새롭게 하기는 더욱 어렵다고 말한다. 이는 전통 의학이 『내경』

의 원리가 관철된 본초학을 통해서 치료에 실제 사용되지만, 해부학적인 관점에서 인체를 보게 된다면 이전의 약물학이 갖는 의의가 사라진다는 말이다. 또한, 해부학적 연구가 본초학에도 똑같이 진행되지 못한다면, 해부학을 통한 질병의 치료는 요원하다는 지적이었다. 해부학이 인체의 구조와 기능을 파악하는 데 도움이 되지만, 당시로서는 치료에 미치는 영향이 적을 수밖에 없음을 파악한 것이다.

이처럼 사노 야스사다는 해부에 대해 비판적인 눈으로 바라보았지만, 그렇다고 인체에 대한 이해마저 필요 없다고 생각한 것은 아니었다. 그것은 『비장지』에 붙여서 간행한 「상지수」편을 통해서 파악할 수 있다. 상지수는 땅에 떨어지지 않은 이슬을 말하는데, 『사기(史記)』「편작전(扁鵲傳)」에 따르면 편작이 장상군(長桑君)에게서 받은 영약을 상지수에 섞어 30일간 복용한 후 토담 너머에 있는 사람이나 인체 내부의 오장을 투시할 수 있게 되었다고 전해진다. 따라서, 「상지수」는 인체의 안쪽을 살피는 것이 의미가 있다고 사노 야스사다가 생각했음을 알려 준다.

그러나 그 내용은 『장지』에서 추구한 해부학적 관찰이 아니었으며, 여전히 전통 의학의 내용을 그대로 담고 있었다. 소개된 이목비구설(耳目鼻口舌), 아치(牙齒), 인후, 흉늑(胸肋), 수족, 척추, 격막, 맥, 진액, 칠신(七神), 영위(榮衛), 장부, 폐, 대장, 심, 소장, 비, 위, 간, 담, 신, 방광, 심포락(心包絡), 삼초(三膲) 등에 대해서 그는 전통 의학의 설명으로 초지일관하였다. 가령, 장부에 대해서는 다음과 같이 말하고 있는데, 앞서 『내경』을 여전히 신봉하는 그의 태도를 보았을 때 당연한 결과였다.

장(藏)을 장이라고 말하는 이유는 신기(神氣)를 저장하고 있기 때문이다. 오장은 폐, 심, 비, 간, 신인데, 폐를 금(金)으로 하고, 심을 화(火)로 하며, 비를 토(土)로 하며, 간을 목(木)으로 하며, 신을 수(水)로 한다. 각각 오행을 배속한 것으로, 또 심포락이 있어서 합쳐서 육장(六藏)이 되기도 한다. 포락을 상화(相火)로 하여, 화에는 군화(君火)와 상화의 두 가지가 있다.[31]

3. 넓어지는 신체, 『해시편』

야마와키 도요의 해부 이후 일본에서는 점차로 해부에 나서는 인물들이 등장하였으며, 그들에 의해 해부도가 편찬되는 일이 빈번해졌다. 막부의 허락을 받고 시행된 두 번째 해부는 1770년 가와구치 신닌에 의한 해부이며, 그것은 『해체신서』가 편찬되기 바로 몇 해 전인 1772년 교토의 서점에서 『해시편(解屍編)』으로 출판되었다. 당시의 해부는 가와구치 신닌이 스승인 오기노 겐가이(荻野元凱: 1737~1806)와 함께 하였으며, 이를 기점으로 가와구치 가문의 해부학 전통이 시작되었다.

가와구치 가문의 의학은 네덜란드 상관의(商館醫)인 카스파(Caspar Schamberger: 1623~1706)에게 외과 의술을 배우고, 그 핵심을 5권의 『외과요결전서(外科要訣全書)』로 정리한 가와구치 료안(河口良庵: 1629~ 1714)에

31 佐野安貞, 『非藏志』 上池水, 「藏府」. "藏ガ爲言藏也 神氣ヲ藏スヲ以テ言 五藏ハ肺心脾肝腎ナリ 肺ヲ金トシ 心ヲ火トシ 脾ヲ土トシ 肝ヲ木トシ 腎ヲ水トス 自ラ五行ヲ配ス 又心包絡アリ 合メ六藏トナル 包絡ヲ相火トス 火君相ノ二義アリ."

게서 시작한다. 이후 가와구치 료안의 오란다류 외과 의술은 스승과 제자의 관계이며, 동시에 양부와 양자의 관계였던 애제자 가와구치 료칸(河口了閑: 1644~1714)에게 전해졌다. 그는 외과 의술로 고가번(古河藩) 도이(土井) 가문에서 벼슬을 지냈으며, 바로 가와구치 신닌의 조부가 된다.

가와구치 신닌은 1736년 가라쓰(唐津, 현 佐賀縣)에서 태어났다. 번주였던 도이 가문이 당시에 가라쓰의 성주로 있었다는 점을 이용하여 나가사키에 유학하여 남만류 외과의인 구리사키 도이(栗崎道意)에 입문하였다. 또한, 당시 가라쓰의 번교(藩校)에 초빙되었던 유학자 하라 소케이(原双桂: 1718~1767)와도 관계를 맺게 되었는데, 그로부터 얻은 해부서가 이후 가와구치 신닌이 해부 장소에 갖고 갔던 해부서라고 한다. 하라 소케이와의 관계가 더욱 중요한 것은 하라 소케이가 일본 최초의 해부를 실행한 야마와키 도요와도 친한 관계였기에, 도요의 해부를 가와구치 신닌에게 전해 주었을 것이라는 점 때문이다.

유학 다음 해 번주가 고가로 이주하고 다시 얼마 있다가 번주 도이 도시사토(土井利里: 1722~1777)가 교토소사대(京都所司代)에 취임하게 되자, 신닌은 이를 따라 교토로 가게 되었다. 신닌은 당시 명의로 이름이 높았던 오기노 겐가이(荻野元凱)에게서 다시 수학을 하게 되었는데, 오기노 겐가이는 유의(儒醫)로서 전통 의학을 하는 인물이었다. 이렇게 해서 신닌은 집안의 네덜란드 의학, 나가사키에서 남만류 의학, 교토에서 전통 의학을 모두 공부하는 다양한 학문적 배경을 갖게 되었다.[32]

32 杉本つとむ, 『江戸の阿蘭陀流醫師』, 早稲田大學出版部, 2004, 297-304쪽.

이러한 학문적인 배경을 갖고 있었던 신닌이 작성한 『해시편』은 야마와키 도요의 『장지』와는 몇 가지 차이점을 보여 주고 있다. 『해시편』「서문」을 작성한 신닌의 언급에 따르면, 1770년 4월 25일 서교(西郊)에서 머리 하나와 머리가 없는 시체 2구를 얻어서 자신이 직접 해부를 하였다고 한다. 도요가 머리 없는 죄수의 사체를 해부하였기 때문에, 『장지』에는 머리 부분이 그려져 있지 않지만, 『해시편』에서는 머리 부분도 해부를 하여 뇌의 모습을 잘 그려 내고 있었다. 뇌뿐만이 아니라 안구에 대한 해부도 시행하였는데, 도요와는 다르게 신닌이 직접 칼을 들고 해부를 했기 때문에 가능한 일이었을 것이며, 이는 신닌이 해부학자로서 갖는 의의이기도 하였다.

또 『장지』는 해부의 경위를 설명하는 약간의 글과 함께 「박흉복도(剝胸腹圖)」, 「구장전면도(九藏前面圖)」, 「구장후면도(九藏後面圖)」, 「척골측면도(脊骨側面圖)」 등 총 네 장의 해부도만 있었던 것에 비해, 『해시편』에서는 해부한 신체 부위와 장기들에 대해 자세한 설명을 덧붙였으며, 총 23장에 달하는 많은 해부도를 남겨 놓았다. 그리고 해부도를 살펴볼 때 『장지』보다 훨씬 사실적으로 묘사되어 있음을 알 수 있다.

그렇다면 가와구치 신닌은 왜 해부학을 해야 한다고 생각했을까? 그는 자신이 직접 지은 『해시편』의 「서문」에서 이렇게 말하고 있다.

> 의학의 길이 내외(內外)로 구분된 지 오래되었다. 주관(周官)에 보면 질의(疾醫)와 양의(瘍醫)가 있고, 의사가 그것들을 통괄하였다. 의사란 무엇인가? 대개 내외를 아울러 통한 사람을 말하는 것이다. 그렇다면 왜 내외를 나눈 것인가? 업(業)은 전문(專門)해야 정밀해진다. 그렇다

> 면 의사는 왜 그것들을 통합하여야 하는가? 의사가 내외를 함께 알지 못하면 온전한 치료를 할 수 없는 까닭에 의사를 교육할 때에는 내외를 함께 정통한 것을 최고로 여긴다. 후학들이 이러한 뜻을 알지 못하고, 혹 내과를 전문으로 하면 외과를 버려 두고, 외과에 정통하면 내과에 소루하게 되니 어찌 의사라고 할 수 있을 것인가?[33]

그에 따르면 내과와 외과가 분리된 것은 이미 오래되었지만, 그것은 의학이 정밀화하는 과정에서 일어난 일이며, 실제로 질병을 치료하는 의사는 내과와 외과를 동시에 알아야 한다. 그런 점에서 당시의 의사들은 내과와 외과 중 한 가지만 전공해서는 올바른 치료를 하지 못한다고 여겼던 것이다. 그중에서도 특히 외과에 대해서는 알려진 것이 적었다고 생각했고, 그것이 시체의 해부로 이어졌다.

가와구치 신닌은 『해시편』을 시작하면서 자신의 해부 과정을 차례차례 기록하였다. 이러한 방식은 이전에 도요가 『장지』에서 서술하였던 방식을 그대로 채용한 듯하다. 그 서술 이후에 그는 인체의 각 부분에 대한 길지는 않지만 중요한 서술을 하고 있다. 언급된 부분은 폐관(肺管), 인후, 폐, 심, 격막, 늑골, 위, 비, 간, 담, 대소장, 방광, 신, 척골(脊骨), 외신(外腎), 뇌수(腦髓), 안구, 슬(膝), 행(骱) 등이었다. 이들의 항목에 대해서 자신이 관찰한 결과를 서술하고, 그에 대한 스승 오기노 겐가이의 설명을 덧붙이는 형태로 구성하였다. 가령 간을 설

33 河口信任, 『解屍編』「解屍編序」. "夫醫道之分內外也 尙矣 周官載疾醫瘍醫 而醫師統之 醫師者何 蓋謂兼通內外者乎 何以分內外 業精于專門也 何以醫師統之 醫非兼知內外 則十全不可得爲也 故醫之爲教 以內外兼通爲至也 後學不達其旨 或專乎內而遺外 精乎外者疎內 奚以醫爲."

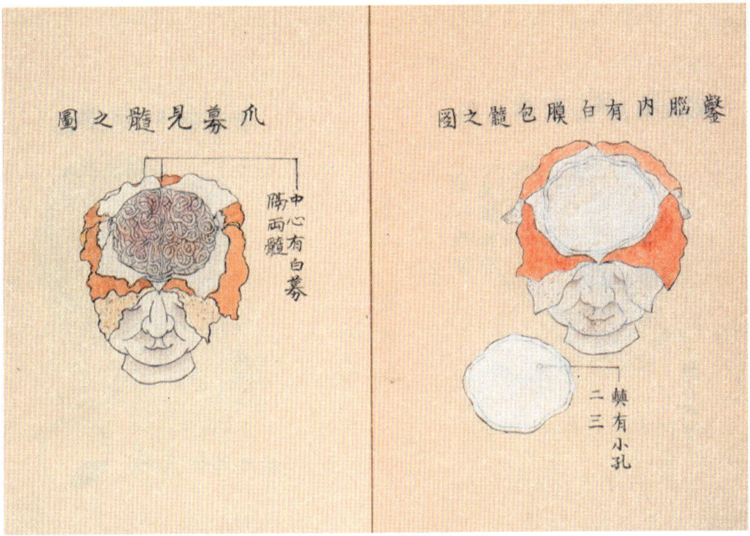

[그림 6-3] 『해시편』의 해부도 1

뇌에 대해 세심한 주의를 기울였음을 알 수 있다.

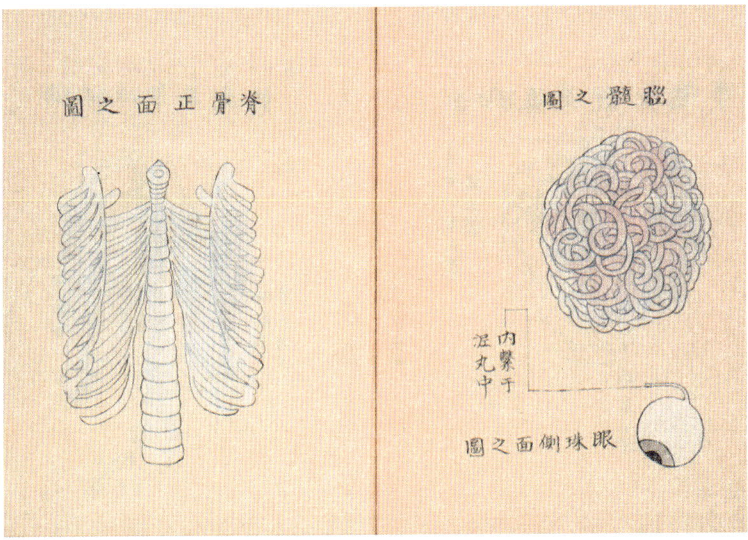

[그림 6-4] 『해시편』의 해부도 2

뇌수, 안구, 척골의 모습. 척골과 함께 늑골도 표시하였다.

명하는 부분을 보면 이렇게 말하고 있다.

> 간은 짙은 자색(紫色)으로, 이엽(二葉)이 있다. 오른쪽으로 위와 나란히 하며, 위로는 심장과 연결된다. 간을 가르니 안과 바깥이 다르지 않으니, 조수(鳥獸)의 간과 같다.
>
> 오기 선생이 "고인이 간에는 칠엽(七葉)이 있다고 한 것은 부당하다. 다만, 돼지와 수달의 간이 구설에 자못 부합한다. 또한, 오른쪽 옆구리에 있으니, 허창(許昌) 활씨(滑氏)가 간은 오른쪽에 있다고 한 말이 옳다. 왼쪽에 있다고 한 것은 옳지 않으니, 전부 가설(家說)이다." 라고 말씀하셨다.[34]

신닌이 해부에 따른 관찰을 기술하고, 스승이 그에 대해서 과거의 설들을 종합하면서 차이점과 옳은 학설을 명확하게 밝히는 식이었다.

이때 『해시편』에서 언급된 인체의 부위를 보면 『장지』와의 차별점이 두드러진다. 『장지』가 오장육부 혹은 내장만을 말하고 있는 것과 다르게 『해시편』에서는 그에 더하여 폐관, 늑골, 외신, 뇌수, 안구 등을 다루고 있다. 물론 머리가 있는 시체였기에 가능한 일이었겠지만 이 역시 가와구치 신닌이 주목했기 때문이었으며, 게다가 무릎과 정강이뼈까지 고찰의 대상이 되었다. 이는 의학에서 다루어야 할 인체의 범위가 확장되었음을 의미하며, 해부의 영역이 오장육부 중심

34 河口信任, 『解屍編』. "肝濃紫色 有二葉 居右與胃相並 上聯心藏 剝之 中心與外面無異 卽如鳥獸肝 荻先生曰 古人云 肝有七葉者 不當 但家豬水獺之肝 頗合舊說 亦居于右脇 許昌滑氏云 肝在右者是 位于左者非 盖泯終始家說."

의 내장에서 인체 전체를 대상으로 전개되었음을 보여 준다. 이 중에서도 특히 『해시편』에서 의미를 갖는 뇌수와 안구에 대해 서술한 부분을 살펴보면 다음과 같다.

> 뇌수(腦髓)는 닭의 장[雞腸]처럼 생겼다. 붉은색과 백색이 서로 섞여 있는데, 뇌 가운데를 가득 채우고 있다. 중간에 막이 있어서 좌우를 나누고 있다. 뇌수와 척수(脊髓)는 서로 연결되어 있다.[35]

> 안주(眼珠)는 완전한 원(圓)이다. 뒷면은 뇌수와 연결된다. 흰 자고(慈菇)와 같이 생겼는데, 깨뜨리면 오직 맑은 즙일 뿐이다. 가운데에 응고된 물로 흩어지지 않는 것이 동정(瞳精)으로 옥처럼 투명하다.[36]

『해시편』 전체에서 유일하게 오기노 겐가이의 설명이 없는 부분인데, 이는 기존의 의서에서 찾아볼 수 없는 부분이었기 때문이었을 것이다. 어찌되었건 이제 해부학에서 다루어야 하는 인체는 보다 다양해졌다. 그리고 이어서 계속되는 해부를 통해서 여태까지 언급되지 않았던 인체는 새롭게 고찰되기 시작하였다. 『장지』에서 시작된 인체의 해부와 해부도의 편찬이 계속되어, 18세기에만 20회 이상의 해부가 있었으며 그 결과로 10여 편의 해부도가 편찬되었다.[37]

---

35 河口信任, 『解屍編』. "腦髓 形如雞腸 而紅白相間 充滿腦中 中間有募 以隔左右 腦髓與脊髓相通." 모(募)는 막(膜) 혹은 막(幕)으로 읽어야 한다.

36 河口信任, 『解屍編』. "眼珠正圓 後面有系通於腦髓 形如白慈菇 破之唯精汁已 中有凝水 不渙解者 蓋瞳精也 透徹如玉."

37 杉本つとむ, 『江戸の阿蘭陀流醫師』, 357-358쪽.

제7장 네덜란드 의학과 해부의 전개

1. 서양 의학의 전래

남만류 의학과 네덜란드 의학

일본에서 서양 의학과 해부학이 다른 두 나라에 비해서 적극적으로 수용된 데에는 여러 가지 요인이 작용했다. 그 가운데 무엇보다 이른 시기부터 서양과의 직접 교류가 활발하게 이루어졌다는 점을 들 수 있다. 일본이 최초로 서양을 접한 것은 1543년 8월 다네가섬(種子島)에 있는 작은 포구에 포르투갈인을 포함하여 100여 명의 승무원이 탑승한 배가 도착하면서부터였다. 그로부터 6년 뒤 예수회 선교사였던 사비에르(Francis Xavier: 1506~1552)가 일본에 와서 포교를 시작하면서 서양의 의학이 일부 알려졌다.

그러나 서양과의 교류 시작은 중국과 비교했을 때, 큰 차이가 없었다. 중국에서 마테오 리치가 서적을 발간하고 왕실 및 당대의 지식인들과 교류한 시기는 사비에르가 일본에서 활동한 시기보다 대략 50여 년 정도 뒤이기 때문이다. 그러나 사비에르 이후 서양에서 파견된 예수회 선교사들의 활동 양상은 일본과 중국에서 다르게 전개되었고, 이는 두 나라에 서양 지식이 전파되는 경로와 영향력의 차이를 가져왔다.

사비에르 이후 도착한 알메이다(Louis de Almeida: 1525~1583)의 경우가 마테오 리치와 다른 면을 잘 보여 준다. 포르투갈의 귀족이자 외과 의사 면허를 가졌던 알메이다는 애초 무역상으로 일본에 왔지만, 예수회 포교의 일환으로 분고(豊後) 후나이(府內)에 유아원을 건립하고 소아의 진료를 시작하였다. 이후 성인에게 진료가 확대되면서 1557년 일본 최초의 서양식 병원을 세웠고, 영주 오토모 소린(大友宗麟)의 후원 아래 병원은 나병 환자와 일반 병자를 위한 병원으로 확장되었다. 그는 외과 진료를 맡았으며 세례를 받은 일본인이 내과를 진료하였다.

앞서 마테오 리치를 비롯해서 중국에 파견된 예수회 선교사들이 왕실과 정부 관료층을 위주로 학문적 활동에 주력하였다면, 알메이다는 일반인을 대상으로 한 의료 활동을 통해서 서양 의학 지식의 면모를 보여 주었다. 중국에서 활동한 선교사들처럼 지배층 위주로 활동하는 방식은 영향력을 급속히 넓힐 수 있다는 장점이 있었지만, 반면에 지배층의 변동에 따라 부침이 있다는 점에서 한계도 있었다. 선교사들에 의한 서양 의학의 전파가 명나라 말기에 활발하게 진행되다가 청나라 시기에 들어서면서 점차로 쇠퇴하였던 것은 그 때문이다.

반면, 1560년경 예수회 본부의 의료 사업 금지령으로 알메이다가 병원을 떠났음에도 불구하고,[1] 몇십 년 동안 일본인 의사와 신도로

---

1 알메이다는 하카다(博多) 등에서 포교를 하면서 틈틈이 환자를 돌보기도 하다가 1584년에 사망하였다.

구성된 조직인 자비옥(慈悲屋)에 의해서 병원이 운영될 수 있었던 것은 중국과는 다른 면모였다. 1586년 병원이 불타 버렸지만 자비옥 조직은 일본 규슈의 북서부 지역에서 의료의 중심으로 계속 활동하였고, 도요토미 히데요시의 선교사 추방령과 도쿠가와 막부의 교회 금지령으로 1632년 해산될 때까지 100여 년간 지속하면서 양로원, 병원, 빈민 구제원 등을 운영하였다.[2] 이처럼 선교 및 지식 전파의 대상에 따라 지속성이 매우 다르게 나타났다는 점이 두 번째로 지적할 수 있는 일본에서의 특수성이었다.

16세기 중후반 일본의 서남부인 규슈 지역을 중심으로 서양 의학이 차츰 뿌리를 내리고 있었지만, 일본 전체 지역에서 여전히 주류 의학으로 자리를 잡고 있었던 것은 중국의 금원사대가 중심의 의학 이론이었다. 그중에서도 동원(東垣) 이고(李杲: 1180~1251)와 단계(丹溪) 주진형(朱震亨: 1281~1358)이 대표적이었는데, 이는 일본만이 아니라 중국, 특히 조선에서도 나타난 현상이었다. 조선에서 1610년 편찬된 『동의보감』에서는 이고를 북의(北醫), 주진형을 남의(南醫)라고 하여 당시 의학계의 지형도를 크게 대별하고 있었다.[3] 이는 일본에서도 마찬가지여서, 다시로 산키(田代三喜: 1465~1537)를 시작으로 주류 의학의 위치를 굳건히 하고 있었다. 다시로 산키는 23세에 명나라로 유학하여, 이고와 주진형의 의학을 12년간에 걸쳐 학습하고는 여러 의서를 가지고 일본으로 돌아왔다. 그는 여러 제자

2 Yoshio Izumi and Kazuo Isozumi, "Modern Japanese medical history and the European influence", *Keio J Med* 50-2, 2001, p.91.

3 일본에서는 통상 이주의학(李朱醫學)이라고 부르며, 18세기 이후 고방파(古方派)가 대두됨에 따라 후세방파(後世方派)로 불렸다.

를 길러 냈는데, 그 가운데 대표적인 인물이 마나세 도산(曲直瀨道三: 1507~1594)이었다. 본래 스님이었지만, 다시로 산키에게서 의학을 배우면서 환속하여 의학에 전념하였고, 명성이 자자해지자 나중에는 교토(京都)에 계적원(啓迪院)이라는 의학교를 세우기도 한 인물이었다.[4] 그 명성으로 인해서 나중에는 황실에서 근무하기도 했는데, 이로써 금원시대 이후의 중국 의학이 일본의 주류 의학으로 자리 잡는 데 큰 역할을 하였다.

그러나 이와는 대조적으로 선교사들의 의료 활동은 17세기 전반부터 주춤해지기 시작하였다. 1587년 규슈 정벌에 성공한 도요토미 히데요시(豊臣秀吉)는 예수회가 나가사키 지역의 땅을 소유한 사실에 분노하여 예수회 선교사 추방령을 내렸고, 1596년에는 선교사를 잡아서 사형시키라는 명령을 내려 프란치스코 수도회 선교사 6명, 일본인 신도 17명, 예수회 일본인 수도사 3명을 나가사키시의 외곽에서 사형에 처하였다. 뒤를 이은 도쿠가와 이에야스(德川家康)도 처음에는 관대한 태도를 취하였지만, 1614년에 금교령(禁敎令)을 내려 전국의 선교사와 수도사를 추방하기에 이르렀고, 이에 따라 나가사키에 있던 교회당과 후나이에 있던 산티아고 병원 등이 문을 닫게 되었다. 다만, 자비옥만은 유지되었으나, 그마저도 1620년에 파괴되면서 나가사키를 중심으로 한 포르투갈 계통의 의학, 즉 남만 의학은 점점 소멸되었다.

금교 정책은 상당히 가혹하게 전개되어, 1628년에는 24명의 신

4　宮本義己, 「中世後期乃至近世初期 日本醫學史の特質 I: 道三流醫術における神麹の薬方応用例」, 『國學院雜誌』 81-4, 1980.

도가 나가사키에서 잡혀 12명은 화형에 처해지고 12명은 참수를 당하기도 하였다. 특히, 1633년에는 일본 전역에서 잡힌 여러 선교사들이 고문을 받고 죽임을 당하였는데, 고쿠라(小倉, 현 북규슈시 중앙)에서 잡힌 줄리앙 나카우라(Julião 中浦: 1568~1633) 신부와 지오반니 아다미(Giovanni Matteo Adami: 1576~1633) 신부, 오사카(大阪)에서 잡힌 안토니오 소자(Antonio de Souza) 신부와 도미니코 수도회의 루카스 산토(Lucas Alonso del Espiritu Santo) 신부, 예수회의 베드로 수사, 마테오 수사, 도미니코회의 프란시스코 수사 등이었다. 그 가운데 한 사람이 1610년 예수회 선교사로 일본에 온 크리스토방 페레이라(Cristóvão Ferreira) 신부였다.

21세의 나이에 19명의 사제들과 일본에 온 페레이라는 긴키(近畿) 지역을 중심으로 활동하다가 나중에는 나가사키로 옮겨서 활동하였다. 그러던 중 1633년 나가사키에서 잡혀 모진 고문 끝에 순교했던 다른 사람들과 달리 배교(背敎)하고는, 일본인 부인을 얻어 사와노 주안(澤野忠庵: 1580~1652)으로 개명하고 승려가 되었다. 그는 원래 천문학에 능통하여 『천문비용(天文備用)』을 저술하는 한편, 『남만류외과서(南蠻流外科書)』를 편찬하여 서양의 천문학과 의학을 소개하였다. 그러나 그가 소개한 남만류 외과, 즉 포르투갈의 의학은 당시에 점차로 발전하고 있었던 서양의 외과학과는 거리가 있는 단순한 금창(金瘡) 치료에 지나지 않았다.

그렇기는 하지만 사와노 주안이 후대에 미친 영향은 매우 컸다고 할 수 있다. 그는 남만 통사(南蠻通詞, 포르투갈 통역관)였던 니시 기치베에(西吉兵衛: ?~1684)와 그 아들 니시 겐포(西玄甫), 스기모토 추케이(杉本忠惠: 1608~1689) 등에게 남만 의학을 전수하였는데, 이들이 뒤에 네덜란드 의학을 도입하는 데 중요한 역할을 하기 때문이다. 그들은 에도에 참부(參府)하는 네덜란드 의사 등과 교류하면서 네덜란드의 외과학을 흡수하였고, 니시 기치베에의 경우에는 아예 네덜란드 상관의 의사에게서 의학을 배워 1668년 의학 증명서를 받기도 하였다.[5] 여기서 일본에 서양 의학이 전래되는 과정의 세 번째 특성이 나타났는데, 앞서 알메이다의 의료 활동이 지배층만을 위한 의료가 아니었다는 점에서 지속성이 강하였다면, 여기서는 가학(家學)으로 전승하여 유지되었을 뿐만 아니라 남만 의학에서 네덜란드 의학으로 전환되었다는 점이었다.

한편, 남만 의학의 전래와 선교사들의 활동은 주로 나가사키를 중심으로 규슈 지역에서 활발하였지만, 지역에 따라 의료 선교가 행해지기도 하였다. 교토의 경우에는 오다 노부나가(織田信長)가 포교 활동을 허락함에 따라 남만사(南蠻寺)가 건립되고, 남만사는 3,000여 종의 서양 약초를 재배하면서 의료 활동을 전개하였다. 그러나 이 역시도 금교 정책에 따라서 지속되지 못하고 간헐적으로 운영되다가 1612년 이후 활동은 사라졌다.[6] 나가사키나 교토를 중심으로 한 의료 활동이 한때 활발하였지만 결국 침체 국면으로 빠진 상황이었는데, 의학이 종교와 결부되는 순간 일본 내에서의 종교에 대한 정치적 입장에 크게 좌우될 수밖에 없는 상황을 그대로 반영한 것이었다.

17세기 전반까지 일본에서의 서양 의학은 주로 남만 의학이었고,

---

5 杉田玄伯, 『蘭學事始』, 中央公論, 2004, 6쪽; 杉本つとむ, 『解体新書の時代』, 早稲田大學出版部, 1997, 43-48쪽.

6 酒井シヅ, 『日本の醫療史』, 東京書籍, 1982, 181-184쪽.

이를 주도한 것은 예수회를 비롯한 다수의 선교 단체였다. 그러나 선교를 금지하는 막부의 정책으로 인해 이들의 활동은 위축될 수밖에 없었다. 대신 그 자리를 차지한 것이 바로 네덜란드 의학이었다. 막부의 입장에서 선교와 밀착되어 있지 않았다는 점에서 네덜란드 의학에 호의적이었고, 한편으로는 네덜란드 의학이 당시 유럽에서 발전하고 있었던 외과학 및 해부학 등을 체계적으로 전하고 있었다는 점에서 훨씬 유리하였다.

일본이 네덜란드와 본격적으로 교류하기 시작한 것은 1602년 동인도 회사 설립 이후였는데, 특히 1635년 막부의 쇄국 정책으로 네덜란드의 지위는 더욱 공고해졌다. 교역국이 중국과 함께 네덜란드로 한정되었기 때문인데, 교류지가 1641년 히라도(平戶)에서 나가사키로 옮겨지고 데지마(出島)에 상관(商館)이 세워지면서 네덜란드와의 통상은 더욱 활발해졌다. 데지마는 네덜란드인과 일본인의 접촉을 최소화하기 위해서 세워신 인공 섬으로, 여기에는 상관장과 부역을 위한 상인들이 머물렀을 뿐만 아니라 이들의 질병에 대비해 의사도 한사람씩 교대로 머물렀다.[7]

당시 막부는 종교를 금지함과 동시에 서양 서적이 일본 내로 전파되는 것을 엄격하게 금하는 태도를 취했음에도 불구하고 예외적으로 포술과 함께 의술에 대해서는 관대하였다. 그리하여 데지마

---

7 森岡美子, 『世界史中出島』, 長崎文獻社, 2001, 58-66쪽. 한편 『양학사사전(洋學史事典)』에는 데지마의 오란다(네덜란드) 상관에 재류하였던 의사들이 정리되어 있는데, 1641년부터 1643년까지 있었던 헤셀링흐(Juriaen Heselingh)를 시작으로 1868년에서 1875년까지 있었던 히르츠(Anton Johannes Cornelius Geerts)까지 대략 100여 명의 의사가 교대로 상주하였다.

로 옮겨 간 이후 처음으로 파견된 네덜란드 외과 의사인 헤셀링흐(J. Heselingh)에게 나가사키와 일본 전역에서 선발된 의사들을 교육시키도록 하였다. 그리고 수업은 통사(通詞)의 통역과 함께 진행되었다. 이 외에도 정기적으로 상관장이 쇼군을 만나 통상에 대한 사례를 전하는 참부(參府)에 의사가 동행하도록 함으로써 나가사키뿐만 아니라 에도를 비롯한 일본의 많은 지역에도 영향을 주었다.[8]

서양에서는 1543년 베살리우스(Andreas Vesalius)가 『파브리카』(*De Corporis Humani Fabrica Libri Septem*, 1543)로 알려진 『인체 구조에 관한 7권의 책』을 출판한 것을 계기로 근대 해부학이 본격적으로 발전하기 시작했으며, 100여 년간에 걸쳐 많은 연구들이 이미 축적된 상태였다. 근대 해부학을 익힌 네덜란드 외과 의사의 교육 및 진료 활동은 일본에 서양의 해부학이 본격적으로 전해지는 계기가 되었다. 대표적으로 1643년부터 활동했던 카스파(Caspar Schamberger)를 들 수 있다. 그는 에도와 나가사키 등지에서 의학 교육을 했는데, 『해시편』을 작성한 가와구치 신닌의 증조부인 가와구치 료안이 그의 학생이었다. 가와구치 신닌의 해부 이전에 야마와키 도요의 해부가 먼저 있었지만, 그 뒤를 이어서 바로 해부에 나설 수 있었던 것은 이러한 배경 때문에 가능하였다고 할 수 있다.[9]

그런데 교육을 위해서는 서양의 의학 서적이 보다 더 필요하였

8 酒井シヅ, 『日本の醫療史』, 209-212쪽.

9 카스파의 역할과 가와구치 가문의 네덜란드 의학의 전수에 대해서는 ヴォルフガング・ミヒェル, 「カスパル・シャムベルゲルとカスパル流外科(I)」 『日本醫史學雜誌』 42-3, 1996; ヴォルフガング・ミヒェル, 「カスパル・シャムベルゲルとカスパル流外科(II)」 『日本醫史學雜誌』 42-4, 1996 참조.

고, 외과에 대한 요구가 강렬하였던 만큼 해부학과 외과학 서적이 가장 먼저 수입되었다. 1654년 다카오카번(高岡藩)의 다이묘(大名)인 이노우에 마사시게(井上政重: 1585~1661)는 베살리우스의 해부서와 파레(Ambroise Paré)의 『외과수술』(*De chirurgie: ende opera van alle de Wercken*)을 차례로 수입하였고, 네덜란드 의사를 초청하여 베살리우스 해부서의 설명과 동물 해부까지 요청하였다. 또한, 이나바 마사노리(稲葉正則: 1623~1696)는 유럽 해부학을 집대성했다고 평가받는 스피겔(Adriaen van den Spiegel)의 저서인 『총서(叢書)』(*Opera quae extant Omnia*)를 구하여 통사와 네덜란드 의사에게 설명을 요청할 정도였다.

그런데 외국인 의사가 활동하고 의서가 도입되었지만, 여전히 큰 문제가 남아 있었다. 외국어에 익숙하지 않은 상태에서 전문 학술인 의학을 이해하는 것은 어려울 수밖에 없다는 점이었는데, 그 이유로 통역을 담당하였던 통사들이 아예 의학에 전념하는 경우가 늘어나게 되었다. 앞서 이나바 마사노리가 레멜린(Johann Remmelin)의 『인체 소우주도』(*Pinax microcosmographicus*)를 구하여 통사였던 모토키 료이에게 설명을 요청하였고, 이에 주요한 부분을 번역하여 1682년 『아란타경락근맥장부도해(阿蘭陀經絡筋脈臟腑圖解)』라는 이름으로 책을 편찬하여 바쳤다. 서명에서 나타나 있듯이 이것은 네덜란드의 해부학 서적에 대한 설명서로, 일본에서 최초로 네덜란드어 의서를 번역한 것이었다. 그러나 이 책이 정식으로 출판된 때는 약 90년 후인 1772년으로, 스즈키 소인(鈴木宗云)에 의해 『화란전구내외분합도(和蘭全軀內外分合圖)』라는 이름으로 바뀌어서 간행되었다.[10]

모토키 료이 이외에도 나라바야시 친잔(楢林鎮山: 1648~1711)은 상관의 의사에게서 익힌 내용으로 『홍이외과종전(紅夷外科宗傳)』을 편찬하였다. 그 내용은 파레의 외과서와 독일의 의사인 스쿨테투스(Johannes Scultetus)의 『외과의 무기고』(*Armamentarium Chirurgicum*)에서 채용하여, 주로 외과 치료에 대해서 설명한 것이었다.[11] 한편, 『해체신서』의 서문을 쓰기도 한 요시오 고규(吉雄耕牛: 1724~1800)는 외과학, 내과학, 진단, 치료술을 모두 배우고서는 『남만외과수술도권(南蠻外科手術圖卷)』을 남겼는데, 그는 정상인뿐만 아니라 비정상인 혹은 병자를 해부하여 병소(病所)와 그에 따른 변화를 다루는 병리해부의 필요성을 역설하기도 하였다. 서양에서도 1761년 출판된 모르가니의 『해부학 연구에 바탕을 둔 질병의 원인과 장소에 관하여』를 병리해부학의 기점으로 삼는 것과 비교한다면 상당히 이른 시기의 탁견이라고 할 수 있다. 그러나 무엇보다 『해체신서』의 편찬에 주도적인 역할을 한 마에노 료타쿠(前野良澤: 1723~1803)에게 네덜란드어를 교육하고, 스기타 겐파쿠에게 의학에 대한 지식을 전달함으로써 일본에서 해부학을 바탕으로 하는 네덜란드(서양) 의학이 본격적으로 수용되는 계기를 마련했다는 점에서 큰 역할을 하였다.

2. 최초의 서양 해부서 번역, 『해체신서』

일본에 서양 의학, 그리고 해부학이 본격적으로 소개되는 계기는 무

10 酒井シヅ, 『日本の醫療史』, 216-218쪽.

11 蒲原 宏, 「『紅夷外科宗伝』圖版成立へのスクルテタス(Scultetus)の外科書Armamentarium chirurgicumの影響」『日本歯科醫史學會會誌』 18-3, 1992, 229-230쪽.

엇보다도 『해체신서』의 번역과 간행이라고 할 수 있다. 『해체신서』의 간행으로 의학뿐만 아니라 네덜란드의 학문을 연구하는 난학(蘭學)의 사조를 일구었고, 그것이 서양의 학문 전반을 대상으로 하는 양학(洋學)으로 발전하였다. 일본이 동아시아 삼국 가운데 가장 먼저 서양 중심의 근대화를 이룰 수 있었던 배경으로 양학을 거론하는 만큼, 『해체신서』로 비롯된 서양 해부학이 미친 영향은 지대하였다. 그 극적인 변화를 번역에 있어 주도적 역할을 한 스기타 겐파쿠는 다음과 같이 회고하고 있었다.

> 한 방울의 기름을 넓은 연못 안에 떨어뜨리면, 온 연못에 가득 퍼지게 된다. 그러하듯이, 처음에 료타쿠(前野良澤), 준안(中川淳庵), 나(杉田玄白) 세 사람이 의견을 모아 깊이 생각하지도 않은 일이었으나, 50년 가까운 세월이 흐르면서 이 학문이 해내(海內)에 미치고, 이곳저곳 사방에 퍼져서 매년 번역된 책도 나온다고 들었다.[12]

『해체신서』의 번역을 주도했던 스기타 겐파쿠는 노년에 회고록이라고 할 『난학사시(蘭學事始)』의 말미에서 자신들의 번역 작업이 이루어진 지 반세기도 지나지 않아 일본 전역에서 난학이 흥성하게 된 사정을 이와 같이 쓰고 있었다. 한 인물의 인생이, 크게는 인류의 역사가 늘 그렇듯이, 『해체신서』가 번역되기까지의 모든 사건은 그야말로 드라마였다.

---

12 杉田玄伯, 『蘭學事始』 권下, 항목44(芳賀徹·緒方富雄·楢林忠男 譯, 『蘭學事始ほか』, 中央公論新社, 2004, 74쪽).

1771년 3월 4일 일본 도쿄의 북쪽인 고즈카하라에서 50세 정도인 여성 사형수의 해부가 진행된 것이 그 시작이었다. 17년 전인 1754년 야마와키 도요가 교토에서 관의 허락으로 해부를 시행하였고, 당시 그가 보았던 장면을 『장지』로 펴내어 일본 의학계에 엄청난 파장을 불러일으킨 적이 있었다. 이후 몇 차례의 해부가 있었지만 당시에는 상상하기 힘든 금기에 도전하는 일이었는데, 스기타 겐파쿠와 그의 동료들은 우연히도 1771년의 해부를 목도하게 되었던 것이다.

그런데 더 놀라운 것은 그들이 각자 같은 책을 소장하고 있었다는 사실이었다. 그 책은 독일인 쿨무스(Johann Adam Kulmus: 1689~1745)가 1722년 펴낸 『해부도표』(*Anatomische Tabellen*)를 네덜란드어로 번역한 *Ontleed-kundige tafelen*이었다. 네덜란드의 의사였던 딕텐(Gerardus Dicten)이 번역한 이 책이 언제 일본에 전래되었는지는 명확하지 않지만, 번역에 참여한 인물들은 대체로 1770~1771년 사이에 이 책을 소장하거나 한 번쯤 살펴본 경험이 있었다고 한다.

『해체신서』의 원저자라고 할 수 있는 쿨무스는 할레, 라이프치히, 슈트라스부르크, 바젤의 여러 대학에서 의학과 박물학을 공부하였고, 1719년 바젤에서 박사 학위를 받았다. 이후 단치히에 있는 김나지움의 교수가 되어 의학과 박물학을 가르쳤는데, 그의 대표작인 『해부도표』의 초판이 이 무렵 단치히에서 출판되었다. 이 외에도 『자연철학요강(自然哲學要綱)』(*Elementa philosophiae naturalis*)을 비롯한 다양한 연구로 레오폴트 아카데미의 회원, 베를린 학사원의 회원이 될 만큼 인정받고 있었다.[13] 특히 그의 대표작인 된 『해부도표』는 독일어 초판이 1722년 단치히에서 간행된 이래, 1725년과 1728년 단치히에서, 1732년에는 제3판이 암스테르담에서, 1741년에 제4판이 라이프치히에서 간행되었다. 그리고 1734년 딕텐이 번역한 네덜란드어본이 암스테르담에서 출판되었고, 같은 해 역시 암스테르담에서 개업하고 있었던 의사 마쉬에(Pierre Massuet)가 번역한 프랑스어본이 출판되었다. 게다가 이에 앞서 간행 시기는 분명하지 않지만 라틴어로도 번역이 되어 있었다.[14] 이처럼 그의 책이 인기가 있었던 이유는 당시의 해부학적 성과를 전부 반영하였던 것은 아니지만, 압축적인 설명과 함께 이전의 해부도를 개량하여 학습용으로는 매우 훌륭했기 때문이었다.

특히, 쿨무스가 여러 차례 해부도를 손봤다고 하는 점에서 그것이 갖는 장점은 충분하였다고 할 수 있고, 사형장의 해부 장면과 비교해 본 그 책의 인체 해부 도면은 스기타 겐파쿠 일행에게는 놀라움 그 자체였다. 당시까지 동아시아 전통 의학에서 그와 같이 상세하게 그려진 해부도는 없었기 때문이었다. 기껏해야 오장육부를 대략적으로 그린 오장도(五臟圖)나 경맥(經脈)과 혈(穴) 자리를 표시하기 위해서 그린 동인도(銅人圖) 정도가 전부였음을 감안한다면 상상할 수 없는 수준의 그림이었다. 서양 근대 해부학의 효시로 불리는 베살리우스의 『파브리카』에 그려진 해부도만 하더라도 이미 예술적인 경지에 올랐다고 할 정도였기 때문이다.

---

13 小川鼎三, 『解體新書』, 中央公論社, 1968, 73-81쪽.

14 이들 서적은 번역된 언어의 차이 이외에도 각 판본마다 책의 편성 방식에서 차이점이 존재한다. 우선 독일어본은 상단의 본문과 하단의 해설로 구성되어 있으며, 해부도는 해당 부분에 첨부되어 있다. 반면, 네덜란드어본은 본문과 해설은 독일어본과 같지만 해부도는 맨 뒤쪽에 따로 넣었는데, 일본에서 번역된 『해체신서』가 바로 네덜란드어본의 체재를 그대로 따르고 있다. 프랑스어본 역시 네덜란드어본과 같은 방식으로 되어 있으며, 라틴어본만은 본문을 맨 앞에 모아서 기술하고 본문의 해설은 뒤에 따로 기술하였는데, 해부도는 생략하였던 까닭에 분량이 제일 적다.

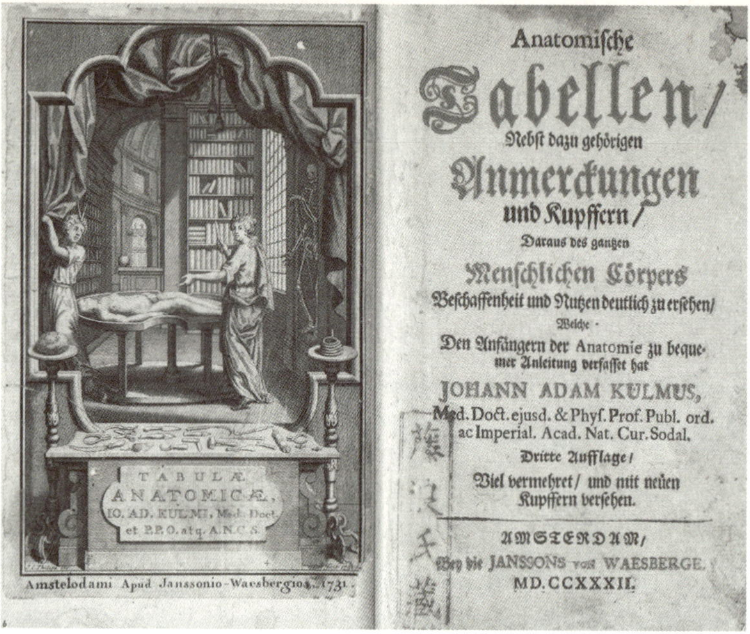

[그림 7–1] 『해체신서』 독일어 원본

그 어떤 설명도 단 한 장의 그림만큼의 설득력을 갖기는 어려웠다. 그들은 그날로 해부학 서적을 번역하기로 의기투합하였다. 한 팀으로 구성된 세 사람은 해부 사건 이전부터 서로 아는 사이였는데, 그들의 면모는 다음과 같았다.

가장 먼저, 번역의 중추를 맡았던 스기타 겐파쿠는 선대부터 네덜란드 의학과 밀접한 관계에 있었다. 그의 조부인 스기타 하쿠겐(杉田元伯)이 니시 겐포(西玄甫)에게 수학하였는데, 니시 겐포는 사와노 주안에게 남만 의학을 배우고 다시 네덜란드 의학을 익혀 증명서까지 받은 인물이었다. 가학의 전통이 있었지만 그가 해부에 관심을 갖게 된 계기는 바로 야마와키 도요의 해부 소식이었는데, 함께 와카사

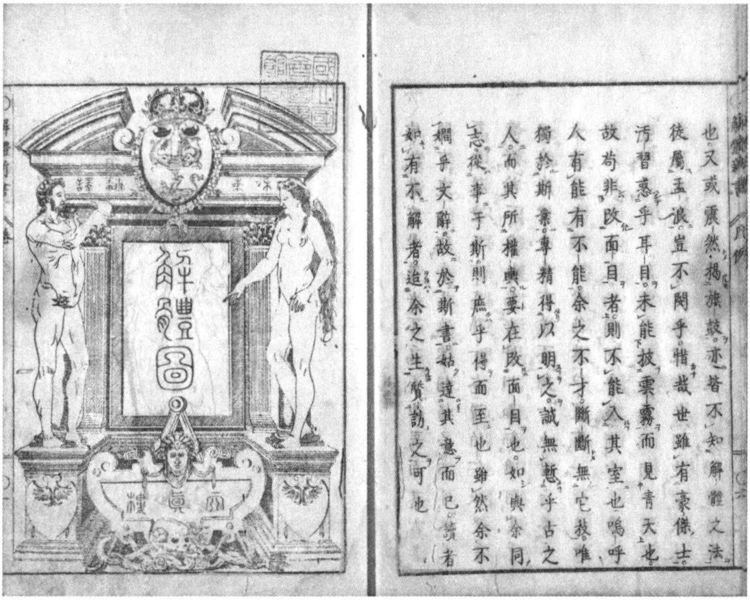
也又或震然揭旗鼓亦皆不知解體之法
徒屬主張豈不閑乎惜哉世雖有豪傑士
汚習惑乎耳目未能披雲霧而見青天也
故苟非改面目者則不能入其室也嗚呼
人有能有不能余之不才斷斷無它技唯
獨於斯業專精得以明之誠無愧乎古之
人而其所推與要在改面目也如與余同
志從事于斯則庶乎得面至也雖然余不
嫺乎文辭故於斯書姑達其意而已讀者
如有不解者追余之生質訪之可也

[그림 7-2] 『해체신서』의 해부도 첫 면

(若狹)의 번의로 근무했던 야마와키 도요의 제자 고스기 겐테키가 그 소식을 전해 준 것이다. 이후 니혼바시(日本橋) 근처에서 의사로 개업하고 있었던 겐파쿠는 본초학(本草學)의 대가 다무라 란스이(田村元雄: 1718~1776)가 개최하는 물산회(物産會)에 참석하면서부터 본격적으로 네덜란드의 지식을 접하게 되었다. 또한, 그 모임에서 번역을 함께하게 된 동료 나카가와 준안(中川淳庵: 1739~1786)을 만나게 되었는데, 그의 중개로 『해체신서』 번역의 저본인 『해부도표』를 접하게 되면서 『해체신서』와의 인연이 본격적으로 시작되었다.

세 사람 가운데 유일하게 네덜란드어를 알았던 마에노 료타쿠는 부친을 잃고 백부인 미야타 젠타쿠(宮田全澤) 밑에서 자랐는데, 백부는 고방파의 유명한 의사였던 요시마스 도도를 따르는 사람이었다. 40세가 넘어서 네덜란드어를 배우기 시작한 마에노 료타쿠는 아오키 곤요(青木昆陽: 1698~1769)를 사사하고 뒤이어 나가사키로 가서 100여 일간에 걸쳐 요시오 고규(吉雄耕牛)와 나라바야시(楢林) 등에게서 네덜란드어 학습을 계속한 상태였다.

나카가와 준안 역시 오바마(小浜)의 번의(藩醫)로, 겐파쿠가 『해부도표』를 입수하는 데 가장 중요한 역할을 하였고, 처음부터 번역에 참여해서 최후까지 그 완성을 위해 노력하였다. 이 외에도 중간에 참여한 가쓰라가와 호슈(桂川甫周: 1751~1809)와 이시카와 겐조(石川玄常: 1744~1815)는 『해체신서』 간행 시 교열 등을 맡았고, 기리야마 쇼테쓰(桐山正哲)와 미네 슌타이(嶺春泰)도 참여했다고 『난학사시』에서는 말한다. 그리고 무엇보다 중요한 해부도를 그린 아키타번(秋田藩)의 화가인 오다노 나오타케(小田野直武: 1749~1780)를 빼놓을 수 없다.

이처럼 여러 사람이 참여했다고는 하지만 네덜란드어를 알고 있는 사람은 단지 마에노 료타쿠뿐이었고, 그마저도 아주 기초적인 수준이었기 때문에 번역을 하는 것은 결코 쉬운 일이 아니었다. 사전이나 문법 책도 없는 상황에서 오로지 해부도에 표시된 기호만으로 글자 하나하나 대조하면서 인체 기관에 해당하는 명사를 번역하였지만, 나머지 부분의 번역은 여전히 난제였다. "'눈썹이라는 것은 눈 위에 난 털이다'와 같은 한 구절도 기나긴 봄날의 하루만큼이나 종일 생각해도 이해하지 못하였다. 날이 저물 때까지 골똘히 생각하고 또 생각하면서 서로 머리를 맞대었지만, 겨우 1~2구절의 글, 1행의 문장도 쉽게 이해할 수 없었다."라고 했을 정도로 어려운 작업이었다.

그나마 1년여가 지나자 하루에 10행 정도를 번역할 수 있었다고 하는데, 그렇게 만들어진 초고를 무려 11번이나 수정했다고 한다. 그렇게 시간이 흘러서 2년여가 지나 어느 정도 번역이 완료되자, 3장의 해부도가 있는 『해체약도(解體約圖)』를 출판해서 곧 『해체신서』가 세상에 나올 것임을 알렸다. 저자는 스기타 겐파쿠, 교열자는 나카가와 준안, 그림을 그린 이는 구마가이 요시카쓰(熊谷儀克, ?~?)였다.[15] 굳이 『해체약도』를 먼저 간행했던 사정은 자세하지 않으나, 두 가지 측면에서 생각해 볼 수 있다. 첫째는 막부에서 여전히 서양의 서적을 출간하는 것에 부정적이었다는 점이며, 둘째는 앞으로 간행될 『해체신서』에 사람들이 주목하도록 주의를 환기한 것이다.

그리하여 1774년 그들은 서문과 해부도를 포함한 1권을 합쳐 총 5권의 『해체신서』를, 어찌 보면 미완성의 상태로 간행하였다. 본래 『해부도표』는 상·하단을 구분하여 상단에 기본 내용을 서술하고 자세한 설명은 하단에 덧붙였는데, 상단의 내용만 번역했기 때문에 사실상 미완성인 셈이었다. 출간을 서둘러 진행한 이유에 대해서는 의견이 분분하지만, 스기타 겐파쿠의 의지—혹은 명예욕—때문이라고 설명하기도 한다. 참고로 마에노 료타쿠는 『해체신서』 어디에도 자신의 이름을 전혀 드러내지 않았다. 어쩌면 당시 서양의 해부학 서적을 번역하려는 다른 시도가 있었는지도 모른다. 다만, 제대로 완성하려고 했다면 족히 10여 년은 걸렸을 테고, 그 시도가 과연 결실을 맺을 수 있었을지는 의문스럽다는 점에서 나름 성공적인 계획이었다고 할 수 있다.[16]

---

15 구마가이 요시카쓰는 에도 중기의 화가로, 와카사(若狹) 사람이다.

16 스기타 겐파쿠는 자신이 가장 신뢰하였던 제자 오쓰키 겐타쿠에게 개정 번역을 부

『해체신서』는 부도를 포함해서 모두 목판(木版)이다. 초판이 몇 부나 인쇄되었는지 밝혀지지 않았지만, 수요가 상당히 커서 계속해서 증쇄되어 판목이 손상될 정도였다고 한다. 국립중앙도서관에서 웹으로 원문이 제공되고 있는 『해체신서』의 상태가 그리 좋은 편이 아닌 이유도 아마 그 때문일 것이다. 도대체 18세기 후반 일본 지성계에서 서양 해부학에 관심이 있는 인물이 얼마나 되었기에 그것이 이토록 사회적 파급력을 가진 것인가? 정확하게 답변하기 어렵지만, 그 이후 해부학 서적을 비롯한 서양의 의학서, 과학서 등이 계속해서 번역·간행되었다는 점을 생각할 때, 그 영향력만큼은 너무나 분명하다.

그리고 한 가지 더 생각할 부분은 해부학, 그중에서도 해부도가 가진 장점이었다. 굳이 설명하지 않더라도, 그림이 모든 것을 말해 주기 때문이었다. 그런 점에서 『해체신서』의 번역자들의 노력 혹은 계획은 성공적이었다. 그들은 『해부도표』에 있는 해부도뿐만 아니라, 여러 해부서에 있는 해부도를 적절히 사용하였다.

대표적으로 손과 발의 근육을 묘사한 그림은 쿨무스의 해부서에서는 볼 수 없는 자세한 묘사를 보여 주고 있는데, 이는 독일인으로 파도바 대학 교수였던 페슬링(Johann Vesling: 1598~1649)의 해부도 등을 참조하여 첨가한 것이다. 게다가 미세한 부분들은 현미경을 이용하여 원래의 도판을 확인하면서 그렸다고 하니, 그들이 도판에 얼마나 많은 신경을 썼는지 알 수 있는 대목이다. 물론 현미경의 일본 전

탁하게 된다. 제자는 『해부도표』의 대부분을 충실하게 번역하여 1798년에 완성했지만, 사정상 스승이 죽기 직전인 1826년에 가서야 13권으로 된 『중정해체신서』를 간행하게 되었다. 이러한 사실을 고려한다면, 『해체신서』 번역자들이 전체를 번역하지 않았던 의도는 매우 성공적이었다고 평가할 수 있다.

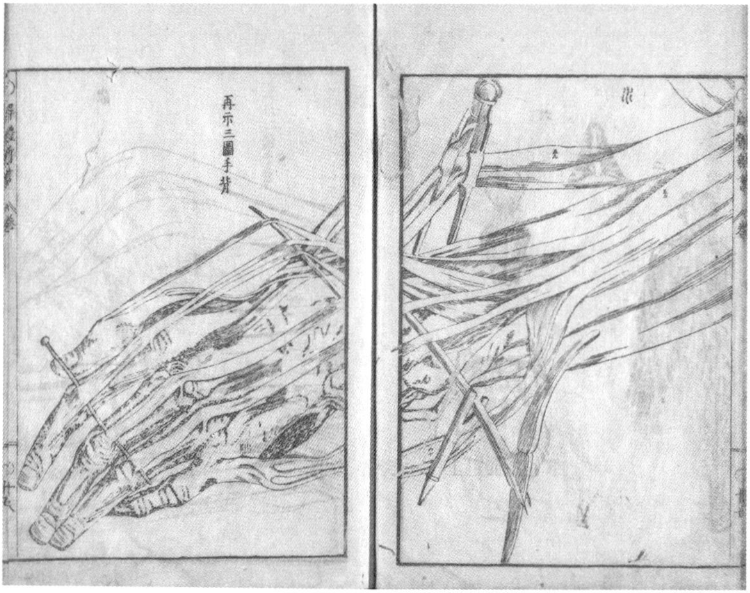

[그림 7–3] 『해체신서』의 근육 상세도

래와 시기가 완전히 일치하는 것은 아니므로 다소 의문스럽지만, 그만큼 해부도에 노력을 기울인 것은 그 도판이야말로 해부학으로 대표되는 서양 의학의 정수를 담고 있었기 때문이었다. 이 역시 드러나지 않은 그들의 기획이었고, 인기의 비결이었던 것으로 보인다. 그리고 그 노력은 성공을 거둬 많은 제자를 키우고, 이를 바탕으로 난학이라는 한 시대의 학풍을 일구어 낼 수 있었다.

『해체신서』가 계속해서 읽히고 간행되는 와중에 일본 지성계는 새로운 사실을 깨닫게 되었다. 그것은 스기타 겐파쿠가 번역의 「범례」에서 그토록 말하려고 했던, 중국 중심의 사유 체계를 극복해야 한다는 점이었다. 그는 서양의 용어와 전통 의학의 용어가 서로 겹치는 부분에서 자주 '한인(漢人)이 말하는 것과 다르다'는 말을 사용했

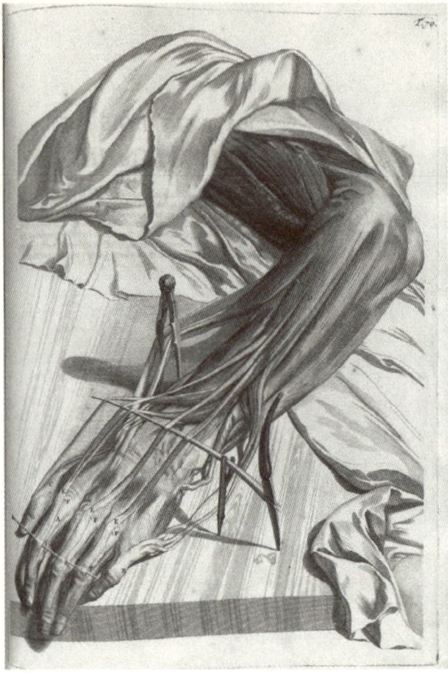

[그림 7-4] 비들루(Govard Bidloo : 649~1713)의 근육 상세도
비들루는 네덜란드의 의사이자 해부학자로, 1685년에 간행된 그의 『인체해부학』(*Anatomia corporis humani etc*) 그림 일부가 『해체신서』의 부도로 사용되었다.

는데, 이는 '한인'으로 지칭되는 중국의 지식 체계와 네덜란드로 대표되는 서양의 지식 체계가 다르다는 의미였다. 그것은 단순히 두 지역의 의학이 다르다는 인식만이 아니라, 과거 중국을 필두로 하는 전근대 동아시아의 의학 지식이 절대적인 위치에서 상대적인 위치에 처하게 되었음을 공식화하는 말이었다. 게다가 그는 면목(面目)을 일신(一新)해야 한다고 강조함으로써, 중국 의학으로 대변되는 전통과 단절하고자 하였다.[17]

> 세상의 호걸다운 인물이 있더라도 오습(汚習)이 이목(耳目)을 현혹하여서 아직 구름과 안개를 헤치고 푸른 하늘을 볼 수가 없었다. 따라서, 진실로 면목(面目)을 고치지 않는다면 그 방에 들어갈 수가 없을 것이다.[18]

---

17 또한 그는 「범례」에서 과거 유명한 의사들의 학설이 분열되고 일치되지 않았던 것은 기본적으로 해부에 대한 이해가 없는 상태에서 추측에 근거하여 논의를 이끌어 냈기 때문이라고 비판한다.

18 杉田玄白, 『解體新書』 「凡例」, 1774.(국립중앙도서관 소장) "世雖有豪傑士 汚習惑乎

그가 전적으로 서양-네덜란드의 지식을 따르라고 과감하게 강조할 수 있었던 것은 쿨무스의 해부서가 보여 준 정확성을 믿었기 때문이다. 그런 믿음은 때로 지나쳐서 임신한 태아는 애초부터 거꾸로 있다는 가가와 겐에쓰(賀川玄悅: 1700~1777)의 언급을 의심하기도 했는데, 이는 해석의 합리성보다는 전적으로 서양인의 견해만을 추종한 결과라고도 할 수 있다.[19]

그러나 그것은 무엇보다 외과를 가업으로 하였던 스기타 겐파쿠가 경험적으로 외과에 해부학적 소견이 필요하다는 것을 절감하였기 때문이었다. 반면에 중국의 의학에서는 이를 찾아볼 수 없다는 한계가 있었다. 그래서 「범례」에서 과거의 해부 금기를 철저히 부정하면서, 해부야말로 의학의 연원이라고 말한다.

> 살펴보건대, 해체(解體)는 양과(瘍科)의 핵심이기에 알지 않으면 안 된다. 여러 증상(症狀)의 소재는 해체를 제외한다면 알 수가 없을 것이다. 네덜란드인이 정교할 수 있었던 것 역시 이 해부학에서 비롯하였기 때문이다. 따라서, 의술로 나아가려는 사람이 진실로 여기에 연원을 두지 않으면 안 된다.[20]

耳目 未能披雲霧而見靑天也 故苟非改面目者 則不能入其室也."

19 스기타 겐파쿠 외, 김성수 역, 『해체신서』, 한길사, 2014, 368-371쪽.

20 杉田玄白, 『解體新書』「凡例」. "按解體瘍科之要 不可不知焉 諸證之所在 外此而無可知焉 蘭人之致精巧 亦昉乎斯 故欲能進于醫焉者 苟非淵源于此 則決弗能也 而我方之醫 恬不之省者 果何心哉 宜矣其不成刮骨之功也 余故於蘭書之中 特拔是爲翻譯範初學."

적어도 의학의 분야에서 그가 이해한 서양의 과학 기술은 '정교함'으로 표현될 수준이었고, 그는 그 근거가 해부학에 있다고 판단하였다. 해부가 의학의 근원이며 치료의 기본이 된다는 인식은 스기타 겐파쿠의 제자이며 『해체신서』를 개정한 오쓰키 겐타쿠(大槻玄澤: 1757~1827)에게서도 더욱 강화되어 나타난다. 다만 그가 서양 해부의 근원을 히포크라테스라고 하면서, "해부학 연구자의 시조[解體家之祖師]"[21]라고 지칭하였다는 점은 주목을 끈다. 현재의 연구에 따르면 서양 해부학 전통의 시작은 코스섬의 히포크라테스가 아니라 헤로필로스(Herophilos: B.C. 335~B.C. 280)와 에라시스트라토스(Erasistratos: B.C. 310~B.C. 250?)라고 이해되기 때문이다. 특히, 에라시스트라토스 학파는 히포크라테스 학파의 근거지였던 코스섬과 인접한 크니도스 지역에서 활발하였는데, 그들은 해부학과 장기의 기능에 대한 정확한 지식을 축적하기 위해 부단히 노력하였다. 이는 18세기 일본에서 서양 의학사 연구가 제대로 진행되지 못하였기 때문에 발생한 오류라고 할 수 있다.

그렇다면 서양 근대 해부학의 적극적 수용을 주장하였던 스기타 겐파쿠와 그의 동료들을 우리는 과연 근대주의자라고 부를 수 있을까? 단정하기는 어렵지만, 그 대답은 부정적일 수밖에 없다. 왜냐하면 서양 해부학의 수용이 갖는 의미가 무엇인지 그들이 정확하게 인식하였다고 볼 수는 없기 때문이다. 서양 중심의 근대 문명은 과학혁명에서 시작되었다고 말한다. 다른 한편으로는 야마모토 요시타카

21 大槻玄澤, 『重訂解體新書』 卷5, 名義解上, 「解體總括篇第一」, 1826.(국립중앙도서관 소장)

와 같이 오히려 과학 혁명은 16세기 문화 혁명에서 그 기반이 만들어졌다고 말할 수도 있을 것이다.[22] 그럼에도 결국 근대를 이해하기 위해서는 과학을 떼어 낼 수 없으며, 과학의 등장이 근대의 형성과 밀접하다는 논점에는 모두가 동의한다. 그렇다면 과학의 어떠한 성격이 근대라는 시대상과 연관을 맺는 것인가? 과학을 한마디로 정의하기 어렵지만 눈앞에 명확하게 보여 주는 것, 수식으로 정확하게 기술하는 등의 특성을 보여 주는 것이 아닐까? 이러한 특징들은 자신과 상대방 모두를 타자화할 수 있는 능력, 즉 모든 사물에 대한 객관적인 안목을 가지고 있을 때만 가능하다.

그러한 점에서 100여 년 후의 인물인 후쿠자와 유키치(福沢諭吉)의 언급은 매우 적절하다.

> 서양 문명을 배우는 것도 좋은 일이다. 그러나 그것을 받아들인 기간이 짧다고는 하나 가볍게 믿는 것은 믿지 않는 것만 못하다. … 학자들은 열심히 공부하지 않으면 안 된다. 생각만 하는 것은 배우는 것만 못하다. 많은 책을 읽고 많은 사물과 접함으로써 허심탄회한 마음을 가지고 사물에 대한 판단력을 기르며 진실을 추구하는 자세를 가지면 어제 믿었던 것도 오늘에는 큰 의문이 되며, 내일에는 의문의 해답을 찾을 수 있을 것이다.[23]

---

22 야마모토 요시타카, 남윤호 역, 『16세기 문화혁명』, 동아시아, 2007.

23 후쿠자와 유키치, 남상영·사사가와 고이치 역, 『학문의 권장』, 소화, 2003, 15편 196-197쪽.

객관적 사물에 대한 판단력이 필요하지만, 그 판단력은 현재 믿고 있는 사실에 대한 끊임없는 문제 제기 속에서 계속 강화되어 나간다. 이를 의학에 빗대어 적용한다면, 18세기의 스기타 겐파쿠가 직면한 현실은 인체라는 객관적 사물에 대한 전통 지식에 문제를 제기하고 해답을 찾아 나가는 과정이라고 할 수 있을 것이다.

이러한 점에서 『해체신서』의 번역자들은 일면에서는 근대적이지만, 본질적으로는 근대적이지 못하였다. 그들은 전통 의학을 통렬하게 비판하고 있다. 즉, 『영추』에 이미 해부하였다는 말이 있음에도 불구하고, 그 전통을 이어서 해부학을 발전시키지 못함으로써 의학이 잘못된 방향으로 흘러가게 되었다고 말한다.[24] 마현태(馬玄台)[25], 손일규(孫一奎)[26], 활백인(滑伯仁)[27], 장경악(張景岳)[28] 등 중국의 유명한 의사들을 거론하며, 그들이 해부에 대한 의지를 가지고 있지 않았기 때문에 학설이 갈리게 되었고 논의가 일치되지 않았으며, 모두가 견강부회하게 되었다고 일축하였다.

---

24 杉田玄白, 『解體新書』 「凡例」. "唯靈樞中有解剖而視之語 則漢人古必有其法焉 後人不得其傳 徒信糟粕而爲無稽之言 數千年來竟不識眞面目豈不哀哉."

25 마현태(馬玄台)는 명대 의사로, 저서로는 『소문주증발미(素問註証發微)』가 있다.

26 손일규(孫一奎)는 명대 저명한 의사이다. 대략 16세기에 살았는데, 저서로는 『적수현주(赤水玄珠)』, 『의지서여(醫旨緖餘)』, 『의안(醫案)』이 있다.

27 활백인(滑伯仁)은 금원대의 의사로, 『소문(素問)』, 『난경(難經)』, 『상한론(傷寒論)』을 주로 연구하였다고 한다. 대표적인 저서로는 『십사경발휘(十四經發揮)』와 『난경본의(難經本義)』가 있다.

28 장경악(張景岳)은 명대 의사인 장개빈(張介賓: 1563~1640)의 자(字)이다. 그는 주로 『내경(內經)』을 연구하였고, 『유경(類經)』 30권, 『유경도익(類經圖翼)』 11권, 『유경부익(類經附翼)』 4권, 『질의록(質疑錄)』 1권을 편찬하였다. 만년에 그는 이를 집대성하여 『경악전서(景岳全書)』 64권을 편찬하였다.

전통과의 단절을 꾀하였다는 점에서는 근대적일 수 있지만, 그 계기를 고려할 때 그들은 전근대적이었다. 서양 해부학에 대한 신뢰는 자신들이 목도한 경험에서 비롯하기는 했지만, 그것은 그들이 미처 경험하지 못한 부분에 있어서까지 무한 확대된 양상을 띠고 있었다. 가가와 겐에쓰의 의견에 의구심을 드러낸 이유가 여기에 있었다. 후쿠자와 유키치가 거론한, 비판적 검토를 통한 학문의 정립에 이르기 위해서는 더 많은 시간이 필요하였다.

3년에 걸친 번역 과정 끝에 탄생한 『해체신서』는 일본 내에서 자국인이 사실상 처음으로 번역한 서양의 서적이었다는 점에서 당시 사회에 미친 반향은 매우 컸다. 이는 그들이 서양의 학문을 이해하는 수준을 보여 주기도 하지만, 또한 이후 네덜란드를 비롯한 서양 의서들의 번역에 기준이 되었음을 가늠할 수 있게 한다. 특히, 번역의 방법으로 제시한 세 가지 원칙과 함께 번역의 과정에서 부딪혔던 의학 용어의 문제는 이후 동아시아 의학 용어 사용에 있어서 근거가 되기도 하였다.

그들이 번역에서 정한 원칙이었던 번역(飜譯), 의역(義譯), 직역(直譯)의 방법은 이후의 학자들에게 계속해서 영향을 미쳤다. 무엇보다 그들에 의해서 새로운 의학 용어가 만들어졌으며, 이들 중 일부는 지금까지도 사용되고 있다. 잘 알려져 있듯이 신경이라는 말도 그들이 처음 만든 단어였다. 이전에는 수근(髓筋)이나 세이누(世奴)라 하였던 것을 신기(神氣)의 신(神)과 경맥(經脈)의 경(經)을 따서 새로운 말을 만들었고, 그 말은 250여 년이 흐른 지금에도 살아남았다.

3. 해부의 전개와 실험해부학의 등장

『해체신서』의 번역을 주도하였던 스기타 겐파쿠는 이후 오바마번에서 근무하는 한편, 천진루(天眞樓)라는 개인 학교를 설립·경영하면서 다수의 난학자를 배출하였다. 겐파쿠와 료타쿠 이후 난학의 발달에 가장 크게 기여한 오쓰키 겐타쿠가 그 대표적인 인물이었다. 그는 『난학계제(蘭學階梯)』라는 네덜란드어 입문서를 만들었으며, 겐파쿠가 시작한 하이스터(Lorenz Heister: 1683~1758)의 외과서 번역을 끝내 『상의신서(傷醫新書)』를 저술하였다.[29] 그리고 겐파쿠의 명을 따라 『해체신서』의 번역을 바로잡고 원서의 주를 보충해 넣은 『중정해체신서(重訂解體新書)』 13권을 1826년에 출판하였다. 『중정해체신서』는 쿨무스의 원전에 가깝게 보다 충실하게 번역했을 뿐만 아니라, 원저를 넘어 자신이 섭렵한 여러 종류의 네덜란드 서적에서 얻은 지식도 함께 수록하였다. 그러면서 해부가 의학에서 무엇보다 힘써야 할 분야임을 강조한다.

> 해부는 의학(醫道)의 큰 근본으로, 내과·외과 및 여러 과에서 먼저 힘써야 한다. 무엇 때문인가? 의사가 만약 사람의 내부[內景]를 잘 알지 못한다면, 질병의 원인을 살필 수가 없다. 질병의 원인을 알지 못하는데도 병을 고치는 치료를 한다는 것은 억측이며 터무니없는 일이다. 그 준칙을 잃은 자에게 무엇을 바라겠는가? 비유하자면, 선장이 나침

29 오쓰키 겐타쿠에 대해서는 洋學史硏究會, 『大槻玄澤の硏究』, 思文閣出版, 1991 참조.

반의 사용에 익숙하지 않으면 움직일 때마다 해로(海路)를 잘못 알게 되는 것과 같다. 질병의 여러 증상은 모두 몸 안에 갖추어져 있는 여러 물질과 뭇 기관들이 본래의 형질이 변화되어 자연스러운 평상시의 기능을 잃어서 발생한다. 그런 까닭에 의사는 마땅히 먼저 해부를 하여 실측(實測)함으로써, 그 본연의 형질과 자연스러운 평상 기능을 이해해야 한다. 그렇지 않으면, 평상시의 기능을 잃고 변화를 낳게 한 원인을 고찰할 수 없다.[30]

그의 말대로 해부를 통해 인체의 상세함을 파악하지 못한 상태라면 병을 치료하는 것은 사실상 억측에 불과할 뿐이며 위험천만한 일이었다.[31] 이러한 이유에서 그는 해부와 관련된 역사적 맥락이나 이미 오래전에 전래된 중국의 서양 의학이 더 이상 발전하지 못한 이유 등을 탐구한다. 이는 자신이 하고 있는 해부서 번역에 대한 정당성을 부여하는 일임과 동시에 일본 해부학의 선신성과 정확성을 확보함으로써, 난학의 위치를 확고하게 하려는 노력이었다.[32] 특히 주목한 것은 명청대에 이미 방이지(方以智)나 왕굉한(王宏翰) 등이 서학을 접하

30 大槻玄澤, 『重訂解體新書』 卷1, 「解體總括篇第一」. "夫解體者 醫道之大本 而內外諸科之先務也 何也 醫若不熟識人身內景 則疾病之原由 不可得而察焉 不察疾病之原由 而秉術施治 是臆度無稽 不失其準則者幾希 譬猶舟師不熟羅鍼法 而動誤海路矣 凡疾病諸症 無不悉皆因體中具有之諸物衆器 變其本然之形質 失其自然之常機而起者 故爲醫者 宜先解體測實 以理會其本然之形質 自然之常機 不然則不可以察其失常生變之所由起矣."

31 大槻玄澤, 『重訂解體新書』 附錄下, 「講餘漫筆之一」. "預知造物之巧 所以妙於人身也 若不究此理 而望實詣于病機之變動 是猶盲人騎瞎馬 半夜臨深池 豈不致危哉."

32 이에 대해 杉本つとむ, 『江戸の阿蘭陀流醫師』, 早稻田大學出版部, 2004, 31-36쪽에서 약간의 분석이 있다.

였고, 특히 왕굉한이 『의학원시(醫學原始)』에서 그 내용을 상당 부분 소개한 사실이었다.

겐타쿠는 『중정해체신서』의 번역 가운데, 특히 감각기관인 눈을 설명하는 부분에서 그 차이를 장황하게 설명하였고, 또한 『중정해체신서』의 부록인 「강여만필(講餘漫筆)」에서도 여러 조목에서 이를 공공연히 드러내고 있었다. 눈의 지각 작용 등에 대해서는 이해하기 쉽도록 그림을 통해서 설명하였는데, 이를 통해 이론의 정합성을 보여주고자 하였다. 이는 그의 스승인 스기타 겐파쿠가 중국 전통 의학의 학설과 다른 서양인의 설명에 주기(註記)하여 서양 의학이 전통 의학과는 다르다는 점을 분명히 한 의도를 계승한 것으로, 방이지나 왕굉한과의 비교를 통해 서양의 학설을 단순히 받아들인 것이 아니라 그것을 충분히 검토하여 수용한 것임을 밝히고자 하였다.

그는 스승과 마찬가지로 에도에 사립 학교인 지란당(芝蘭堂)을 세워 이나무라 산파쿠(稲村三伯: 1758~1811), 하시모토 소키치(橋本宗吉: 1763~1836) 등 많은 난학자를 배출하였고, 이들은 다시 각각 교토와 오사카에서 사숙(私塾)을 열어 난학과 서양의 학문을 에도와 나가사키 이외의 지역으로 전파하는 데 중요한 역할을 하였다.

그러나 겐타쿠 문하에서 배출한 대표적인 의학자는 단연 우다가와 겐신(宇田川玄眞: 1770~1835)이었다. 겐신은 겐타쿠 문하에서 수학하고 고르터르(Johannes de Gorter: 1689~1762)의 내과서를 번역하여 『서설내과찬요(西說內科撰要)』라는 18권의 책을 펴낸 우다가와 겐즈이(宇田川玄隧: 1756~1798)의 양아들이었다. 그는 양부의 『서설내과찬요』 증보판을 만드는 한편, 분비 기관에 사용하는 '선(腺)'과 췌장의 '췌(膵)' 등 의학 용어를 새롭게 만들었다. 이 외에도 네덜란드의 해부학서를 번역한 30

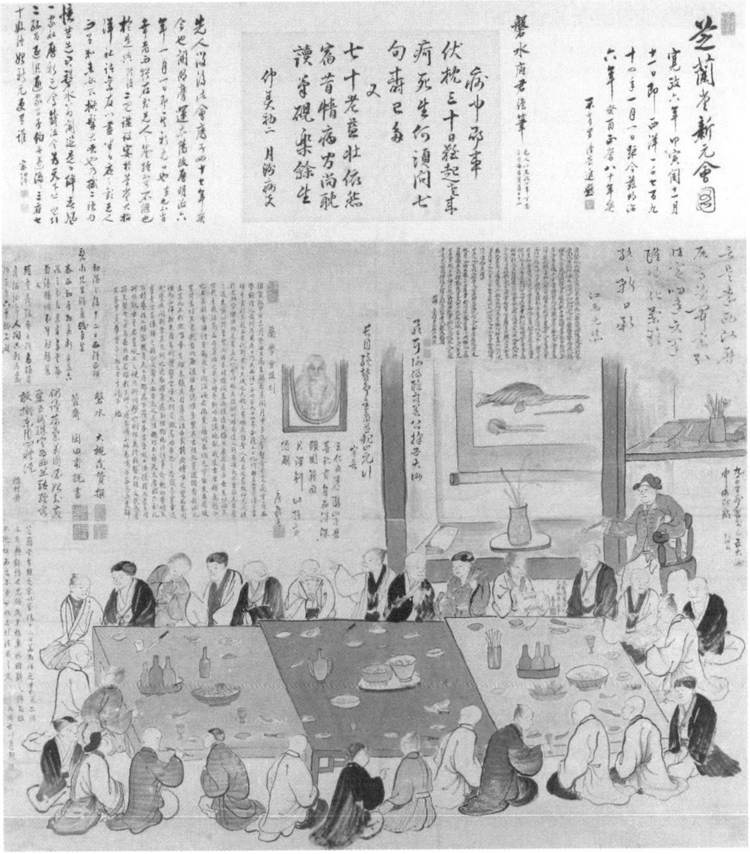

[그림 7–5] 지란당의 신년회 모습

책의 『원서의범(遠西醫範)』, 『신정증보화란약경(新訂增補和蘭藥鏡)』, 『원서의방명물고(遠西醫方名物考)』, 『내외요론(內外要論)』 등 많은 저서를 남겼다. 또한, 풍운당(風雲堂)이라는 학교를 세우고 의학뿐만 아니라 화학, 과학, 자연철학 등 광범위한 분야를 연구함으로써 요시다 초슈(吉田長淑: 1779~1824), 후지이 호테이(藤井方亭: 1778~1845) 등을 비롯하여 다양한 분야에서 많은 난학자를 배출하였다.

해부학에 한정해서 본다면 우다가와 겐신의 가장 큰 업적은 독자적인 해부학 번역서인 『화란내경의범제강(和蘭內景醫範提綱)』을 간행한 사실이다. 그리고 『의범제강』은 『중정해체신서』를 뛰어넘는 인기를 얻으면서, 『해체신서』, 『중정해체신서』와 함께 일본 초기 해부학사의 대표적인 번역서로 꼽히게 되었다.

그런데 『의범제강』은 이전의 『해체신서』나 『중정해체신서』와는 다르게 자신만의 편찬 체제를 가지고 있었다. 『해체신서』는 쿨무스의 원저에 따라 해부학의 소개와 함께, 인체를 구성하는 조직과 골격을 말하고, 이어서 인체를 삼등분하여 차례로 서술하는 방식을 따랐다. 반면 우다가와 겐신은 이와 다르게 먼저 인체를 삼강(三腔)으로 분류하고, 각각에 해당하는 부위를 설명하면서 조직과 골격에 대해서는 가장 나중에 설명하였다. 안이 비어 있어서 내부에 다른 물질을 담을 수 있다는 의미에서 강(腔)이라는 용어를 사용하였다고 설명하고 있는데, 이처럼 해부와 관련하여 편제와 함께 용어를 새롭게 작성하면서 『해체신서』나 『중정해체신서』에서 미처 정리하지 못한 용어들을 재정립해 나갔다.

그리고 무엇보다 『해체신서』가 번역이 주목적이었던 까닭에 원문을 충실하게 반영하느라 실제 문맥이 매끄럽지 못하고 의미가 불분명한 부분이 많았는데 이 점을 극복했다는 사실이 주목된다. 아마도 이와 같은 이유에서 『의범제강』이 『중정해체신서』보다 높은 인기를 얻을 수 있었던 것으로 보이는데, 이와 같은 서술을 할 수 있었던 것은 그가 서양의 해부학을 상당한 경지까지 이해하고 있었기 때문이다. 『의범제강』에서 처음 시작되는 내용을 보면 일반적 저술이 그

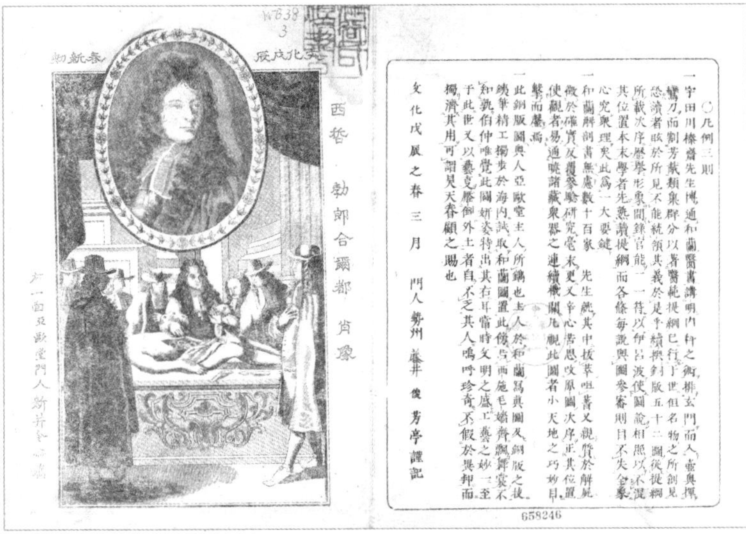
西哲 勃郎合爾都 肖像
○凡例三則
一 宇田川榛齋先生博通和蘭醫書講明内科之術排玄門而入壼奥撰
鷺刀而割芳菽類衆群分以著醫範提綱已行于世但名物之所創見
恐讀者眩於所見不能統領其義於是乎續撰銅版五十二圖從提綱
所載次序歷舉形象間錄官能一一符以伊呂波使圖說相照以不違
其位置本末學者先熟讀提綱而各條每說與圖參審則目不失全象
心究衆理矣此爲一大要鍵
一 和蘭解剖書無慮數十百家 先生就其中拔萃咀嚼又親質於解屍
徵於確實反覆參驗研究毫末更又辛心苦思改原圖次序正其位置
使觀者易通曉諸藏衆器之連續機關凡觀此圖者小天地之巧妙目
擊而釐焉
一 此銅版圖與人亞歐堂主人所鐫也主人於和蘭寫真圖及銅版之技
鏤筆精工獨步於海内試取和蘭圖置此傍焉而施毛嬙齊飄舞裳不
知孰伯仲唯覺此圖妍姿特出其右耳當時文明之盛工藝之妙一至
于此世又以藝烹曆御外土者自不乏其人嗚呼珍奇不假於異邦而
獨濟其用可謂旲天眷顧之賜也
文化戊辰之春 三月 門人 勢州 藤井 俊 芳亭 謹記
658246

[그림 7-6] 『의범제강』의 부도(附圖)

렇듯이 해부학에 대한 총평이 가장 앞에 있고, 다음으로 상강(上腔)에서 뇌수와 신경의 구조와 기능을 설명함으로써 어떠한 점에 초점을 맞추고 있는지 알려 준다.

상강은 뇌수(腦髓)를 저장하여 신령(神靈)의 집이 되며, 성명(性命)이 관계된다. 온몸의 모든 가지가 전부 여기에서 나온다.

뇌수는 정신(精神)의 부위로, 영액(靈液)을 만들고 신경을 내어서 (사람의) 오매(寤寐)나 동정(動靜), 운화(運化)와 생양(生養)의 기틀을 일으킨다. 척추에 있는 것은 척수라고 한다. ○ 영액은 정미한 액체로, 신기와 정묘함이 이를 얻어서 만들어진다. 뇌와 척추의 수(髓)로부터 나와 신경으로 들어간다.[33]

그리고 이 내용에 대한 주석을 상세히 달았는데, 뇌의 형태나 빛깔 이외에 신경이 인체의 각 부분에 어떻게 연결되는지, 일상생활에서 사람이 사고하고 활동하는 기능에 뇌수와 신경이 어떻게 작용하는지를 설명하였다. 그런데 그는 상강에서 뇌수와 신경만을 언급하고, 감각기에 관련해서는 따로 장을 만들지 않았다. 뇌와 신경에 대해 이해하는 것을 가장 중요하게 여긴 것으로, 서양 해부학의 핵심은 뇌와 신경을 이해하는 것에 있음을 표명한 것이었다.

이처럼 서양 해부학과 함께 인체의 생리(生理)와 병리(病理)에 대해 설명하였는데, 무엇보다 『의범제강』에 실려 있는 52개의 해부도는 일본 최초의 동판 해부도로 유명하였다. 이 동판의 제작자인 아오우도 덴젠(亞歐堂田善: 1748~1822)은 일본에 서양화와 동판 제작의 기술을 전파한 인물이었으며, 함께 참여한 나카이 사부로(中伊三郎: ?~1860) 역시 의학서의 삽화를 모각(模刻)하는 것으로 유명하였다. 그는 1822년 팔페인(Jan Palfijn: 1650~1730) 해부서의 번역인 『파루헤인해부도보(把爾翕湮解剖圖譜)』 원저의 도판을 모각하기도 하였으며, 1826년 『해체신서』에 실린 목판화의 도판을 동판화로 제작하여 『중정해체신서』에 입체감 있게 표현하였다. 이처럼 서양 의학서의 번역과 간행은 단순히 의학에만 영향을 미친 것이 아니라, 그것을 제작하기 위한 기법으로서 회화와 판화 등 예술에도 많은 영감을 주었다.

한편 서양 해부학은 인체의 구조만 설명한 것이 아니라, 체내의

---

33 宇田川玄眞, 『醫範提綱』「三腔堤綱篇第一」, 1808.(국립중앙박물관 소장) "上腔藏腦髓 神靈舍焉 性命係焉 一身萬機之歧 悉由此出 腦髓精神之府 造靈液 起神經 以發寤寐動靜運化生養之機 其在脊者爲脊髓○靈液者 精微之液也 神氣之所資 精妙之所成 出於腦及脊之髓 而注射于神經."

장기들에 대한 생리학적인 이해까지도 새롭게 제공하였다. 가령 『해체신서』에서는 신장이 소변을 만들고 간장이 담즙을 만들어 내며, 비장과 위장이 관련 없다는 등의 새로운 견해가 있었다. 이러한 내용은 전통 의학에서 언급한 장부의 기능과는 전혀 다른 설명이었기 때문에 당시 많은 사람들이 의문을 품었고 이를 확인하고 싶어 했는데, 그것은 신장의 기능을 확인하고, 게르라고 부른 유미(Gyl)를 찾는 일련의 실험으로 나타났다.

오오야 쇼사이(大矢尙齋: 1765~1826)가 1800년 가가미 분켄(各務文獻: 1755~1819), 후세야 소테키(伏屋素狄: 1748~1812) 등과 함께 37세의 여자 사형수의의 시체를 해부하였다. 이때 좌측 신장에 구멍을 내고 푸른 액체를 집어넣어, 그것이 요관(尿管)을 통해서 방광(膀胱)으로 이어지는 것을 확인한 후 신동맥(腎動脈)에 검은 물을 넣었는데, 요관으로 배출되는 액체는 검지 않았다. 신피질(腎皮質)만이 검게 오염되는 것을 관찰함으로써, 이를 통해 혈액의 수분만이 여과되이 소변이 된다는 것을 확인하였다. 물론 이는 현대 의학에서 말하는 소변의 생성 과정에 대한 설명과는 약간의 차이가 있다.[34]

게르관 혹은 유미관을 확인하려는 노력은 매우 일찍부터 나타났다. 그 존재는 스기타 겐파쿠가 1773년에 출판하였던 『해체약도』에서 중국인들이 말하지 않은 것으로 대키리이루(췌장), 문맥, 게르관 등을 들면서 처음 알려졌다. 그런데 『해체약도』 출판 2개월 만에 아사다 고료(麻田剛立: 1734~1799)가 게르관을 확인하려고 하였다.

---

34 酒井シヅ, 『日本の醫療史』, 314-315쪽.

그럼에도 게르관을 관찰하는 것은 무척 어려운 일이었는데, 왜냐하면 막이 매우 얇고 작을 뿐만 아니라 그 액인 게르(유미)는 사람이 죽으면 금세 사라졌기 때문이다. 그런 이유로 서양에서도 확인된 지가 얼마 되지 않았는데, 1622년 아셀리(Gaspare Aseli: 1581~1626)의 개 해부로 처음 알려졌고 1628년 페이레스크(Nicolas-Cluade Fabri de Peiresc)에 의해 인체의 유미관의 존재가 알려졌으며, 페슬링의 해부서인 『구조해부학』(*Syntagma anatomicum*, 1641)에 인체의 유미관이 묘사되었다. 그나마 『해체신서』의 원저자인 쿨무스가 그 전문가였던 까닭에 자세한 기술을 남겼는데, 오쓰키 겐타쿠가 『중정해체신서』를 펴내면서 시체에서 유미관을 확인하는 것은 어렵다고 언급하기도 하였다.

유미관을 실제로 확인하는 것은 당시 해부가들에게 하나의 목표가 되었고, 『해체발몽(解體發蒙)』을 저술한 미타니 고키(三谷公器)는 1802년 해부의 경험을 통해 흉관(胸管), 췌장(膵臟), 유미조(乳糜槽) 등을 실제로 확인하고는 여러 서양의 해부학 책을 바탕으로 삼초(三焦)에 대하여 새로운 주장을 내놓게 된다. 즉, 상초는 흉관에 해당하며, 중초는 췌장, 하초는 유미조 및 유미조에 부속된 유미맥에 해당한다는 학설을 세운 것이다.[35]

이런 유미관을 확인하려는 노력 중의 하나로, 앞서 신장 실험을

35 杉本つとむ, 『江戸の阿蘭陀流醫師』, 321-332쪽에 따르면 미타니 고키는 한방을 배운 유의로, 서양 의학과 전통 의학 사이에서 많은 고민을 했으며, 특히 해부학과 관련하여 논란이 되는 뇌와 심장과의 관계에 주목하였다고 한다. 게르를 삼초와 연관시켜 이해하려는 시도는 그의 이와 같은 학문 태도에서 발생하였다고 볼 수 있으며, 그가 취한 입장은 해부학을 인정하면서 그것을 통해 전통 의학을 다시 해석하려 했다는 점에서 특색이 있다.

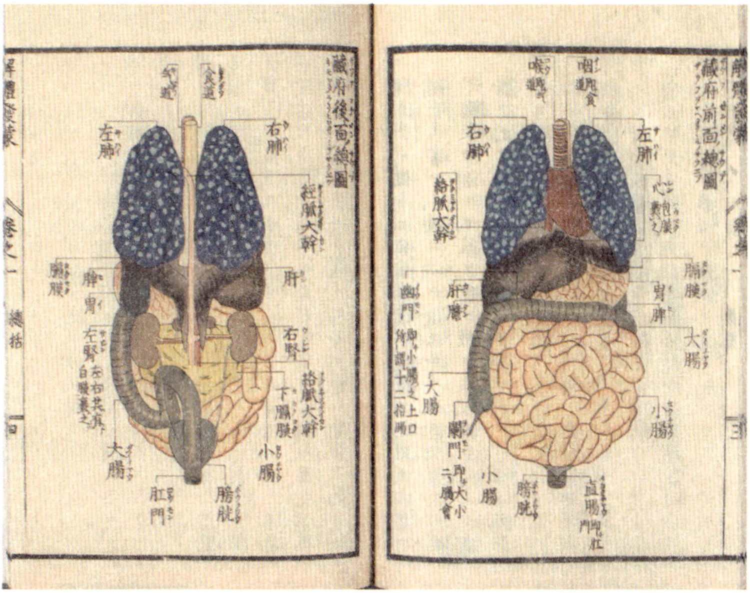

[그림 7-7] 『해체발몽』의 해부도
채색을 통해 기관들을 명확히 구분하려고 한 흔적이 보인다.

했던 오사카의 오오야 쇼사이는 유미관에 푸른 색소를 주입해서 흉관의 경로를 확인하려고 하였다. 이때 실제로 흉관을 확인했는지는 의문스럽지만 당시의 해부 기록을 보면, 실제로 확인했거나 아니면 다른 책에서 모사한 것처럼 보인다. 그러한 점에서 일반적으로 1812년 후지바야시 후잔(藤林普山: 1781~1836)과 고모리 겐료(小森玄良: 1782~1843) 등의 관찰이 최초라고 할 수 있다. 그들은 스승이었던 우나가미 즈이오(海上随鷗: 1758~1811)[36]의 뜻에 따라 교토에서 24세의

36 이나무라 산바쿠(稲村三伯)이다. 돗토리(鳥取)의 번의로, 오쓰키 겐타쿠를 사사하였으며, 사전인 『하루마화해(波留麻和解)』를 저술하였다.

남자를 해부하였는데, 이 해부에 참여했던 하타노 간도(波多野貫道)가 지은 『해관대의(解觀大意)』에서도 "비로소 유미관이 장(腸)에서부터 나와 쇄골하정맥(鎖骨下靜脈)을 관통하는 곳을 발견할 수 있었고, 또 척추백맥(脊椎白脈, 신경)과 혈맥(血脈, 동맥과 정맥)이 사지에 퍼져서 순환하는 것을 확인할 수 있었다. 이것은 우리나라의 선배들이 해부에서 미처 발견하지 못한 것으로, 지금의 해부가 정밀하였기 때문에 가능하였다."라고 언급하였다.

이와 같이 여러 차례 해부가 진행되었지만 빈도가 적었기 때문에, 해부가 있다는 소식이 전해지면 많은 사람들이 이를 보고자 몰려들곤 하였다. 대표적으로 1808년 고모리 도우(小森桃塢: 1782~1843)가 주관했던 해부에는 문하생 50명, 다른 학파에서 49명, 화가 2명, 종복이 20명으로 총 121명이나 되는 대규모의 인파가 참여하였다. 이때의 해부에서 얻어진 결과는 이케다 도조(池田冬藏)에 의해서 『해장도부(解臟圖賦)』라는 제목으로 출판되었는데, 여기서는 서양 해부학에 입각해서 인체를 두부·흉부·복부로 크게 구분하고, 다시 응형(凝形)과 유상(流象)으로 분류하여 서술하였다. 응형은 말 그대로 형체를 이루고 있는 것으로 뼈, 인대, 근근(筋根), 백맥, 동정맥, 수맥, 비포(泌胞), 막, 지막(脂膜)의 아홉 가지에 섬락(纖絡)과 피모, 손톱 등을 첨가하였다. 한편 유상에는 혈액, 유미, 신경액 등을 서술하였다. 당시의 해부는 1회에 지나지 않았고, 더구나 해부가 진행된 것은 하루 동안이었음에도 불구하고 많은 기록을 남길 수 있었던 것은 해부에 참여했던 사람들이 각각의 분야를 나누어 진행하였기 때문이다.

해부는 고모리 도우의 아들이었던 고모리 기진(小森義眞), 쓰지 후미요시(辻文吉), 나카오 유산(中尾猷三), 다무라 곤사이(田村良齋),

이케다 산조(池田三藏), 다케이 만조(武井萬藏) 등 6인이었고, 여기에 와키사카 아야나카(脇阪文仲), 가나자와 아다치유키스케(金澤足立之助), 다카하시 겐테이(高橋元貞), 이케다 히토히라(池田一平), 구마가야 사몬(熊谷左門) 등 5인이 보좌하였다. 이때 고모리 기진은 위장, 대소장, 유미관을 담당하였고, 다케이 만조는 흉골(胸骨), 폐장, 심장, 비장, 췌장을 맡았으며, 쓰지 후미요시는 눈, 귀, 코와 타관(唾管)을, 다무라 곤사이는 두골(頭骨), 뇌, 혀를, 나카오 유산은 횡격막, 담, 신장, 포(脬), 정낭(精囊), 음구(陰具) 등을 맡았다. 척추백맥(脊椎白脈), 즉 신경은 다카하시와 와키사카, 가나자와가 맡았으며, 동정맥 등은 이케다 코(池田孝), 이케다 기요시(池田廉), 구마가야 이타루(熊谷泰) 등이 함께 맡았다.

이렇게 해서 만들어진 『해장도부』의 해부도 안에는 유미관을 그린 것이 두 개가 있는데, 거기에는 각각 "유미맥과 공장이 연속한 모습[乳糜脈空腸連續之象]"과 "우측에 심폐를 젖혀서 유미관이 흉 내로 상행하여 쇄골하정맥으로 들어가는 모습이 보인다[排心肺於右側而見乳糜管之上行胸內 入于鎖骨下靜脈之狀]."라는 제목과 설명이 붙어 있었다. 이후 미나가키 야스카즈(南小柿寧一: 1785~1825)가 1819년 편찬한 『해부존진도(解剖存眞圖)』는 지볼트(Philipp Franz von Siebold: 1796~1866)가 찬탄할 정도로 상세한 해부도였는데, 무려 83장의 해부도가 있었으며 여기서도 분명 유미관이 관찰, 기록되어 있다.[37]

이 외에 주목할 만한 해부는 에도의 의사였던 노로 텐젠(野呂天

---

37 이상 유미관에 대한 서술은 小川鼎三, 『明治前日本醫學史 1-日本解剖學史』, 日本學士院, 1978, 187-197쪽; 酒井シヅ, 『日本の醫療史』, 321-322쪽 참조.

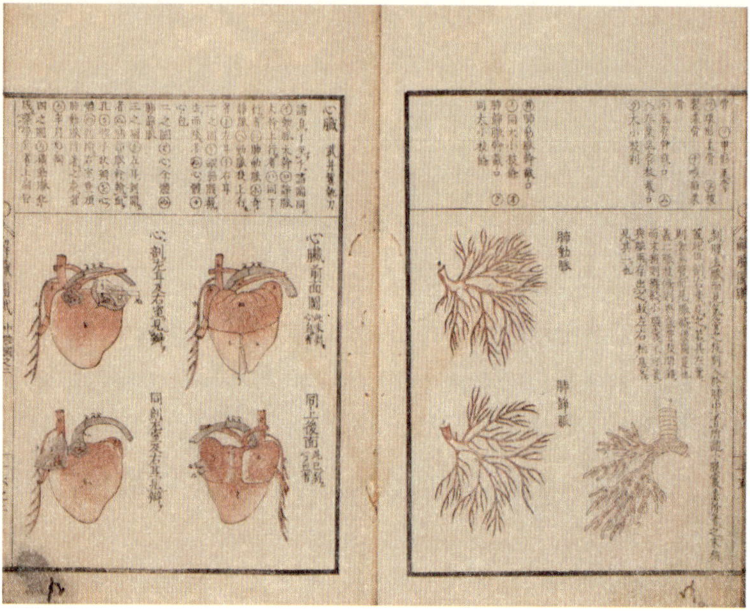

[그림 7-8] 『해장도부』
해부도를 섬세하게 그렸을 뿐만 아니라, 채색을 통해 입체감을 주고 있는 것이 특징이다.

然: 1764~1834)에 의해서 이루어졌다. 이전의 해부가 죽은 시체에 대한 것이었다면, 그는 여기서 한 걸음 나아가 동물에 대한 생체 실험 내지는 비교 해부를 진행하여 1815년 『생상지관(生象止觀)』이라는 해부서를 남겼는데 그 예고편으로 1812년 『생상약언(生象約言)』을 간행하였다. 그는 여기서 개의 음경을 잘라 내어 진정시킨 후 수(髓)를 마찰하자 고통을 느끼는 것을 확인함으로써, 골수가 통증을 일으키는 데 중요한 부분임을 밝히기도 하였다. 이 외에도 소나 말, 돼지 등을 이용하여 뇌의 형상을 중심으로 사람의 뇌와 비교하기도 하였고, 신경액이 유동하고 있음을 확인하기도 하였다. 그러나 불행히도 그는 자신의 글을 난해하고 새롭게 만든 어려운 한자로 표현하여 이후 학계에는 별다른 영향을 미치지 못하였다. 하지만 그가 생체 해부와 비교 해부를 진행하였음은 해부학이 새로운 단계로 발전해 나가고 있음을 알려 주는 좋은 예라는 점에서 큰 의의가 있다.[38]

또한 1824년에는 오사카에서 가가와(賀川)류의 산부인과를 전공했던 가가와 슈테츠(賀川秀哲: 1781~1838)가 여자 사형수의 시체를 해부했는데, 그가 죽은 후 제자였던 이토 단산(伊東丹山)에 의해서 『남양관일가언(南陽館一家言)』으로 1841년에 간행되었다. 여기서는 슈테츠가 진행하였던 여러 차례의 부인 해부를 통해, 여성 생식기와 임신에 관련한 많은 소견이 개진되었다는 점에서 주목을 받았다. 거기에는 자궁해부도 아홉 장, 임신한 지 6개월 된 해부 그림 세 장, 해부자궁식육도(解剖子宮息肉圖) 두 장 등이 포함되어 있었다.

그는 여기서 네덜란드의 의학이 반드시 기관을 먼저 상세히 하고 이후 그 기능을 강구한 다음 질병을 치료하기 때문에 효과를 보지만, 가가와류에서 장점으로 하고 있었던 산부인과에는 미진한 점이 있어서 이를 보충한다고 하였다. 그리고 실제로 바깥의 자궁 입구가 질의 안쪽 바닥과 연결된 것은 아니며, 자궁의 하부가 질 내에서 돌출하였다는 의론을 제시하기도 하였다.[39]

이처럼 전문적인 해부는 가가와 집안이 가가와 겐에쓰(賀川玄悅: 1700~1777)를 시작으로 산부인과에 전념했기 때문에 가능하였다. 가가와 겐에쓰는 유명한 산과의(産科醫)로 갈고리[鉤]를 사용하여 조산술(助産術)을 고안하는 등 일본에서는 근대 산과(産科)의 창시자라고

38 小川鼎三, 『明治前日本醫學史 1-日本解剖學史』, 205-210쪽.

39 小川鼎三, 『明治前日本醫學史 1-日本解剖學史』, 215-216쪽.

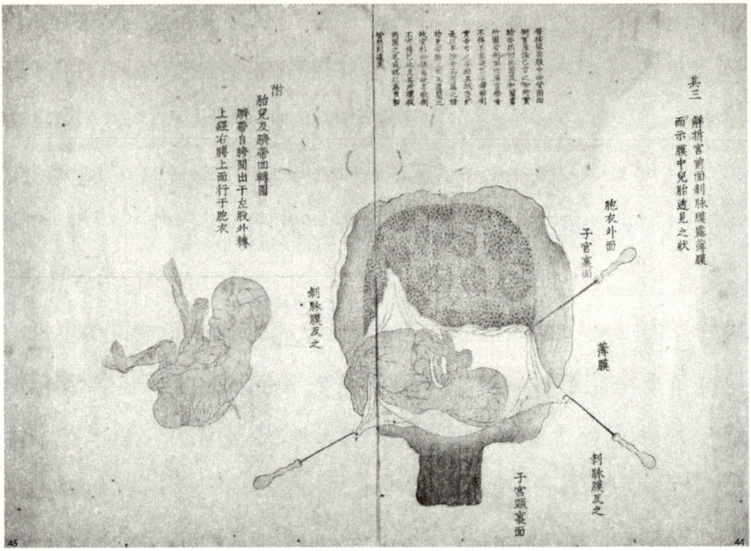

[그림 7–9] 『남양관일가언』의 임신 6개월 해부도

불린다. 그는 일찍이 『자현자산론(子玄子産論)』이라는 저술에서 태아가 원래부터 거꾸로 자리를 하고 있다고 주장하였는데, 그것은 전통의학에서 태아가 똑바로 있다가 10개월이 되면 자세를 뒤집는다고 한 것을 뒤집는 견해였다. 또한, 당시 일본에 전해진 네덜란드 의서에서도 이 부분이 지적되지 않았음을 들어 스기타 겐파쿠가 『해체신서』에서 극찬하기도 하였다.[40]

40 杉田玄白, 『解體新書』 「姙娠篇 第二十七」.

제8장 해부학 교육의 정착

1. 폼페의 서양 해부학 교육

일본에 서양 의학이 소개된 것은 책을 통해서 간헐적으로 이루어지거나, 소수의 인체 해부를 통해서 그것을 확인하는 정도였다. 따라서, 보다 본격적으로 의학의 내용을 수용하기 위해서는 단순히 책의 소개나, 아직 해부학이 발달하지 않은 상대에서의 해부만으로는 부족하였다. 서양 의사로부터 직접 진료의 기술이나 의학의 내용을 배우는 것이 필요하였다. 그런 의미에서 일본에 본격적으로 서양 의학을 소개하였던 것은 지볼트(Philipp Franz von Siebold)였다.

그는 네덜란드의 일본 상관에 있던 의사로서 1823년부터 5년간이나 일본에 체류하면서 나가사키(長崎) 교외에 학교를 세우고 많은 인재들을 교육하였다. 1824년 그가 세운 학교가 명롱숙(鳴瀧塾)이었는데, 이때 교육한 제자인 다카노 쵸에이(高野長英: 1804~1850), 이토 겐보쿠(伊東玄朴: 1801~1871), 고 료사이(高良齋: 1799~1846) 등에게 의학과 자연 과학을 가르쳤다. 뿐만 아니라, 막부의 천문방(天文方)에 속해 있었던 다카하시 가게야스(高橋景安: 1785~1829), 난학자였던 우다가와 요안(宇田川榕庵: 1798~1846), 오쓰키 겐타쿠 등과도 깊은 교류를 나누고 있었다는 것을 보면, 그가 당시 일본 학계에 적지 않은 영향을 미쳤음을 파악할 수 있다.[1]

그러나 불행히도 1828년 지볼트가 반출이 금지되어 있던 일본의 문헌과 자료를 가지고 본국으로 귀국하려다 발각되어 강제로 추방되었고, 그동안 지볼트에게 협력하였던 관련자들이 처형되거나 옥고를 치르는 지볼트 사건이 발생하였다. 지볼트는 귀국 후 일본에 대해 다룬 학술서로 『일본』 20권을 간행하였는데, 일본의 자연과 문화를 서양에 소개하였다는 점에서 동서 문화의 교류에 커다란 역할을 하였다. 어찌되었건 지볼트에 의해서 시작된 서양 의학의 교육은 30여 년이 지난 후 폼페(Pompe van Meerdervoort: 1829~1908)에 의해서 본격적으로 이루어지게 되었다.

1852년 페리의 함대가 일본에 와 무력시위를 하고, 1854년 화친조약을 맺음으로써 일본은 시모다(下田)와 하코다테(箱館) 등을 개항하여 쇄국 정책을 포기하기에 이르렀다. 에도 막부는 해방 정책(海防政策)의 일환으로 1855년에 네덜란드 정부의 원조를 얻어 나가사키에 해군전습소(海軍傳習所)를 개설하고, 서양의 과학 기술을 적극적으로 수용하고자 하였다. 이때 군의(軍醫) 양성을 위해 네덜란드 상관의였던 판덴브룩(Jan Karel van den Broek: 1814~1865)이 의학 교육을 맡았다. 그의 후임인 폼페는 에도 막부가 네덜란드로부터 구입하였던 배에 승선하여 1857년 나가사키에 도착한 네덜란드 교관들 중의 일

1 吉良枝郞, 『幕末から廢藩までの置縣西洋醫學』, 築地書館, 2005, 40-52쪽.

원이었다.[2]

폼페는 1857년 11월 12일, 나가사키의 봉행소 서역소(奉行所西役所)에 도착해 학생들 앞에서 교수 취임 강연을 하였고, 그다음 날부터 의학 강의를 시작했다고 한다. 그는 교과목을 가르치기 위해서 서양식 병원을 건설하도록 청원하였고, 나가사키 봉행소의 협력을 얻어 1861년 나가사키 양생소를 건립하였다. 이곳은 병실 여덟 개를 비롯하여 격리실, 수술실 네 곳, 도서실, 사무실, 욕실, 운동실 등을 갖춘 일본 최초의 서양식 근대 병원으로, 이후 정득관(精得館), 나가사키 부의학교병원(府醫學校病院), 나가사키의과대학으로 변천되었다.

폼페는 이곳에서 유럽에서 행해지고 있었던 기초 의학에 기반한 임상 의학을 계통적으로 가르치는 5년간의 커리큘럼을 준비했다고 한다. 그것은 일본인이 처음으로 체험한 새로운 수업이었는데, 물리학, 화학, 해부학, 포대학(包帶學), 조직학(組織學), 생리학(生理學), 병리학(病理學), 조제학(調製學), 내과학(內科學), 외과학(外科學), 안과학(眼科學)에다가 법의학(法醫學)과 의사법제(醫事法制), 채광학(採鑛學)이 추가되었다. 그러나 학생들의 어학력이 낮았고, 또한 교과서가 미처 준비되지 못했던 사정 등으로 애초부터 수업이 어려웠다. 『해체신서』의 번역을 필두로 해서 다양한 분야에서 많은 서적들이 번역되고 이를 통해 지식 교환이 이루어졌지만, 교육 현장에서 외국어로 강의를 하고 의견을 나눈다는 것은 당시로서는 기대하기 힘든 상황이었다. 그럼에도 불구하고 폼페는 월요일부터 토요일까지 하루에 4~5시

---

2 吉良枝郞, 『日本の西洋醫學の生い立ち』, 築地書館, 2000, 86-94쪽.

간씩 강의를 진행하였는데, 당시 강의는 [표 8-1]과 같이 이루어졌다.

이 외에도 폼페는 개설된 강의를 다른 사람의 도움 없이 혼자서 진행하였으며, 치료에 필요한 내과, 외과 과정만을 들으려고 하거나 물리학, 화학 등을 배우기 거부하는 학생들의 요구를 마다하고 헌신적으로 종사했다는 사실에서 그의 노력을 살펴볼 수 있다. 물론, 물리학 강의는 해군전습소 학생들이 많이 청강하기도 했다고 한다. 여하간 이때 진행된 의학 교육의 영향을 받아 에도를 시작으로 오사카(大坂), 가나자와(金澤), 오카야마(岡山) 등 각지의 의학소(醫學所)에서 서양인 의사를 초빙하여 서양 의학 교육을 실시하였다.[3]

당시는 5개국과 수호통상조약이 체결되고, 안세이 대옥(安政の大獄)이 발생하여 양이론(攘夷論)이 활개를 치던 시대였다. 그런 이유로 폼페가 교육을 시작하면서 일찍이 해부를 나가사키 봉행에게 신청하였지만 쉽사리 허가받기 어려웠고, 결국 마쓰모토 료준(松本良順: 1832~1907) 등의 노력으로 겨우 에도로부터 해부를 실시해도 좋다는 허가를 받게 되었다. 그로부터 1년 후인 1859년 9월 9일에야 일본 최초의 의사에 의한 인체 해부가 시행될 수 있었고, 폼페가 직접 사형수였던 다이라 산료(平三郎)의 사체를 해부하였다. 만일에 대비해 150명이 넘는 병사들의 경호를 받으면서 서판(西坂)에 있는 형장에서 진행된 해부에는 의학생 21명과 나가사키와 인근 지역의 개업의 24명이 참가하였는데, 해부는 3일간에 걸쳐 진행되었다. 이것은 일본에서 의학 교육을 위해 진행된 최초의 인체 해부로 이후 2, 3차의 해부가 진

3 吉良枝郎, 『日本の西洋醫學の生い立ち』, 137-140쪽.

[표 8-1] 1859년 1월 강의 시간표

요일	월	화	수	목	금	토
오전	일반 의학	해부학	일반 의학	해부학	일반 의학	해부학
오후	화학	생리학	화학	생리학	화학	채광학

행되었으며, 2개월 후에 진행된 두 번째 해부에는 60명의 의사와 학생이 참여하였다. 재미있는 것은 당시 여의사 한 명이 참석하여 폼페의 해부를 열심히 참관하였는데, 그녀가 바로 일본 최초의 여성 산부인과 의사인 구스모토 이네(楠本イネ: 1827~1903)로 지볼트의 딸이라는 사실이다.

폼페가 처음 집도하였던 해부에 대해서 당시 나가사키 봉행(奉行)은 "이 해부는 의학 교육을 위한 것으로 동시에 많은 일반인에게 도움이 되어야 하며, 사체는 승려의 독경(讀經) 후 정중히 매장해야 한다."는 조건을 내걸었다. 이 당시까지도 해부가 매우 어려웠던 이유는 해부를 할 사체를 구하기가 쉽지 않았기 때문이고,[4] 이를 잘 알고 있는 폼페는 주어진 기회를 최대한 활용하기 위하여 노력했다고 한다. 그리하여 해부 당일의 상황을 자신의 기록에 다음과 같이 남기기도 하였다.

> 나는 조금의 시간이라도 헛되이 할 수 없었다. 이른 아침부터 저녁 어둠이 내릴 때까지 힘을 냈다. 이것이 최초이자 최후의 시체가 될지도

4 폼페는 교습용 사체가 없음을 여러 차례 탄식했다고 한다. 타이먼 스크리치, 박경희 역, 『에도의 몸을 열다』, 그린비, 2008, 123쪽.

모르기 때문이었다. 가능한 한 이 시체를 이용해야겠다고 생각했다.[5]

한편, 폼페는 해부학의 발전과 직접적으로 연관되는 외과술에도 큰 족적을 남겼는데, 마취를 위한 클로로포름을 일본에 최초로 도입하였다. 1847년 영국 에든버러대학의 산부인과 교수였던 심슨(James Young Simpson: 1811~1870)이 발견한 클로로포름 마취법이 그에 의해서 15년 만에 전래된 것이다.

폼페의 예처럼 외국인에 의한 교육의 장점은 빠른 정보의 획득에도 있었다. 프랑스 의학자 라에네크(René Laennec: 1781~1826)가 개발한 청진기는 30여 년 만인 1848년 네덜란드 상관의였던 모흐니케(Otto. G. J. Mohnike: 1848~1851)에 의해 전해졌고, 1867년 리스터(Joseph Lister: 1827~1912)에 의해 개발된 석탄산을 이용한 소독법도 10년 후에 전래되는 등 의학 기술이 점점 빠르게 전래되었다.[6]

1862년 10월 15일에 의학 교육 수업을 끝으로, 폼페는 61명의 학생들과 이별을 고하고 일본을 떠났다. 학생들의 희망에 따라 전원이 수업증서를 받았는데, 학술과 실제에서 모두 성적이 우수한 22명에게 1급이 주어졌고, 성적이 양호하고 잘 협력하였던 16명에게 2급, 자력으로는 환자 진료가 어려운 23명에게는 3급이 주어졌다. 입문했던 학생은 이보다 많아서 명부에 따르면 마쓰모토 료준을 포함해 135명이었으며, 명부에 포함되지 않은 입문자들도 다수였는데, 이들 중 상당수는 각지에서 유학을 온 인물들이었다.

---

5 吉良枝郎, 『日本の西洋醫學の生い立ち』, 146쪽에서 재인용.

6 吉良枝郎, 『日本の西洋醫學の生い立ち』, 143-146쪽.

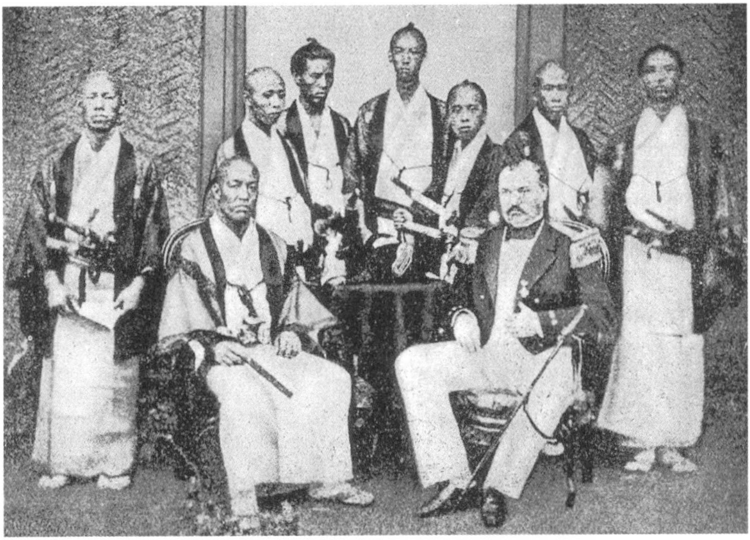

[그림 8-1] 폼페와 문하생들
앞줄 오른쪽이 폼페이다.

한편, 폼페의 문하생으로부터 메이지기 의학 교육과 의료 행정을 지원하는 사람들이 다수 배출되었다. 대표적인 인물로 마쓰모토 료준은 초대 육군 군의총감(陸軍軍醫總監)이 되었으며, 사토 다카나카(佐藤尙中: 1827~1882)는 사토 타이젠(佐藤泰然)의 양자로 번의 명령을 받고 유학하였고, 후에 대학동교대박사(大學東校大博士)로서 순천당의원(順天堂醫院)을 개설하였다. 이 외에도 도쿄대학 의학부 초대 종리(綜理)인 이케다 겐사이(池田謙齋: 1841~1918)가 있으며, 초대 내무성(內務省) 위생국장(衛生局長)이 된 나가요 센사이(長與專齋: 1838~1902)가 있다. 센사이는 오사카의 오가타 고안(緖方洪庵)의 명령에 따라 그의 아들 고레요시(惟準: 1843~1909)와 함께 유학하였으며, 이때 동행한 사사키 도요(佐々大東洋: 1839~1918)는 행운당의원(杏雲

堂醫院)을 설립하였다.[7]

폼페에 이어 바우다윈(Anthonius Franciscus Bauduin: 1820~1885)과 만스펠트(C. G. van Mansveld: 1832~1912)가 뒤를 이었다. 특히, 만스펠트는 폼페와 마찬가지로 해부학의 중요성을 강조하였는데, 네덜란드에서 이용하는 해부 모형을 강의에 사용하는 한편, 실제로 해부를 보여줄 기회를 찾고자 백방으로 노력하였다. 마침 러시아 군함의 선원이 병으로 폼페가 세운 병원 정득관에서 치료를 받다가 군함의 출항 이후 죽게 되자, 그 사체를 해부하였다.[8]

2. 도쿄대학 의학부 설치와 해부학 교육

1867년 막부의 쇼군인 도쿠가와 요시노부(德川慶喜)가 대정봉환(大政奉還), 즉 정권을 조정에 되돌리는 왕정복고(王政復古)를 결정하고 메이지 유신(明治維新)이 시행되면서 일본의 근대화는 새로운 길을 걷게 되었다. 의학의 제도 역시 이에 따라 큰 변화를 겪게 되는데, 메이지 정부는 서양 의학에 기초한 의료 체계를 제도화하기로 결정하였다. 이에 서양 의학이 중심에 서게 되면서 전통 의학 중심의 상징이었던 의학관(醫學館)을 서양 의학의 거점이었던 의학소에 부속시켰다. 그리고 연말에는 의학에 서양 의학을 채용한다는 태정관(太政官) 포고가 시달됨으로써, 서양 의학을 기본으로 한다는 방침이 공식적

7 坂井建雄, 『人體観の歴史』, 岩波書店, 2008, 241쪽.
8 吉良枝郎, 『日本の西洋醫學の生い立ち』, 173-174쪽.

으로 결정되었다.[9]

메이지 유신 이후 새로운 국가의 기반을 마련하기 위해서는 인재 양성이 절실히 요청되었고, 이를 위해서 법학, 정치학, 공학, 광학 등을 가르치기 위한 학교로서 정부는 막부로부터 개성소(開成所)를 접수하였다. 그리고 대학남교(大學南校, 후에 남교로 개칭되는 학교)의 개설을 서둘렀다. 그러나 이들 학문 분야를 어떻게 가르쳐야 할지에 대한 충분한 지식이 없었고, 그들의 경험이라고는 사숙(私塾)이나 난학숙(蘭學塾)에서 궁리학(窮理學), 화학 등을 교육한 정도에 지나지 않았다. 게다가 개성소에서 1855년경부터 근대 과학을 교육하기 시작하였지만 근대식 교육 방식이 아닌 전통적인 교육법에 의해서 진행되어, 구두(句讀)에 따른 지도와 독습(獨習), 윤강(輪講) 등의 방식이 고수되었다.

이에 반하여 의학 교육은 폼페에 의해서 진행된 강의와, 나가사키에 있는 네덜란드 육군의학교의 서양식 의학 교육에 대한 경험이 존재하였다. 특히, 뉴트레히트 육군의학교를 졸업한 보두인과 만스펠트가 막부 말까지, 폼페와 똑같지는 않았지만 서양식 의학 교육을 계속하고 있었다. 그리고 폼페의 제자인 마쓰모토 료준이 폼페의 의학 교육 방식을 막부의 의학소에 그대로 도입하였고, 폼페로부터 외과 기술로 칭찬을 받았던 사토 다카나카도 나가사키 유학 후에 사쿠라(佐倉) 순천당(順天堂)에서 폼페의 방식대로 교육을 진행하였다.

이러한 상황에서 메이지 정부는 서양 의학을 본격적으로 도입하

9 酒井シヅ, 『日本の醫療史』, 391-392쪽.

기 위하여, 그 중심이 될 의학 교육 기관(훗날 도쿄대학 의학부)을 정비하기 시작하였다.[10] 에도 시대의 종두소(種痘所) 및 서양의학소(西洋醫學所)에서 유래한 의학소(醫學所)와 대병원(大病院)을 포함해서 1869년 2월 의학교 겸 병원으로 하고, 같은 해 12월 17일에 대학을 설치해서 의학교 겸 병원을 대학동교(大學東校)라고 하였다. 교장으로는 당시 서양 의술로 이름이 높았던 사토 다카나카가 취임함으로써, 동교(東校)의 의학 교육은 남교와는 다르게 큰 혼란 없이 진행될 수 있었다. 참고로, 메이지 정부가 문교의 중심으로 삼았던 쇼헤이자카학문소(昌平坂學問所)와 비교하여 개성소가 남쪽에 있었기 때문에 대학남교(후에 남교)로 불렀으며, 의학교는 동쪽에 있었던 까닭에 대학동교(혹은 동교)라고 불리게 되었다고 한다.

당시 의학교 및 대학동교에서는 외국인 교사가 없는 상황에서도 인체 해부를 진행했는데, 이는 일본인 스스로 새로운 시대의 의학 교육을 실행하려는 노력의 일환이었다. 대표적인 예로, 1869년 8월 14일 의학교에서 '미키(美幾)'라는 34세 여성의 병사체를 해부하였는데, 그녀가 사후에 자신의 사체를 해부할 수 있기를 원하였고, 유족들 역시 이에 동의하였기 때문에 가능한 일이었다. 이때까지의 해부가 사형수(死刑囚)의 시체를 형장(刑場)에서 해부하는 것이 대부분이었음을 감안하면, 이 해부는 당사자의 의지에 의해서 의학 연구실에서 처음으로 행해진 해부라는 점에서 의의가 있었다. 이것을 계기로 형사체(刑死體)의 해부가 인정되었고, 대학동교의 교육과 연구에도 그것

10 酒井シヅ, 『日本の醫療史』, 400-403쪽.

을 이용할 수 있게 되었다. 처음에는 해부에 형사체를 사용하는 경우가 많았으나 점차 그 수가 줄어들면서, 양육원(養育院) 등 관련된 의료 시설과 교도소에서 무연고로 병사한 시체가 해부의 다수를 차지하게 되었다.[11]

한편 메이지 정부는 당시 영국으로부터 도움을 받고 있었고, 영국인 의사 윌리스(William Willis: 1836~1894)가 활약하면서 초기에는 영국을 중심으로 하는 의학 의료 체계를 구축하고자 하였다. 이에 1869년 사가라 도모야스(相良知安: 1836~1906)와 이와사 준(岩佐純: 1836~1912)을 의학취조어용괘(醫學取調御用掛)로 임명하여 어느 나라 의학을 도입할 것인지 검토하도록 하였는데, 우여곡절 끝에 1870년에 이르러 독일 의학을 도입하기로 결정되었다. 이에 따라 정부에서는 독일인 교사를 고문으로 계약하였는데, 독일인 교사는 일본의 의사에게 자유로이 명령을 내릴 수 있는 위치에 있었다.

도쿄대학 의학부 최초의 독일인 교사는 프로이센 육군 군의소좌였던 뮐러(Benjamin Carl Leopold Müller: 1824~1893)와 해군 군의소위였던 호프만(Theodor Eduard Hoffmann: 1837~1894)이었다. 뮐러와 호프만은 1871년 8월 23일 도착해서, 일본의 의학 교육 제도 확립에 대해 전권을 부여받았고, 도쿄대학 의학부에서 교육 제도를 근본부터 개혁하였다. 독일의 대학 형식에 따르는 의학 교육을 행하기 위해서 규칙을 정비하였다. 수업 연한은 예과 3년 본과 5년이었고, 입학은 매년 1회 9월로 정하였으며, 예과생 60명과 본과생 40명에게 입학을 허

11 吉良枝郎, 『幕末から廢藩までの置縣西洋醫學』, 築地書館, 2005, 97-98쪽.

가하였다. 다음 해 7월에는 규칙이 개정되어 예과 2년 본과 5년이 되었다. 이와 같은 교육 제도를 위해서, 교양 과정과 기초 의학 및 임상 의학 세 분야의 외국인 교수가 충원되었다. 당시 약 300명의 학생이 의학교에 있었지만 학습 상황은 매우 어려웠다. 10~16명이 모여서 함께 독일어 해부서를 읽으면서 공부하였지만 통역으로도 학습이 곤란한 상황이었다. 뮐러의 개혁은 이러한 상황을 일거에 개선해서, 독일의 의과대학을 일본에 이식하는 것을 목표로 삼았다.

교과 과정은 뮐러가 외과 외에도 부인과와 안과를 강의하고, 호프만이 내과를 가르쳤다. 해부학은 뮐러와 호프만이 이론을 강의하고, 다구치 가즈요시(田口和美: 1839~1904)가 해부를 진행하였다. 이때 진행된 뮐러와 호프만의 해부학 강의록 2권이 『의과전서해부편(醫科全書解剖篇)』(1875~1878)으로 출판되었는데, 독일어로 진행된 강의를 일본어로 번역해서 필기한 사람은 1876년 도쿄대학 의학부를 졸업한 야마자키 겐슈(山崎元脩: 1845~1910)였다.

뮐러는 마인츠 출신으로 본대학과 베를린대학에서 의학을 배웠으며, 베를린의 프리드리히 빌헬름 군의학교의 교사를 지내고, 보오전쟁, 보불전쟁에 참전하여 임상 경험을 쌓은 인물이었다. 그는 1871년부터 도쿄대학에 부임하여 의학부의 기초를 세웠으며, 이후 3년간에 걸쳐 의학을 가르친 뒤 궁내성(宮內省)으로 자리를 옮겼다. 1875년에 본국으로 귀국하여 베를린의 폐 병원장에 취임하였고, 1893년에 병으로 사망하였다.

한편, 호프만은 브레슬라우대학에서 의학을 공부하고, 베를린에서 병리학자인 트라우베(Ludwig Traube: 1818~1876) 밑에서 내과를 공부해 조수를 지냈고, 뮐러와 마찬가지로 해군 군의로도 종사하였다.

1871년부터 뮐러와 함께 도쿄대학 의학부에서 3년간에 걸쳐 의학을 가르치고 궁내성으로 자리를 옮겼다. 1875년 본국으로 귀국한 후에는 군의로 복무하다가 1894년 사망하였다.

뮐러와 호프만이 3년간에 걸쳐 도쿄대학 의학부의 기초를 닦은 이후 해부학 전공 외국인 교사로서 세 명의 독일인이 부임하였다. 되니츠(Friedrich Karl Wihelm Dönitz: 1838~1912), 기르케(Hans Paul Bernard Gierke: 1847~1886), 디세(Joseph Hugo Vincent Diesse: 1852~1912), 이 세 사람이 도쿄대학 의학부 본과의 해부학을 담당하였다. 특히 되니츠는 오직 해부학만을 가르쳤으며, 일본에 조직학 및 태생학을 소개하였다. 이후 고가네이 요시키요(小金井良精: 1858~1944)가 독일 유학에서 돌아와 해부학 교수가 되면서 일본인에 의한 해부학 강의가 진행되었는데, 본격적으로 내국인에 의한 서양 해부학이 시작되었다는 점에서 의의가 있었다.[12]

이후 1890년을 선후하여 도쿄대학을 졸업한 의학사(醫學士)가 전국의 의학교에 교수로 채용되면서 독일 중심의 서양 의학이 일본 전역으로 퍼지게 되었다. 특히 1897년에 신설된 교토의과대학(京都醫科大學)에서 스즈키 분타로(鈴木文太郎)가 해부학 교수가 되었고, 새로 설립된 후쿠오카의과대학(福岡醫科大學)에서도 도쿄의과대학 교수인 오사와 가쿠타로(大澤岳太郎)가 교수를 겸임함으로써 일본의 해부학 교실이 세 대학에 설치되었다. 이어서 문부성 관할이나 부립(府立) 혹은 현립(縣立)의 의학전문학교에서 해부학 전공 교수를 채용하게 되

12 坂井建雄, 『人體觀の歷史』, 241-242쪽.

면서, 일본 의학에서 해부학은 기초 의학으로 자리 잡게 되었다.

이렇듯 도쿄대학을 중심으로 하는 서양 해부학 교육이 진행됨과 동시에 서양 의학을 제도화하기 위한 노력의 일환으로 의제(醫制)가 마련되었다. 1870년 정부는 조약의 개정과 유럽의 제도 등을 조사할 목적으로 이와쿠라 토모미(岩倉具視: 1825~1883)를 특명전권대사(特命全權大使)로 임명하고 사절단을 구성하여 파견하였는데, 나가요 센사이(長與專齋: 1838~1902)가 의학과 의료 조사를 담당하였다. 그는 귀국 후 문부성 의무국의 국장으로 의료와 관련된 법규 제정에 착수하였고, 1873년 문부성에서 새로운 의료제도를 정한 법규인 의제를 마련하고 이듬해 공포하였다.[13]

1874년 공포된 총 76조에 해당하는 조문에서 위생 행정과 서양 의학에 기초한 의학 교육, 의사 면허 제도, 의약 분업 등 다양한 의료와 위생 행정의 조치들이 다루어졌다. 이때 유럽의 제도를 모델로 한 까닭에 일본 실정에 맞지 않을 수도 있다는 사정을 감안하여 도쿄와 교토, 그리고 오사카의 3대 도시부터 시행하도록 하였다. 그리고 76개의 조문 중 제37조인 '의술개업시험(醫術開業試驗)'은 의사 면허 제도의 근간이 되었을 뿐만 아니라 해부학의 정식화에도 큰 영향을 미쳤다. 그 내용을 보면 다음과 같다.

제37조 의사는 의학 졸업 증서 및 내과, 안과, 산과 등 전문 과목을 2년 이상 실험했다는 증서를 소지한 자를 시험하여 면허를 주고 개업을

---

13 新村拓, 『日本醫療史』, 吉川弘文館, 2006, 225-227쪽.

허락한다.

이전에 개업한 의사는 학술 시험을 면제하고, 이력서와 치적을 헤아려서 2등급으로 나누어 가면허를 준다. 의제가 시행되고 10년 사이에 개업을 원하는 자는 다음의 시험을 거쳐야 면허를 받을 수 있다.

1. 해부학대의
2. 생리학대의
3. 병리학대의
4. 약제학대의
5. 내외과학대의
6. 병상 처방 및 수술

지금 개업하여 가면허를 받은 자와 30세 이하는 3년마다 반드시 위의 시험을 거쳐 면허를 주고, 다만 뜻이 있는 자는 연령에 구애받지 않고 시험을 신청할 수 있다.

신과, 안과, 정골과(整骨科) 및 구중과(口中科) 등 전공하는 과를 수학한 자는 각기 국부해부, 생리, 병리 및 수술을 시험해서 면허를 준다.

종두(種痘)는 천연두 병리와 치료의 개략, 그리고 우두의 종법(種法)을 이해한 사람을 시험하여, 가면허를 주고 시술을 허락한다.[14]

이렇게 해서 마련된 조문에 따라 앞서 언급한 3개 도시에서 1875년부터 1년에 네 차례의 시험을 시행하였다. 서양 의학을 배우지 않은 경우에는 아예 면허를 받지 못하게 함으로써 서양 의학을 공식화

---

14 酒井シヅ, 『日本の醫療史』, 418쪽에서 재인용.

한 것이었는데, 시험 과목 가운데 해부학을 가장 먼저 언급한 것은 해부학이 기초 의학으로 확고하게 자리 잡았음을 보여 준다.

한편, 이와 같은 일련의 의제 개혁은 전통 의학을 금지한 것은 아니었지만, 서양 의학에 의거하지 않고서는 의사가 될 수 없도록 함으로써 결국 새로운 의사를 배출할 수 없도록 하는 조치였다. 따라서 이때까지 활동하던 전통 의사들은 격렬하게 항쟁하였는데, 그럼에도 불구하고 결국 1883년 「의술개업시험규칙」 혹은 「의사면허규칙」이 실시됨으로써 전통 의학은 사라지고 서양 의학이 일본 내에서 명실상부하게 중심에 서게 되는 의료 체계가 구축되었다.

3. 메이지 시기의 해부학 교과서

메이지 시대에는 해부학의 학습을 위해서 여러 종류의 해부학서가 출판되었다. 이들 해부학서의 내용은 시대에 따라 변화하였는데, 메이지 정부가 초창기에는 영국을 모델로 의학과 의료 제도를 정비하려고 하다가 독일로 방향을 바꾸면서 나타난 현상이었다. 그리하여 1868년부터 1877까지는 주로 영어 해부학서가 번역되다가, 이후 1887년까지는 도쿄대학 의학부에서 독일인 교수가 진행한 강의에 기초한 해부학서가 만들어졌다. 다시 1904년까지는 독일어 해부학서와 함께 일부 해부학서가 일본어로 쓰이기 시작해서 1905년 이후로는 독자적인 해부학서가 나오게 된다. 이를 시기에 따라 보다 구체적으로 살펴보자.[15]

영어 해부학서의 번역기

1870년대 후반까지 사립과 공립 의학교가 각지에 만들어지기 시작했지만, 당시 출판된 해부학 교과서는 영어 해부학서를 번역한 것이 전부였다. 이 무렵 진행되었던 대학동교 독일인 교사에 의한 의학 교육이 사립과 공립 의학교에 특별히 영향을 주지는 못하였다. 대표적으로 시노다 히데미치(篠田秀道), 마쓰무라 노리아키(松村矩明: 1842~1877), 오카자와 테이이치로(岡澤貞一郎), 무라카미 덴효(邨上典表: ?~1892) 등이 번역한 해부학서가 출판되었다.

시노다 히데미치는 시즈오카(静岡) 출신으로, 데키주쿠(適塾)에서 난학을 2년 가까이 공부하고, 아와지시마(淡路島)에서 도쿠시마(德島)로 이사를 하여 의원을 경영하였다. 1866년에 설립된 아와(阿波)번의 양학교에서 영어 교육을 담당하면서 『영국기병조련식(英國騎兵操練式)』, 『영국야포연습식(英國野砲演習式)』 등을 번역하였다. 그가 번역한 두 권의 『해체설약(解體說約)』은 1870년 11월 18일 판허에 의해 발행되었는데, 1권은 범례, 총괄, 해부도에 이어서 본문이 39페이지이고, 2권은 해부도에 이어 본문 42페이지로 구성되어 있었다.

원저는 미국의 닐(John Neill: 1819~1880) 등이 학생들에게 강의하기 위하여 의학 전반의 요점을 다룬 『의과학제분야분석요략(醫科學諸分野分析要略)』(*An Analytical Compendium of the Various Branches of Medical Science*, 1848)으로, 내용은 해부학, 생리학, 외과학, 산과학(産科學), 약

15 이하 해부학 교과서에 대해서는 Sakai Tatsuo, "Historical Development of Modern Anatomy Education in Japan", 『日本醫史學雜誌』 56-1, 2010; 坂井建雄, 『人體觀の歷史』, 244-248쪽 참조.

학, 화학, 내과학을 포함하고 있었다. 이 중에서 『해체설약』은 해부학 총론과 골학(骨學), 관절학(關節學)만을 뽑아서 번역한 것으로, 해부도는 제1권의 3페이지와 제2권의 4페이지에 총 43점이 실렸다. 골학과 관절학을 다루었지만, 메이지 시대에 들어서 영어를 번역한 해부학서의 효시였으며, 같은 원저를 마쓰무라 노리아키가 번역해서 『해부적요(解剖摘要)』(1875)로도 출판하였다.

마쓰무라 노리아키는 오노(大野)번(현 福井縣) 출신으로, 난학과 영학을 공부하고 사토 다카나카와 마쓰모토 료준 밑에서 의학을 배웠다. 함관전쟁(函館戰爭: 1868~1869)에 종군(從軍)했으며, 1871년에 오사카의학교(大阪醫學校)의 대학대조교(大學大助敎)가 되었다가 1873년에는 사카이현(堺縣) 의학교 교수가 되었다. 오사카의 히라노마치(平野町)에서 개업하고, 의학에 관한 다수의 저역서를 출판하였다. 1872년에 대표 저술인 20권의 『해부훈몽(解剖訓蒙)』이 나왔으며, 개정판이 1880년에 간행되었다. 그리고 2권의 『그레이씨해부훈몽도(虞列伊氏解剖訓蒙圖)』가 같은 해인 1872년에 출판되었다.

『해부훈몽』은 골론(骨論, 1-3권), 인대론(靭帶論, 4권), 근론(筋論, 5-7권), 영양기론(榮養器論, 8-9권), 맥관론(脈管論, 10-12권), 호흡기론(呼吸器論, 13권), 비뇨기론(泌尿器論, 14권), 생식기론(生殖器論, 15권), 신경론(神經論, 16-18권), 오관론(五官論, 19-20권)으로 구성되어 있었다. 원저는 미국의 레이디(Joseph Leidy: 1823~1891)의 『인체해부학초보논고(人體解剖學初步論考)』(*An Elementary Treatise on Human anatomy*, 1861)였지만, 전체를 번역한 것은 아니고 각론의 해부학적인 기술만을 선택해서 번역하였다. 원저의 내용에 따라 제법 충실하게 번역되었으며, 특히 원저의 의미를 제대로 이해하고서 읽기 쉬운 일본어 문장으로 번역했다는 점에서 잘 만들어진 번역서였지만, 원저에 게재되어 있던 해부도가 수록되지 않은 점이 단점이었다.

『해부훈몽』에 해부도가 없었다는 한계를 대신하여 『그레이씨해부훈몽도』는 그레이(Henry Gray: 1827~1861)의 해부학 *Anatomy: Descriptive and Surgical* (1858)에서 해부도만을 취해서 명칭을 일본어로 번역한 것이었다. 그러나 그림의 배열은 그레이의 원저 그대로는 아니며, 『해부훈몽』의 기술에 맞춰서 변경한 것이었다. 그리하여 골학(骨學)의 그림이 후두골(後頭骨)로부터 시작하였고, 근학(筋學)의 처음에 있는 전신의 근육도(筋肉圖)는 그레이의 원저에는 없는데 다른 책에서 가져온 것이었다. 애초부터 『해부훈몽』과 『그레이씨해부훈몽도』를 세트로 구상하고 번역을 진행하였음을 알 수 있다.

다케시 쇼키치(武昌吉)는 나가오카(長岡)번(현 新潟縣) 출신으로 도쿄부(東京府)의 의무관리(醫務官吏)를 지냈던 인물로, 1918~1919년에는 위생과(衛生課) 과장을 지내기도 하였다. 의학 및 위생과 관련한 저서를 남겼는데, 위생과 관련하여 1880년 『위생람요(衛生攬要)』를 간행하였다. 해부학과 관련해서는 1873년에 나온 3권의 『해체설략(解體說略)』이 있는데, 서언에서는 8권으로 한다고 기술하였지만 3권 이후는 간행되지 못하였다. 1권에서는 총론과 골론(骨論)의 전반부인 척추(脊椎), 두개(頭蓋)를 다루고 있으며, 2권에서는 골론의 후반부인 흉곽, 골반, 상지(上肢), 하지(下肢), 치아와 관절론을 다루고 있다. 한편 1권에는 여섯 페이지의 해부도와 2권에 여덟 장의 해부도가 있어서, 본문과 대응하고 있다.

『해체설략』의 원저는 하트숀(Henry Hartshorne: 1823~1897)의 『의과학개관(醫科學概觀)』(*A Conspectus of the Medical Science*, 1869)으로, 일

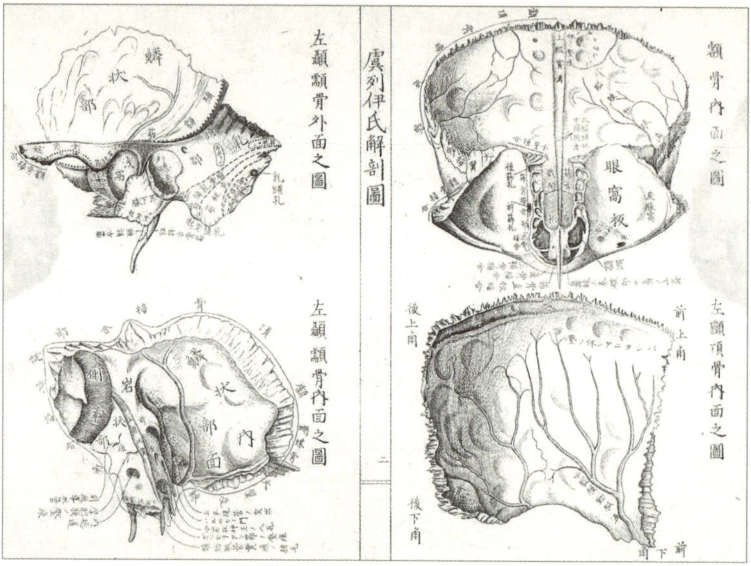

[그림 8-2]『그레이씨해부훈몽도』

부분만을 뽑아서 번역한 것이다. 같은 원저를 무라카미 덴효가 번역해서『하씨해부적요(華氏解剖摘要)』(1877),『하씨유기화학(華氏有機化學)』(1878),『하씨화학서(華氏化學書)』(1878)로 출판하기도 하였다.

오카자와 테이이치로는 다이쇼지(大聖寺)번(현 石川縣) 출신으로 오사카의학교와 관계가 있지만 상세한 내용은 알려져 있지 않다. 의학 관련 저역서를 다수 출판하였는데, 해부학과 관련해서는 6권인『해부필휴(解剖必携)』(1874)가 있다. 1권에 있는 목록에는 9권까지의 목록이 기록되어 있지만 7권부터는 간행되지 않았는데, 내용은 국소해부학을 다루고 있다. 각 편을 살펴보면 1) 해부 일반의 주의, 2) 두부(頭部), 3) 안면, 4) 두개강(頭蓋腔), 5) 안와(眼窩), 6) 경부(頸部), 7) 인후, 8) 흉부, 9) 상지, 10) 복부, 11) 하지로 구성되어 있다. 한편 목차에는 들어 있으나, 12) 회음(會陰)과 남성 생식기, 13) 여성 생식기, 14) 흉부와 종격(縱隔), 15) 경배부근(頸背部筋), 16) 흉곽근(胸廓筋), 17) 안구(眼球)는 빠져 있다. 원저는 미국의 애그뉴(David Hayes Agnew: 1818~1892)의 『실용해부학』(*Practical Anatomy for Dissector*, 1856)의 제2판(1868)으로, 일본에서는 최초로 간행된 국소해부학 서적이었다.

독일인 해부학 강의록

독일인 교수의 강의를 기반으로 하는 해부학서가 1877년을 전후한 시기부터 나타나기 시작하였다. 도쿄대학의 뮐러와 호프만의 강의를 번역 필기한 것으로, 다구치 가즈요시(田口和美: 1839~1904)와 나라사카 겐이치로(奈良坂源一郎)의 해부서가 있다.

1875년부터 1878년 사이에 간행된 전24권 27책의 『의과전서해부편(醫科全書解剖篇)』은 독일인 교수였던 뮐러와 호프만이 독일어로 행했던 해부학 강의를 번역 필기해서 간행한 것이었다. 총 2,175페이지에 달하는 방대한 이 저술의 번역과 집필을 담당했던 것은 야마자키 겐슈(山崎元脩: 1845~1910)였다. 그는 대학동교의 제1기 졸업생으로 1871년에 입학해서 1876년에 졸업하였는데, 니가타의학교(新瀉醫學校) 교장과 제생학사(濟生學舍) 부속병원장(附屬病院長) 등을 지냈다. 이후 개정판에 해당하는 도쿄대학 의학부 『개정의과전서해부편(改訂醫科全書解剖篇)』이 1877~1884년에 걸쳐 출판되었다.

『의과전서해부편』은 해부도를 포함하고 있지 않았으며, 크게 다섯 부분으로 나뉘었다. 첫째로 골(骨)이 1-4권에 해당하였고, 둘째로 근(筋)이 5-7권까지, 셋째로 내장(內臟)과 감각기(感覺器)가 8-9권, 성음(聲音)과 호흡기가 10권, 소화기가 11-13권, 비뇨생식기(泌尿

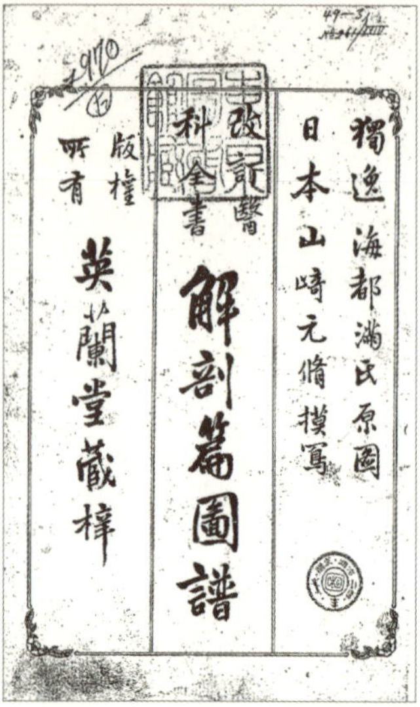

[그림 8–3] 『개정의과전서해부편도보』

生殖器)가 14-16권까지였다. 넷째로 맥관(脈管)이 17-20권까지, 다섯째로 신경이 21-24권까지 기술되었다. 해부도가 없는 단점을 보완하기 위하여 야마자키 겐슈가 하이츠만(Carl Heitzmann: 1836~1896)의 해부학도보를 모사하고 일본어 번역을 붙여 『개정의과전서해부편도보(改訂醫科全書解剖篇圖譜)』(1880~1884)를 출판하였다. 502페이지에 총 603개의 그림이 실렸는데, 그림의 배열은 하이츠만의 원저를 따르지 않고 『의과전서해부편』의 순서와 일치되게 하였다.

다구치 가즈요시는 대학동교에서 해부학을 연구하여, 1877년에 도쿄대학 의학부 해부학 초대 교수가 되었다. 1887부터 1889년까지 독일에 유학하였으며, 1893년에는 일본해부학회를 창립해서 초대 회장이 되었다. 그가 저술한 『해부람요(解剖攬要)』(1877~1881)는 도쿄대학 의학부에서 되니츠의 강의와 영어, 독일어 해부학서를 참조해서 쓴 것이었다. 해부도는 포함하지 않았는데, 『증정해부람요(增訂解剖攬要)』 3권이 1894년에 출판되었다.

그의 『해부람요』는 13권 14책으로, 총 1,088페이지에 달하였다. 내용은 크게 6편으로 나뉘는데, 1-3권까지는 골학(骨學), 4권은 인대학(靭帶學), 5-6권은 근학(筋學), 7-9권까지는 내장학(內臟學)으로 소화기, 호흡기, 비뇨기, 생식기, 혈관과 선(腺), 감각기를 다뤘다. 10-11

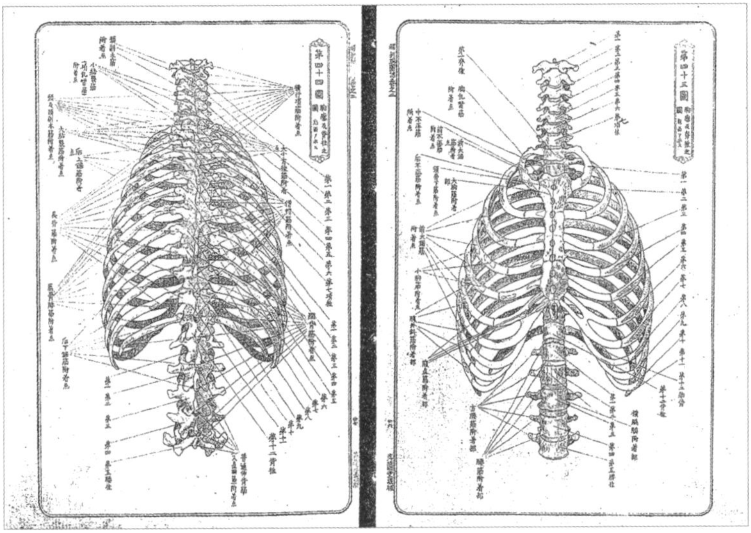

[그림 8-4] 『개정의과전서해부편』의 흉곽도

권에서는 맥관학을, 12-13권에서는 신경학을 서술하였다. 구성은 『의과전서해부편』과 유사하였지만 세부적인 면에서 차이가 있었는데, 『해부람요』에는 골학을 두개(頭蓋)로부터 시작하는 『의과전서해부편』과는 다르게 체간(體幹), 두개(頭蓋), 상지(上肢), 하지(下肢)의 순서로 하였고, 『의과전서해부편』이 감각기를 내장학의 처음에 둔 것과 다르게 맨 마지막에 다루었다. 범례에는 되니츠로부터 배운 것에 독일과 영국의 해부학서를 참조해서 서술했지만, 구체적인 서명은 기록하지 않았다.

나라사카 겐이치로는 1881년 도쿄대학 의학부를 졸업하고 아이치의학교(愛知醫學校)의 교사가 되어 조직학, 해부학, 국소해부학을 가르쳤다. 1883년 『해부대전(解剖大全)』, 1888년 『간명조직학(簡明組織學)』, 1895년 『간명태생학(簡明胎生學)』 등 해부학에 관련한 다수의 저술을 남겼다. 『해부대전』은 도쿄대학 의학부에서 되니츠의 강의에 독일어 해부학서와 도쿄대학 의학부에서의 해부 경험을 더하여 기록한 것이었는데, 해부도는 포함되지 않았다.

그의 『해부대전』은 총 3권으로 2,119페이지에 달하며, 1) 해부학총론, 2) 골학, 3) 인대학, 4) 근학, 5) 감각기학, 6) 내장학, 7) 신경학, 8) 맥관학의 8편으로 되어 있다. 해부학총론을 특별히 설정한 것과 감각기를 내장으로부터 분리시킨 점이 독특하다. 범례에는 집필에 있어서 헨레(Friedrich Gustav Jacob Henle: 1809~1885), 히르틀(Joseph Hyrtl: 1810~1894) 홀슈타인(Lion Hollstein: 1811~1892)의 해부학서와 되니츠의 강의, 프레이(Heinrich Frey: 1822~1900)의 조직학서를 참고하였다고 쓰고 있다.

독일어 해부학서 저술

독일어 해부학서를 기반으로 쓰이거나 번역된 것은 1887년경부터 나타났는데, 이마다 쓰카누(今田束: 1850~1899)와 이시카와 요시나오(石川喜直: 1859~1916)의 저역서가 그것이다.

이마다 쓰카누는 정규 의학 교육을 받지 못했지만, 도쿄대학 의학부에 취직해 해부학 조수가 되면서 다구치 가즈요시를 보좌하여 해부학 연구에 업적을 남겼고, 그 공로로 1818년에 조교수가 되었다. 1876년 『동맥일람도해(動脈一覽圖解)』, 1878년 『신경일람도해(神經一覽圖解)』, 1887년에는 총 3권의 『실용해부학(實用解剖學)』 등을 저술하였고, 총 4책의 『하이츠만씨해부서(海都滿氏解剖書)』(1884~1887)를 교열하였다. 『하이츠만씨해부서』는 하이츠만의 『인체기술국소해부학(人體記述局所解剖學)』(*Die descriptive und topogaphische Anatomie des*

Menschen, 1870~1875)을 번역한 것이다.

특히 『실용해부학』은 다수의 해부도를 포함한 해부학서로, 의학생들이 즐겨 사용한 명저여서 30판까지 판을 거듭하였다. 총 324장의 해부도와 각 권말에 뢴트겐 사진 및 부록도가 첨가되어 있다. 1) 골학, 2) 인대학, 3) 근학으로 구성된 1권과 4) 내장학을 다룬 2권, 5) 혈관학, 6) 신경학을 다룬 3권이었다. 범례에서는 집필에 참조된 해부학서로, 헨레, 히르틀, 크라우제(Karl Friedrich Theodor Krause: 1797~1868), 호프만, 마이어(Aloys Michael Mayer: 1766~1831), 보크(Carl Ernst Bock: 1809~1874), 홀슈타인, 게겐바우어(Carl Gegenbaur: 1836~1903) 등의 저서를 거론하고 있다. 『실용해부학』은 무엇보다도 독일어와 일어가 병용된 해부서이며, 조직학에 대한 책이었다는 점이 특징이었다.

이시카와 요시나오는 도쿄대학 해부학교실에서 수학하고, 1886년 오사카의학교에 재직했다가 1900년 가나자와(金澤) 제4고등학교 의학부로 옮겨 교수가 된 인물이었다. 저서로는 5권의 『인체해부학(人體解剖學)』(1903~1904), 『인체해부실습법(人體解剖實習法)』(1909), 『국소해부학(局所解剖學)』(1912~1913) 등이 있다. 『인체해부학』은 상세한 해부도를 포함한 해부서로 당시에 널리 이용되었다. 『인체해부학』 본문 중에는 각 권말에 1,097점에 달하는 해부도가 포함되어 있으며, 일부 해부도에는 적색, 청색, 황색으로 색이 칠해져 있어서 이해에 도움을 주었다. 해부도의 대부분은 톨트(Karl Toldt: 1840~1920)의 『학생과 의사를 위한 해부학도보』(*Anatomischer Atlas für Studierende und Ärzte*, 1896~1897)에서 가져온 것이다. 내용은 1) 골학, 2) 인대학, 3) 근학, 4) 내장학, 5) 감각기학, 6) 맥관학, 7) 신경학을 다루고 있으며, 범례에서는 집필을 위해서 참고한 해부서로 헨레, 라우버(August Antinous

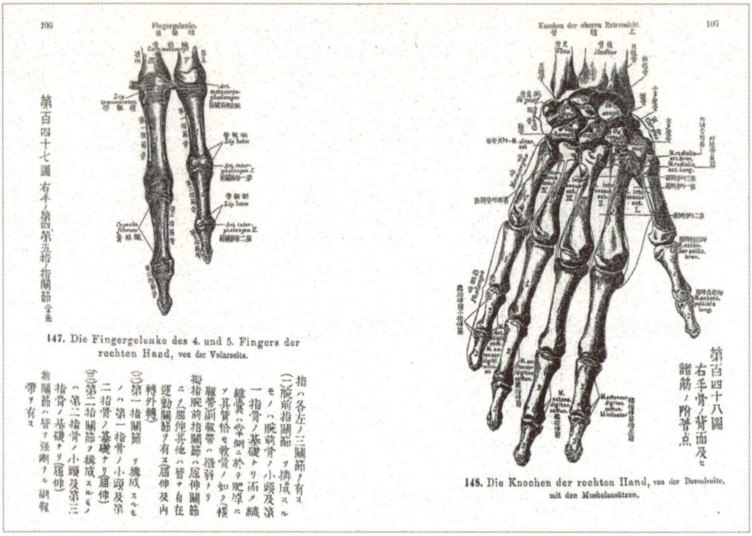

[그림 8-5] 『하이츠만씨해부서』의 오른손의 골절 해부도

Rauber: 1841~1917), 톨트 등의 저서를 언급하고 있다.

해부의 사회화: 헌체

의학교에서의 인체 해부는 메이지 초기부터 시작되었지만, 인체 해부에서 법적인 규정이 마련된 것은 1908년에 시행된 감옥법(監獄法)에 의해서였다.[16] 이것은 제2차 세계대전 직후까지 법률상의 근거가 되었다. 그 제75조에는 "수형자의 사체는 명령이 정한 바에 의해 해부를 위해, 병원, 학교 또는 기타 공무소에 그것을 송부할 수 있다." 라고 규정되어 있었다. 이것은 수형체(受刑體)를 해부해도 좋다는 규

16 이하 헌체 운동에 대해서는 坂井建雄, 『人體觀の歷史』, 252-255쪽 참조.

정이었다. 이 외에 해부체에 대해서는 제2차 세계대전 후인 1949년의 「사체해부보존법」에 이르기까지 법적인 규정이 없었다. 그래서 인체 해부를 위한 시체는 알 수 없는 경로를 통하여 공급되었고, 해부체를 확보하기 위해서 해부학교실 관계자들은 노심초사할 수밖에 없었다.

전전까지의 해부체의 공급원은 형을 받은 시체, 치료를 받다가 죽은 환자의 시체, 무연고의 병사체가 주된 것이어서, 본인이 생전에 사후 시신을 기증한 특별한 해부는 매우 예외적이었다. 도쿄대학의 메이지 초기 통계에 따르면 1876년경까지는 형을 받은 사체가 주로 이용되었지만, 이 이후에는 병으로 죽은 환자나 무연고의 시체가 대부분을 차지하였다. 이러한 상황은 메이지, 다이쇼(大正) 시기에도 계속되었으므로, 도쿄대학은 대부분 양육원에서 무연고 유체(遺體)를 확보하는 대신 장례 비용을 부담하였다고 한다. 공식적으로는 유체를 병리해부에만 이용해야 했지만, 유족이 없는 경우에는 전신의 계통해부에 몰래 유용되었다. 도쿄대학의 해부학교실의 기록에 의하면 계통해부를 실행한 가운데 나중에 유족이 밝혀져서 사후 처리에 어려움을 겪은 일도 있었다고 한다.

이와 같이 의학 교육을 위해서 인체 해부가 필요했으면서도, 그것을 위한 유체의 확보는 법적으로 뒷받침되지 않았기 때문에 해부학교실 관계자에 의해 음성적으로 시행된 것이 당시의 상황이었다. 그러나 제2차 세계대전이 끝난 이후 1949년에 「사체해부보존법(死體解剖保存法)」이 시행되면서, 의학의 교육과 연구를 위한 인체 해부에 대한 규정이 마련되었다. 이 법에는 인체 해부가 허락되는 조건이 상세하게 규정되어 있었다. 이 법률에 의해 정해진 인체 해부 실습에 관한 원칙적인 규정은 다음과 같다.

1. 의학부, 치학부의 해부학 교수·조교수의 지도 아래 할 것(의학에 관련한 대학의 해부학 교수·조교수가 해부하는 경우, 제2조 제1항 2호)
2. 의학부, 치학부의 해부 실습실에서 시행할 것(의학에 관련한 대학에서, 제10조)(특별히 설치된 해부실에서, 제9조)
3. 의학 교육을 위해서 시행할 것(사체의 해부가 적정하게 행해지는 한에서 의학—치학을 포함하여—의 교육에 도움이 될 것, 제1조)
4. 사체에 대한 예절을 잃지 않을 것(사체의 해부를 행하거나 또는 그 일부를 보존하는 자는 사체의 취급에 특별히 예의를 잃지 않도록 주의할 것, 제20조)[17]

인체 해부의 지도자, 장소, 목적을 규정하였지만, 그 취지는 유체에 대한 유족과 사회의 감정을 소중히 하는 것이었다. 그러나 2차 세계대전 이후 의학 및 치과 대학이 증설되고, 학생 수가 많아지면서 해부를 위한 사체가 더욱 필요해졌다. 그러나 사회가 점차 안정되면서 형사체나 의탁할 곳이 없는 병사체도 줄어들면서 그와 같은 요구에 상응하는 사체는 줄어들었고, 결국 의학 교육을 위한 해부체가 부족한 상황에 직면하게 되었다.

그러던 중 1950년대 중반에 들어서 의학 교육의 위기를 우려한 사람들이 사후에 자신의 신체를 기증하기 위해 대학과 상담을 하게 되면서 헌체 운동(獻體運動)이 시작되었다. 최초의 헌체 모임이었던 백국회(白菊會)는 도쿄대학에 헌체를 하는 사람들의 모임으로, 1955년

17 坂井建雄, 『人體觀の歷史』, 252쪽에서 재인용.

에 결성되었다. 이후 전국의 대학 의학부와 치학부에도 헌체 모임이 널리 퍼졌고, 1971년에는 일본 전국의 대학과 헌체 모임의 교류를 위한 독지해부전국연합회(篤志解剖全國連合會)가 설립되어 헌체 운동을 추진하기 시작하였다. 헌체자 및 헌체를 지원하는 사람들의 설득으로 국회에서 헌체에 관한 논의가 시작되었고, 1982년부터 헌체자에게 문부대신의 감사장을 증정하는 제도가 실행되기에 이르렀다. 그리고 다음 해인 1983년에는 "의학 및 치학 교육을 위한 헌체에 관한 법률"이 성립, 시행되었다. 이렇게 헌체가 사회에 널리 알려지면서 헌체 등록자의 총 수가 2008년 현재 21만 명을 넘어서고, 매년 3,000명을 넘는 헌체자의 유체가 해부되고 있다. 헌체 등록이 어느 정도 충족되면서 새로운 헌체 등록을 중지하는 대학이 서서히 나타날 정도에 이르렀으며, 일본은 의학 교육을 위해 자유롭게 인체 해부를 할 수 있을 상황이 되었다.

제3부

한국 의학과 해부학

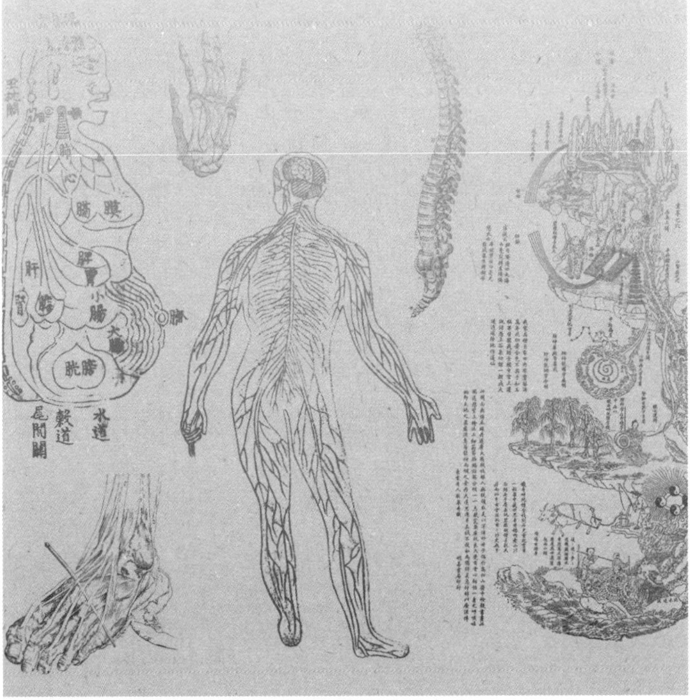

제9장 중국 의학의 전래와 생리학적 신체관

1. 중국 의학 전래와 『의방유취』

고대 이래로 중국의 전통 의학이 전해졌으며, 신라 시대 이후로 국가 의료 교육에서 고대 중국의 의서들이 교과서로 이용되었다는 점을 고려한다면 한국은 분명 중국의 한의학에서 바라보는 인체에 대한 이해를 갖고 있었음에 틀림없다.[1] 다만, 그것이 구체적으로 어떻게 전개되었는지에 대해서는 명확하게 알 수 없는데, 고대의 의서는 남아 있지 않으며, 고려의 의서는 주로 구급방 중심이었기 때문이다. 해부, 내지는 신체에 대한 인식을 파악할 수 있는 가장 이른 시기의 자료로는 『향약집성방(鄕藥集成方)』과 『의방유취(醫方類聚)』를 들 수 있다. 조선 세종 때에 편찬된 두 의서는 분량이 방대하면서도 당시 의학에서 다루고 있는 질병의 전반을 언급하고 있기 때문에, 여기서 탐구하고자 하는 인체에 대한 인식을 살펴볼 수 있는 좋은 자료이

---

1 孫弘烈, 『韓國中世의 醫療制度研究』, 修書院, 1988, 57쪽.

다. 특히 『의방유취』는 당시까지의 의학을 총정리하여, 임상의 활용에 치중한 『향약집성방』에 비해 의학의 기초로서 인체에 대한 언급을 중시하고 있었다.

중국의 고대 의서들은 크게 몇 가지의 형태로 대별될 수 있는데, 『내경』이나 『난경』과 같이 의학의 이론에 관한 것과 『상한론』과 같은 임상 중시의 의서이다. 이후 당송 시대를 지나면서 임상을 중시하는 다양한 종류의 방서(方書)들이 출현하였는데, 이들의 특징은 먼저 질병을 분류하고 그에 대한 진단 및 치료를 언급하고 있었다는 점이다. 그런 까닭에 오히려 인체가 구성된 방식이나 각각의 장부들이 갖는 기능적인 측면들에 대한 서술은 극히 적었다. 이 부분에 대해서는 『내경』 등에서 언급된 내용을 철저하게 따르면서, 그 외의 치료술을 언급하는 양상을 띠고 있었다. 따라서 임상을 위주로 하는 의서들의 경우 대부분 인체에 대해서 언급하지 않고 질병의 치료를 중심으로 편제되었는데, 『향약집성방』 역시 그와 같은 전통에서 크게 벗어나지 않았다.[2]

물론 이와 같은 특색은 『의방유취』에서도 재현되었다. 1433년(세종 15)에 85권 30책이라는 거대한 규모로 『향약집성방』이 편찬된 뒤 1445년(세종 27) 무려 365권으로 탄생한 『의방유취』는 조선 전기 국가에 의해서 진행된 거대한 의서 편찬 프로젝트의 완결이었다고 해도 과언이 아니었다. 그 규모만큼 『의방유취』에는 당시까지의 의학에 관한 모든 정보를 담으려는 의지가 분명히 드러났는데, 편찬자들

2 이경록, 「『향약집성방』의 편찬과 중국 의료의 조선화」, 『의사학』 20-2, 2011.

은 몇몇 특색 있는 구성을 보여 주고 있었다. 우선 『의방유취』의 첫 부분에는 훌륭한 의사가 되기 위한 지침이 실려 있는데, 이는 다른 의서에서는 볼 수 없는 특징이다. 당나라의 손사막(孫思邈: 581~682)이 지은 『천금방(千金方)』에 실려 있는 내용 일부를 가져와 서술하면서, 훌륭한 의사가 되기 위해서는 반드시 『내경소문(內經素問)』과 『침구갑을경(鍼灸甲乙經)』, 『황제침경(黃帝鍼經)』, 『신농명당경(神農明堂經)』, 『황제유주맥경(黃帝流注脈經)』 등을 읽어야 하며, 12경맥(經脈)과 삼부구후(三部九候), 오장육부(五臟六腑), 몸의 겉과 속, 전신의 경혈(經穴)에 정통해야 한다고 말한다. 즉, 의학의 원리에 대한 탐구와 함께 신체의 구성으로서 오장육부, 진단과 치료에 필요한 진맥과 혈(穴) 자리에 대한 이해의 필요성을 말하는 것이었다. 물론 이상의 학문적인 측면 이외에도 인성적인 측면에서 유가(儒家), 불가(佛家), 도가(道家)의 경서들을 읽음으로써, 의사가 가져야 할 인의(仁義)의 도리나 대자대비(大慈大悲)의 덕성을 이해하여야 하고, 또한 자연법치의 운행에 대해서도 식견을 가져야 한다고 하였다.[3]

기본적으로 내과를 위주로 하였던 전통 의학의 진단 및 치료에 있어서 해부나 해부학에 기초한 인체 이해는 강조되지 않았다. 여기에는 여러 가지 이유가 있겠지만, 해부가 일상적인 진단과 치료법으

3 金禮蒙 外, 『醫方類聚』 卷1, 總論1, 千金方, 「論大醫習業」, 東洋醫科大學, 1965. "凡欲爲大醫, 必須諳素問·甲乙·黃帝鍼經·明堂流注·十二經脈·三部九候·五臟六腑·表裏孔穴·本草·藥對 張仲景·王叔和·阮河南·范東陽·張苗靳邵等諸部經方 又須妙解陰陽祿命·諸家相法 及灼龜五兆·周易六壬竝須精熟 如此乃得爲大醫…若不讀五經 不知有仁義之道 不讀三史 不知有古今之事 不讀諸子 覩事則不能默而識之 不讀內經 則不知有慈悲喜捨之德 不讀莊老 不能任眞體運 則吉凶拘忌 觸塗而生."

로 사용되기 어려운 점이 가장 큰 이유였다. 그것을 보완할 수 있는 다른 방법이 필요했는데, 결국 겉으로 드러나는 증상을 통해 진단하고 다시 치료의 원칙을 찾기 위한 방편으로서 증후의 판단에 초점이 맞춰졌다. 그런 까닭에 『의방유취』에서는 앞서 좋은 의사가 되기 위한 지침에 이어 다음과 같이 말하고 있었다.

> 장담(張湛)이 말하기를 의학에 정통하기 어려운 것은 예부터 전해 온 말이다. 병을 보면 안이 같으면서도 겉의 증후가 다르기도 하고, 안이 다르면서도 겉에 나타나는 증후는 같기 때문이다. 그러므로 오장육부(五臟六腑)의 허실(虛實)과 혈맥(血脈), 영위(榮衛)의 잘 통하고 막힌 것은 듣거나 보고서는 알 수 없는 것이고 반드시 먼저 모든 증후를 진찰한 다음에 판단을 내려야 한다. 그런데 촌맥(寸脈), 관맥(關脈), 척맥(尺脈)은 부침(浮沈)과 현긴(弦緊) 등 맥상(脈像)이 뒤섞여 나타난다. 그리고 수혈(腧穴)과 경락(經絡)의 흐름에는 높낮이와 깊이가 다르며, 피부, 살, 근육, 뼈는 두께와 단단함이 다르다. 그러므로 정밀하고 미묘한 곳에까지 정신을 쓸 줄 아는 사람이라야 의학에 대하여 말할 수 있다.[4]

즉, 인체의 내부를 확인하기 어려운 상황에서 의사는 최대한 정보를 수집하여, 그것들을 합리적으로 종합할 수 있는 능력이 필요

---

4 金禮蒙 外, 『醫方類聚』 卷1, 總論1, 千金方, 「論大醫精誠」. "張湛曰 夫經方之難精 由來尙矣 今病有內同而外異 亦有內異而外同 故五臟六腑之盈虛 血脈榮衛之通塞 固非耳目之所察 必先診候以審之 而寸口關尺有浮沈弦緊之亂 兪穴流注有高下淺深之差 肌膚筋骨有厚薄剛柔之異 唯用心精微者 始可與言於玆矣."

하였다. 잘 알려진 바와 같이 전통 의학에서 차지하는 진맥의 비중이 높지만, 앞의 언급과 같이 맥이 뛰는 상태가 뒤섞여 나타날 때에는 판단하기가 어렵다. 따라서 오장육부를 비롯하여 질병의 증후를 보여 주는 인체의 각 부분들을 면밀하게 파악하고, 그들 사이의 연관관계를 알아냄으로써 진단을 하게 된다. 이때 필요한 지식은 앞서 의사가 읽어야 할 의학의 고전들에 제시되어 있었다. 그렇다면 그 관계는 어떻게 형성되어 있었는지를 고찰해 보자. 이와 관련하여 『의방유취』의 총론에서 『간이방(簡易方)』을 인용하여 오상(五常)을 설명하는 부분에서 다음과 같이 말한다.

> 우주 안에 하늘과 땅이 생기고 만물이 생겨났다. 사람이 하늘과 땅 사이에 생겨난 후에 삼재(三才)가 서게 되었다. 사람의 몸은 하늘과 땅에 관계된다. 몸의 윗부분은 하늘을 본받아 주로 가슴에서부터 머리까지의 병을 보고, 가운데 부분은 사람을 본받아 횡격막에서 배꼽까지의 병을 보고 아래 부분은 땅을 본받아 주로 배꼽에서 발까지의 병을 본다. … 내가 일찍이 『내경』을 많이 읽어 심오하고 미묘한 이치를 연구하고 여러 학자들의 올바른 견해를 참고하여 오상에 대한 대체적인 이론을 세운다. 이 글은 머리에서 발끝까지 사지(四肢) 오관(五官)을 다 포괄하였으며, 속에서 겉까지 오장육부를 낱낱이 구분하고 분석하였다. 그리고 경락의 순환과 기혈(氣血)의 관계에 대한 것도 알도록 썼다.[5]

5 金禮蒙 外, 『醫方類聚』 卷1, 總論1, 簡易方, 「五常大論」. "太和絪縕 天地設位 化生萬物而人位乎其中 三才立矣 夫人之一身與天地同流 上部法天 主胸已上至頭之有

남송(南宋) 때의 의학자인 여민수(黎民樹)는 자신의 견해에 대해 『내경』에 대한 깊은 연구에서 나와 오장육부를 비롯하여 인체의 말단까지 분석하였다고 자신하였다. 그런데 주목할 것은 인체와 자연과의 유비 관계이다. 인체를 소우주라고 표현하는 사고가 드러나 있는데, 인체를 삼등분하여 삼재(三才)인 하늘과 사람, 그리고 땅에 각각 비유한다.

그렇다면 인체는 구체적으로 어떻게 생겼는가? 다시 말해서 인체를 구성하고 있는 요소들의 형태나 기능, 그리고 다른 요소들 간의 관계에 대해서는 어떻게 이해하고 있을까 하는 점이다. 무척 궁금한 부분이지만, 『의방유취』에 실려 있는 의서들이 이와 같은 질문에 명쾌한 답을 주지는 않는다. 물론 이에 대한 설명이 전혀 없는 것도 아니어서, 앞서 『간이방』에서는 앞의 인용문 뒤를 이어 신체 부분들의 형상과 기능에 대해서 차례로 설명한다. 골수, 머리, 얼굴, 목, 어깨, 등, 팔, 겨드랑이, 옆구리, 횡격막, 배꼽, 허리, 전음(前陰, 생식기)과 후음(後陰, 항문), 다리 등이다. 그중에서 주목할 만한 내용도 있는데, 횡격막에 대한 설명이다.

> 횡격막은 막이다. 심장, 폐장 아래에 막이 있어, 척추와 갈비, 배에 둘러붙어 장막처럼 되어서, 탁한 기운이 심장, 폐장에 올라가지 못하도

疾 中部法人 主膈下至臍之上有疾 下部法地 主臍以下至足之有疾 昔黃帝興問於前而秦越人演義於後 理意宏深 卒難明曉 爰及賢哲間生 互相祖述 載之方冊 班班可攷然措辭立說 各顯其能 未免彼是而此非 甲可而乙否 後學寧無惑焉 予嘗伏讀聖經 探賾玄微 參以諸家之善 立爲五常大論 法先聖之遺文 爲後人之龜鑑 其文自頂至踵 四末五官 由中及外 五藏六府 區分類析 至於經絡之循環 氣脈之交涉 粲然靡所不載."

록 가로막고 있다. 소위 전중(膻中)은 대신(大臣), 사신(使臣)과 같은 기관인데, 기쁜 일이나 즐거운 일이 여기서 나온다고 한다. 전중은 두 젖 사이에 있는데 기(氣)가 모이는 곳으로, 음양의 기운이 분포한다. 마음이 화평하고 기가 잘 통하면 기쁨과 즐거움이 따라서 생긴다. 또, 횡격막과 명치 중간에 부모가 있다고 하였는데, 횡격막과 명치 위는 기가 모여 있는 곳이다. 기는 생명의 근원이고 주인이다. 그러므로 기해(氣海)가 사람의 부모가 된다는 것인데, 명치와 횡격막은 심장, 폐장의 사이를 말한다.[6]

여민수의 서술을 현대 해부학적 설명과 비교한다면, 횡격막이 자리하고 있는 위치나 척추 등에 연결되어 있다는 점들은 일치한다고 할 수 있다. 또한 횡격막을 통해서 심장과 폐장이 인체의 다른 장기들과 분리된다는 점에서 여타 기관의 나쁜 기운이 상승하는 것을 막는 역할도 한다고 생각했는데, 실제 이와 같은 기능을 하는지는 불분명하다. 현재에는 횡격막이 호흡에 관여하여 도움을 주는 것으로 알려져 있으며, 그러한 점에서 횡격막의 우황막에 기가 모인다고 하는 설명은 어느 정도 상통하는 측면도 있다고 보인다.

그러나 이들 서술은 이후 세밀하고 정확한 고찰로 이어지는 것은 아니었다는 점에서 한계를 갖고 있었다. 이는 기본적으로 의학이 지향하는 바가 치료가 우선이고, 치료를 위해서는 인체의 기능에 대해

---

6 金禮蒙 外, 『醫方類聚』 卷1, 總論1, 簡易方, 「五常大論」. "膈者 革也 自心肺之下 有膜與脊脅腹周回相着如幕 以遮蔽濁氣不上熏於心肺 所謂膻中者臣使之官 喜樂出焉 膻中在兩乳間 爲氣之海 以分布陰陽 志和氣達則喜樂由生 又云 膈肓之下 中有父母 膜肓之上者 氣海居焉 氣者生之原 命之主 故氣海爲人之父母 肓膜謂心肺之間也."

명확하게 이해하는 것이 중요하다고 본 까닭이다. 그러한 이유는 『간이방』의 저자가 서술하고 있는 인체에 대한 설명의 순서를 보더라도 명확하게 드러나는데, 처음에 설명한 것이 바로 골수였다. 그 내용으로 그것이 '정(精)'의 근원이며 생명의 뿌리가 된다는 설명에서 보이듯이, 해부학적 묘사보다는 오히려 그것이 인체에서 갖는 기능적인 측면에 집중되어 있으며, 이는 인체를 바라보는 시각이 어떠했는지를 잘 보여 준다.[7]

그럼에도 『의방유취』에서 주목할 것은 바로 「오장문(五藏門)」을 두었다는 사실이었다. 그것도 앞서 살펴본 총론 바로 다음에 나오는데, 이는 오장으로 대표되는 인체의 내부에 대한 관심을 표명한 것이었다. 이처럼 오장을 앞머리에 배치한 의서로는 송대에 편찬된 『태평성혜방』 정도가 있다. 그런데 이때 언급한 의서인 『오장론(五藏論)』이 현재 전해지지 않아 언제 만들어지고 구체적으로 어떠한 내용을 담고 있었는지는 파악하기 어렵다. 그렇지만 서명에서 보듯이 분명 오장을 중심으로 인체에 대해 설명하고 있었음에는 틀림없다.

그런데 『오장론』은 오장의 형태나 여타 내용을 설명하기에 앞서 사람이 생겨나는 과정, 즉 인체의 형성 과정에 대한 설명으로 시작한다. 본래의 『오장론』이 그와 같은 편제를 하고 있었는지는 확인하기 어렵지만, 『의방유취』의 편찬자들이 대체로 인용한 의서들의 편제를 크게 바꾸지 않았다는 점을 고려해 볼 수 있다. 그에 이어서 오장과

---

7 金禮蒙 外, 『醫方類聚』 卷1, 總論1, 簡易方, 「五常大論」. "髓者 精之根 命之元也 精者 血之本 神之苗也 萃五味之英 集五氣之和 融結而爲之 夫五臟皆有精 而內舍於腎 以育百骸 諸骨皆有髓 而上屬於腦 以鎭諸陽 故腎爲精之舍 腦爲髓之海也."

육부의 명칭과 함께 간단한 설명을 첨부하고, 절을 달리해서 오장의 모습과 크기, 그리고 무게에 대해서 상세히 설명한다.

> 심(心)은 제왕과 같아서 사방을 통치한다. 무게는 12냥이며, 일곱 개의 구멍과 세 개의 털이 있다. 정(精) 3홉이 담겨 있고 주로 신(神)을 저장한다. 간(肝)은 상서(尙書)와 같다. 다섯 조각이 있어 오행과 상응하며, 무게는 3근 10냥이다. 담(膽)은 장군과 같다. 간의 짧은 조각 밑에 있으며, 무게는 9냥이고 정 3홉이 들어 있다. 비(脾)는 간의대부(諫議大夫)와 같다. 무게는 2근 3냥이고 너비는 3치이며 길이는 5치이다. 기름 반근이 있으며, 주로 피를 담고 오장을 따뜻하게 하는 작용을 한다. 의(意)를 간직한다. 위(胃)의 아래에 있어 위의 기운을 도와 음식을 소화시킨다. 위의 무게는 2근 14냥인데 음식물 3말 5되를 받아 저장할 수 있다. 폐(肺)는 승상(丞相)과 같다. 4조각이 있어 사시(四時)와 응한다. 무게는 2근 12냥인데 주로 백(魄)을 간직하고 소리를 낸다. 신(腎)은 열녀와 같은데, 두 개가 있다. 무게는 2근 1냥이며, 지(志)를 간직하고 수분을 모든 혈맥에 대준다.[8]

이러한 오장에 대한 설명은 송대에 만들어진 『태평성혜방(太平聖

---

8 金禮蒙 外, 『醫方類聚』 卷4, 五藏門1, 五藏論, 「夫五藏重斤兩」. "心爲帝王 監領四方 重十二兩 中有七孔 孔有三毛 盛精汁三合 主藏神 肝爲尙書 有五葉 應五常 重三斤十兩 膽爲將軍決曹吏 在肝短葉下 重九兩 精汁四合 脾爲諫議大夫 重二斤三兩 闊三寸 長五寸 有膏半斤 主嚢濕血溫 主藏意 在胃下 助胃氣 主化穀食也 胃重二斤十四兩 盛穀三斗五升 肺爲丞相 有四葉 應四時 重二斤十二兩 主藏魄 出音聲 腎爲列女 在後宮 有兩枚 重二斤一兩 主藏末 灌注諸脈也."

惠方)』에 의해서 크게 확충되었고,[9] 이후 『간이방』에 이르게 되면 오장육부 이외에도 설명이 첨가되었다. 그러나 동시에 해부학적인 설명—기능에 초점을 두었지만—외에도 『의방유취』에서는 도가적인 설명 역시 빠트리지 않았다. 『의방유취』에서 유일하게 그림으로 표현된 「오장육부도(五臟六腑圖)」는 장부를 상징하는 신(神)을 추상하여 그려 놓고, 오행에 상응하는 동물을 상상하여 그려 넣었다. 가령 「심장도」에서는 심장=화(火)=남(南)=주작(朱雀)이라는 도식을 보여 주고 있으며, 그에 해당하는 괘로서 리(離)괘를 상정하였다.

이것은 동아시아 전통 의학에서 도가적인 관념이 인체에 투영된 가장 대표적인 상징이었다. 즉, 『도장(道藏)』에 수록되어 있는 오장도 중 육조 시대의 저술로 알려져 있는 『황정오장도(黃庭五臟圖)』나 같은 계통의 『황정오장내경도(黃庭五臟內景圖)』, 『황정내경오장육부도(黃庭內景五臟六腑圖)』, 『황정내경오장육부보사도(黃庭內景五臟六腑補瀉圖)』 등에서는 해부도라고 할 수 있는 인체도에 주술적 의미로서 장기를 상징하는 신과 대표되는 동물을 그리는 데 주력하였는데, 이 계통을 이은 것이 바로 『의방유취』의 「오장육부도」였다.[10]

세종 때에 편찬된 365권의 『의방유취』가 실제 간행되기까지는 오랜 시간이 걸려, 30여 년이 지난 1477년(성종 8)에 가서야 266권으로 정리되어 단지 30부만이 간행되었다. 따라서 『의방유취』의 보급에는 일정한 한계가 있었지만, 편찬 작업에 많은 인원이 참여하였고, 『의문정요(醫門精要)』 같은 후속 의서들이 속속 간행되는 일 등에 큰

---

9 金禮蒙 外, 『醫方類聚』 卷5, 五藏門2, 聖惠方, 「肝藏論」 이하에서 나타나고 있다.
10 김호, 『허준의 동의보감 연구』, 일지사, 2000, 179쪽.

영향을 끼쳤다.

『의방유취』에는 인체를 이해하는 두 가지 계통의 지식이 동시에 상존하고 있었다. 한편에서는 소박한 해부에 근거하여 주로 오장육부에 초점을 맞추면서 형태와 질량, 다른 인체 부분과의 상관성을 설명하고자 하였다. 다른 한편에서는 도가적인 추상 관념에 근거하면서 『주역』에서 표현된 괘상과 오장육부를 오행에 배당하여 각기 상징하는 요소들을 설명하는 방식을 취했다. 이들은 서로 간에 끊임없이 영향을 주기도 하였지만, 동시에 서로 다른 세동을 이루면서 인체에 대한 이해를 전개해 나갔다. 그리고 도가의 관점에 의학적 지식을 접목하여 정리해 낸 것이 바로 『동의보감』이었다.

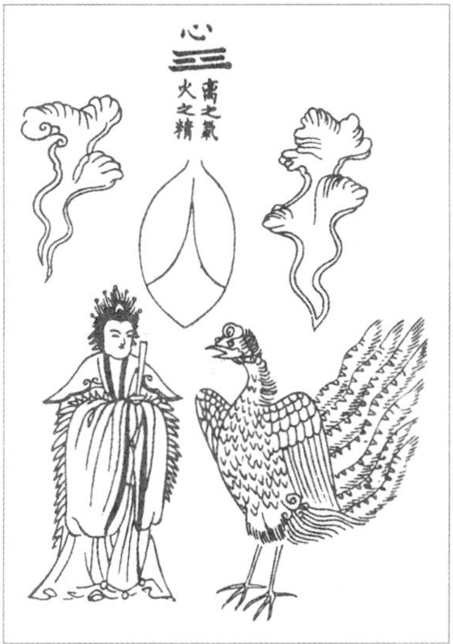

[그림 9-1] 『의방유취』의 「심장도」

2. 『동의보감』의 「신형장부도」

조선 시대의 대표적인 의서로는 대부분 허준의 『동의보감』을 꼽을 것이다. 조선에서 편찬된 의서들 가운데 형식적으로나 내용적으로 가장 완벽하게 정리되었기 때문이기도 할 것이고, 또한 드라마나 영화를 통해서 허준이라는 인물에게 극적인 굴곡의 이미지가 부여되었기 때문이기도 할 것이다. 그 진실성의 여부에 대해서 말할 필요는 없지만, 『동의보감』이 갖는 한국 사회에서의 위상은 그만큼 지대하다. 그러한 『동의보감』을 펼쳐 보면, 무려 두 권에 달하는 목차를 빼고, 가장 먼저 만나게 되는 것이 바로 유명한 「신형장부도(身形臟腑圖)」이다. 제목이 말해 주는 대로, 신형, 즉 몸의 형태와 장부를 그린 그림이다.

그런데 그림을 자세히 보면 몇 가지 의문을 갖게 된다. 첫째, 직면하는 인체의 모습이 머리와 흉부, 복부만이라는 사실이다. 팔과 다리는 없다. 이를 통해서 당시의 사람들, 아니 허준으로 대표되는 조선 시대의 의사들이 인체에서 가장 중요하게 여긴 부위가 바로 머리와 몸통이었음을 알 수 있다. 그렇다고 해서 팔과 다리를 전혀 무시한 것은 아니었다.

「신형장부도」에 이어서 인체를 우주에 빗대어 설명한 부분을 보자. 이는 『동의보감』에서 가장 먼저 나오는 문장이다.

> 사람의 머리가 둥근 것은 하늘이 둥근 것을, 사람 발이 각진 것은 땅이 사각임을 본받은 것이다. 하늘에 사계절이 있듯이 사람에게는 사지가 있다. 하늘에 오행이 있으니 사람에게 오장이 있으며, 하늘에 여섯 극점이 있으니 사람에게는 육부가 있다. 하늘에 여덟 방위에서 부는 바람이 있으니 사람에게 여덟 군데 마디가 있고, 하늘에 아홉 개 별이 있어 사람에게는 아홉 구멍이 있다. 사람의 열두 경맥은 하늘의 12시를 본받고, 사람의 스물네 개 혈 자리는 하늘의 24절기를 본받은 것이다. 또한, 하늘에 365도가 있기 때문에 사람에게도 365관절이 있다.[11]

손사막의 글을 인용한 이 내용은 소우주인 인체와 대우주의 관계를 설정하고 있다. 팔다리 역시 당연히 인체의 일부분에 속하였지만, 허준은 그보다는 머리와 몸통에 더 의미를 두었던 것이다. 그 이유에 대해서는 추후 다시 설명하겠다.

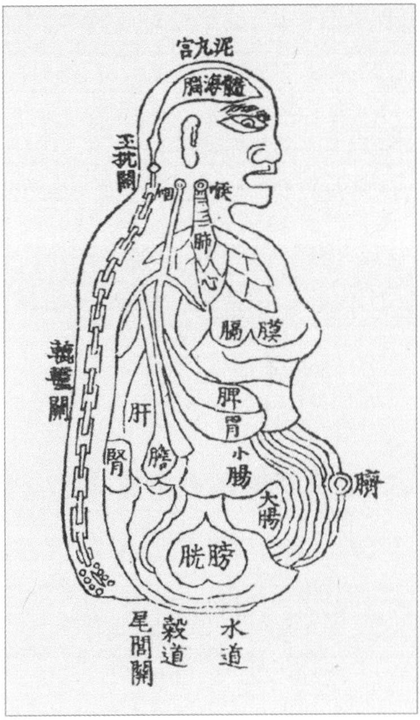

[그림 9-2] 『동의보감』의 「신형장부도」

둘째, 과연 저 그림이 우리가 현재 생각하는 것처럼 사람의 몸을 실제로 확인하고 그린 것인가 하는 점이다. 이에 대해 비판적으로 이해하는 연구들도 있지만, 그렇다고 하더라도 인체 내부에 저러한 기관들이 있음은 당시의 의학에서도 어느 정도 파악하고 있었다. 이미 중국 고대에서부터 행해진 해부와 이때 그려진 해부도가 조선에도 전래되었을 것이기 때문이다. 일본에 전해진 고대의 해부도를 참작해도 그렇고, 『의방유취』 편찬에서도 다양한 종류

11 許浚, 『東醫寶鑑』 內景篇, 「身形」, 南山堂, 1987. "孫眞人曰 天地之內 以人爲貴 頭圓象天 足方象地 天有四時 人有四肢 天有五行人有五藏 天有六極 人有六府 天有八風 人有八節 天有九星 人有九竅 天有十二時 人有十二經脈 天有二十四氣 人有二十四兪 天有三百六十五度 人有三百六十五骨節 天有日月 人有眼目 天有晝夜 人有寤寐 天有雷電 人有喜怒 天有雨露 人有涕泣 天有陰陽 人有寒熱 地有泉水 人有血脈 地有草木 人有毛髮 地有金石 人有牙齒 皆稟四大五常 假合成."

의 의서들과 해부도와 관련이 있어 보이는 의서들이 거론되는 점을 고려하면, 그것들이 『동의보감』 편찬 시에도 참고가 되었을 것은 분명하다.

그럼에도 의문을 갖게 되는 것은 지금의 해부도와 비교한다면 장기의 형태나 위치 등에 차이가 있기 때문이다. 실제로 폐의 모양새나 간의 위치와 모양 등 여러 가지 면에서 차이가 있는데, 이는 당시의 의학에서 이해하고자 노력하였던 대상이 장기의 모양이나 위치가 아니라 바로 그것들이 맺고 있는 상관 관계였기 때문이다. 후에 다시 언급하겠지만 주목의 대상은 오장육부의 생리 작용과 몸 안에서 가장 중요한 생리적 기능을 하는 정(精), 기(氣), 신(神)과 관련된 대상들을 드러내는 것이었다.[12]

그러면 세 번째로 가질 수 있는 의문은 이 그림에서 정말 보여주고자 한 것이 무엇이었는가 하는 점이다. 몸통의 장기, 즉 오장육부를 그린 것 이외에 두드러진 특징이 바로 머리, 척추, 그리고 배꼽이 크고 분명하게 그려진 점이다. 송나라 때 그려진 해부도로 알려진 「구희범오장도」나 여타의 해부도와는 다르게 이들 세 부분이 매우 중요하게 다루어지고 있다. 그러한 점에서 단서가 되는 요소는 척추이다. 앞의 그림([그림 9-2])에서는 골절을 전혀 그리지 않아서, 머리의 두개골이나 악골(顎骨), 흉부의 늑골(肋骨) 등이 표현되어 있지 않은데, 유일하게 척추만이 그려진 것이다. 즉, 척추에 큰 의미 부여를 하고 있었다고 추정할 수 있는데, 이 척추와 관련해서 생각할 것이

12 신동원·김남일·여인석, 『한권으로 읽는 동의보감』, 들녘, 1999, 19-20쪽.

머리, 배꼽과 신장(腎臟)이다. 이와 관련하여 허준은 다음과 같이 말하고 있다.

> 신이 삼가 살펴보건대, 몸 안에는 오장육부가 있고 밖에는 근육, 뼈, 살, 혈맥, 피부가 있어서 그 형체를 이루는데, 정, 기, 신이 또한 장부와 온갖 부위의 주체가 된다. 그래서 도가의 삼요(三要)와 불가의 사대(四大)가 다 이것을 일컫는 것이다. … 도가는 맑고 고요히 수양하는 것을 근본으로 하고 의학에서는 약물과 침구로 치료를 하니, 이것은 도가가 그 정미로움을 얻었고 의학은 그 거친 것을 얻었음을 말한다.[13]

의서로서 『동의보감』에 보이는 여러 가지 특성 가운데 우선 눈에 띄는 것이 바로 내경과 외형이며, 이를 통해 인체를 내외로 구분하고 이에 따라 질병을 바라보는 시각을 제시하였다는 점이다. 그리고 내경과 외형의 근거로서 『황정경(黃庭經)』에는 내경(內景)에 관한 글이 있고, 의서에도 내외경상지도(內外境象之圖)가 있다고 하여 인체를 내외로 파악하는 것이 있음을 말함으로써, 『동의보감』 편찬의 핵심을 허준 스스로 천명하였던 것이다.[14] 그렇다면 『동의보감』에서는 어떻게 인체의 내외를 중심으로 장부와 백체의 주가 되는 정기신의 논

13 許浚, 『東醫寶鑑』「集例」. "臣勤按 人身內有五藏六府 外有筋骨肌肉血脈皮膚 以成其形 而精氣神又爲藏府百體之主 故道家之三要 釋氏之四大 皆謂此也…道家以淸靜修養爲本醫門以藥餌鍼灸爲治是道得其精醫得其粗也."

14 許浚, 『東醫寶鑑』「集例」. "黃庭經 有內景之文 醫書 亦有內外境象之圖…今此書先以內景 精氣神藏府爲內篇 次取外境 頭面手足筋脈骨肉爲外篇 又採五運六氣 四象三法 內傷外感 諸病之證列 爲雜篇 末著湯液鍼灸."

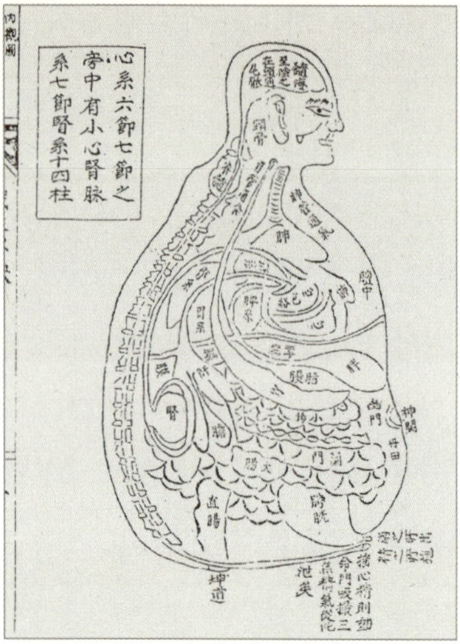

[그림 9-3] 『침구요결』의 「장부내관도(臟腑內觀圖)」

리를 수용할 수 있었는가? 이미 『의방유취』에서는 『간이방』을 인용하여 도가 사상에서 바라보는 인체에 대한 인식을 소개하고 있었다. 다만 『동의보감』은 그와 같은 견해보다 훨씬 정연한 논리 체계로 정기신론을 채용함으로써 인체를 설명하였다는 차이가 있을 뿐이다.

그리고 『동의보감』에서 허준은 당시 조선의 지식인들이 일반적으로 수용하고 있던 인체에 대한 이해에 대해, 의학적인 차원과 함께 도가적인 사상을 더하고 있었다. 그런 이유로 유성룡(柳成龍)이 『침구요결(鍼灸要訣)』을 편찬하면서 그대로 인용하였던 이천(李梴)의 『의학입문(醫學入門)』의 장부도보다 훨씬 도가적인 측면을 보여 주었고, 그 상징이 바로 뇌, 척추, 배꼽 등이었다. 그렇다면 그것들이 의미하는 것은 무엇인가?

허준이 생각한 가장 중요한 인체의 요소는 바로 척추와 두뇌 사이를 흐르는 '정(精)'이었다. 인간이 태어나는 기본이 되는 선천(先天)의 정과 인체의 생명을 유지시키는 후천(後天)의 정이 모이는 장소가 바로 뇌, 즉 수해(髓海)였다. 그리고 뇌와 연결된 척추를 통해서 정이 온몸으로 움직인다고 이해하였다. 아울러 신장이 척추 가장 가까이에 있으면서, 오장에 있는 정기를 모아 척추를 통해 정을 뇌에 축적하도록 돕는 것이었다.

이처럼 『동의보감』을 통해서 드러난 허준의 인체에 대한 인식은 인체와 내부 장기들의 구체적인 형태보다는 그것들의 생리 작용과 함께, 특히 도가적인 사상에 근거하여 인체 생리의 기본이라고 할 정과 기를 충분히 그려 내는 데 목적이 있었다. 어쩌면 이러한 이유에서 해부도는 구체적인 묘사가 필요하지 않았을 것이다. 왜냐하면 해부된 인체 내부가 보여 주는 설명이 위와 같은 인체의 이해에 어떠한 도움도 주지 못했기 때문이다. 그렇다고 해서 오장육부를 비롯한 인체의 설명을 등한시한 것은 아니었는데, 특히 『동의보감』에서는 내경뿐만 아니라 외형편을 두고 있었다는 점에서 그러한 사정을 알 수 있다.

『동의보감』은 전통 의학사에 새로운 전환을 가져왔다. 그것은 과거 질병의 병명에 따른 분류와 치료를 중심으로 했던 의학의 계통을 인체의 부분으로 구별하여 계통 짓는 방식을 통해서였다. 즉, 이전의 의학에서는 질병이 우선이었다고 한다면, 이제는 그에 앞서 인체를 이해하는 것이 우선임을 밝힌 것이었다.[15] 이러한 점에서 『의방유취』에서 일부 제시되었던 관점을 더욱 확충시켰다는 데 의의가 있다. 그러나 해부에 근거한 시각적이고 계량화된 인체 이해로는 나아가지 못했는데, 이는 한계라기보다는 허준이 주목하고 있는 대상이 달랐던 데서 기인한 것이었다.

가령 「신형장부도」 이외에 도보(圖譜)로 된 것들은 여전히 오장육부 중심이었다. 그러나 『의방유취』에서 묘사되었던 상징을 통해 표현하는 방식을 분명히 탈피하여 심장을 묘사한 그림은 『오장론』에서 설

15 신동원, 『조선사람 허준』, 한겨레신문사, 2001, 178-182쪽.

명되었던 내용과 흡사하였다. 다만 인용한 전거는 『내경』과 『난경』인데, 현재 『오장론』이 전하지 않는 상황에서 오장육부에 대한 해부적인 설명 중 어느 것이 시기적으로 앞서는지 판단하기 어렵다.

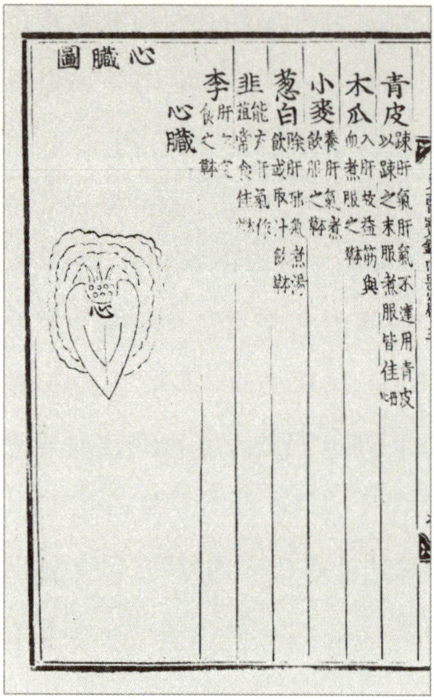

[그림 9-4] 『동의보감』의 「심장도」

> 심장의 형태는 피어나지 않은 연꽃 같고 가운데 아홉 개의 구멍이 있는데 이곳을 천진(天眞)의 기(氣)를 이끌어 가는 정신이 들어 있는 곳이라고 한다.(내경주)
>
> 심장의 무게는 12냥이다. 속에 구멍이 일곱 개 있고 털이 세 개가 있으며 정즙(精汁) 3홉이 들어 있는데, 정신을 주관한다.(난경)[16]

이 설명은 『동의보감』의 「심장도」에서 묘사된 형태와 일치하는데, 「심장도」의 근원이 어디인지 확인하기는 어렵다. 뿐만 아니라 심장에 대한 설명과 「심장도」가 해부와 얼마나 밀접한 관계가 있는지 판단하기도 쉽지 않기 때문에 이어지는 설명들을 주목할 필요가 있다. 심장의 형상과 부위에 대한 자세한 설명에 이어서 심장이 오행

16 許浚, 『東醫寶鑑』 內景篇, 卷3, 心, 「心形象」. "心形如未敷蓮花 中有九空 以導引天眞之氣 神之宇也(內經註) ○心重十二兩 中有七孔三毛 盛精汁三合 主藏神(難經)."

가운데 화(火)에 해당되므로 그에 연관을 맺는 계절과 심장에 속한 인체 부위 등이 서술된다. 그런데 이때 「심장대소(心臟大小)」라는 항목을 고찰하면, 심장이 크고 작은지를 판단하는 방법과 함께 그에 따라 걸리기 쉬운 질병을 설명하는 데서 특이한 점을 발견하게 된다.

> 얼굴빛이 붉고 살결이 부드러운 사람은 심장이 작고 살결이 거친 사람은 심장이 크며, 명치뼈가 없는 사람은 심장이 높이 위치해 있고 명치뼈가 작고 짧은 사람은 심장이 아래로 처져 있다. 명치뼈가 긴 사람은 심장이 든든하고, 명치뼈가 약하고 작으면서 엷은 사람은 심장이 약하다. 명치뼈가 직선으로 드리워 있지 않는 사람은 심장의 위치와 모양이 똑바르고, 명치뼈가 한쪽으로 치우친 사람은 심장도 한쪽으로 치우쳐 있다.
>
> 심장이 작으면 근심으로 병들기 쉽고, 심장이 크면 근심하여도 병들지 않는다. 심장이 높이 위치해 있으면 폐 속이 그득하고 답답하며 잘 잊어버리고 말을 힘들게 한다. 심장이 아래로 처져 있으면 찬 것에 쉽게 상하고 말로 인하여 쉽게 겁을 먹을 수 있다. 심장이 든든하면 오장이 편안하고 병을 잘 막아 낸다. 심장이 약하면 소갈이나 황달이나 속에 열이 잘 생긴다. 심장의 위치와 모양이 똑바르면 조화되어 내보내는 것이 순조롭고 잘 상하지 않는다. 심장이 한쪽으로 치우쳐 있으면 마음이 일정하지 못하고 참을성이 없다.[17]

---

17 許浚, 『東醫寶鑑』 內景篇, 卷3, 心. 「心臟大小」, "○赤色小理者心小 麄理者心大 無髑骬者心高 髑骬小短擧者心下 髑骬長者心堅 髑骬弱小以薄者心脆 髑骬直下不擧者心端正 髑骬倚一方者心偏傾也 ○心小則易傷以憂 心大則憂不能傷 心高則滿於肺中 悗而善忘(悗與悶同) 難開以言 心下則易傷於寒 易恐以言 心堅則藏安守固 心

얼굴이 붉고 살결이 부드러운 사람은 정말 심장이 작은 것이며, 직접 눈으로 확인한 것일까? 두 단락을 연결시켜서 읽어 보면, 심장이 작은 사람은 근심의 병이 있고 또한 얼굴이 붉고 살결이 부드러운 사람이라는 연관 관계가 설정된다. 즉, 심장의 형태로 인한 특징들은 실제 다양한 관찰을 통해서 인체 밖에서 나타나는 신호들을 엮어서 추상화해 낸 것임을 알 수 있다. 심장이 크다 혹은 작다의 차이는 실제 크기의 문제가 아니라, 본래 심장이 해야 하는 기능상에서의 차이를 표현하였을 뿐이다.

반면 현대인에게는 오장육부를 갈라서 크기를 재고 기능을 확인하며, 그것을 통해 인체의 특성을 규정하려는 방식이 익숙하다. 그러나 전근대의 의학에서는 실체의 크기가 아닌 작용의 크기가 중요했으며, 그런 이유로 이제마(李濟馬)가 사상 체질을 구분하면서 사용하였던 장부의 크기 역시 이러한 맥락에서 이해해야 할 것이다. 그렇다면 정말 해부는 조선 시대 의학적인 측면에서 아무런 도움도 안 되었고, 조선 시대 사람들은 해부에 전혀 관심이 없었던 것일까?

3. 조선 의학의 해부관

조선 시대 해부가 행해졌다는 기록으로는 아마도 다음의 이야기가 거의 유일하다. 그렇다고 해도 실제로 해부를 했던 것인지는 분명하

脆則善病消癉熱中 心端正則和利難傷 心偏傾則操持不一無守司也."

지 않으며, 오히려 전설처럼 전해진 내용으로 보이기도 한다. 18세기 전반의 인물인 성호(星湖) 이익(李瀷: 1681~1763)이 남긴 글인 「오장도」를 보면, 해부에 대해 비판적인 이야기를 전하면서 전유형(全有亨: 1566~1624)이라는 의사를 언급하고 있다.

> 우리나라에서는 참판 전유형이 평소부터 의술에 밝았고 의서까지 저술하여 후세 사람에게 길이 혜택을 주었으니, 그 활인(活人)한 공적이 얼마나 컸겠는가? 그러나 갑자년 이괄(李适)의 난리에 참형을 당했으니, 허물이 없는데도 앙화를 면하지 못했던 것이다. 사람들의 말에는, "그는 임진왜란 때 길거리에서 세 사람의 시체를 해부해 본 후부터 그 의술이 더욱 정통해졌지만, 그가 비명에 죽은 것은 이로 말미암아 앙화를 입은 것이다." 하였다.[18]

전유형은 본관이 평강(平康)으로, 자는 숙가(叔嘉), 호는 학송(鶴松)이라고 하였다. 임진왜란이 일어나자 괴산의 유생으로 조헌(趙憲)과 함께 의병을 일으켰으며, 왜군 방어책 10여 조, 민심 수습 방안 등을 올린 유학자였다. 특히 1605년 정시 문과에서는 장원 급제하여 이듬해 감찰이 되었을 정도로 학문적으로도 뛰어났다. 광해군 때 함흥판관·광주목사(廣州牧使)·형조참판을 지냈고, 임취정(任就正)과 함께 이이첨(李爾瞻)을 탄핵하는 소를 올렸으며, 인조반정 이후 문안사로 명나라에 파견되어 모문룡(毛文龍)에게 군량미의 탕감을 요청하였다.

18 『星湖僿說』 卷15, 人事門, 「五臟圖」(민족문화추진회, 『국역 성호사설』 VI, 1977, 62쪽).

그런데 처지가 몰락하면서 1623년(인조 1) 이유림(李有林)의 옥사 때 그를 두둔하다가 사헌부의 탄핵을 받아 파직되고, 다음 해 이괄(李适)의 난 때 반란군과 내응했다는 모함을 받아 처형되었다.

전유형은 장원할 정도의 유학자이면서도 동시에 의학에 뛰어났는데, 그 배경이 되었던 것이 해부였다고 당시에 전해지던 이야기를 이익이 적은 것이다. 그리고 전란 중에 버려진 시체를 해부할 수 있었다는 것을 보면, 아마도 전쟁으로 인한 외과적 치료술의 발전과 함께 해부의 가능성도 있었을지 모른다. 다만 현재 전하는 기록에서는 더 이상 자세한 내용을 찾아볼 수가 없기 때문에, 전유형의 해부가 사실인지, 사실이라면 언제 어떻게 진행되었는지는 알 수 없다.

그러나 여기에서 알 수 있듯이, 당시의 사회적 환경에서 해부는 용납되기 어려웠다. 이는 조선만의 문제가 아니라 동아시아 의학과 사회 문화적인 측면에서도 마찬가지였고, 조선의 의사나 지식인들은 해부에 대해서 관심을 갖지 않았다. 이전의 의학 체계가 해부의 필요성을 제기하지 않았을 뿐만 아니라, 기본적으로 사람의 몸을 해부한다는 것에 대해서 강한 거부감이 있었다. 해부를 통해 인체의 내부를 자세히 알게 되었고 그로 인하여 많은 사람들을 살렸지만, 결국 전유형은 이괄의 난에 연루되어 죽었다. 두 가지 사건의 연관성은 전혀 없겠지만, 적어도 당시 사람들은 사람을 해부한 것에 대한 벌을 받았다고 생각하였다. 그와 같은 사실이 중요하다.

당시에는 의학을 인술이라고 여겼다. 물론 지금도 많은 사람들의 머릿속에는 그와 같은 인식이 여전히 있다. 즉, 인술을 행하기 위한 목적의 수단으로써 인체를 해부한다고 하더라도, 해부 자체를 정당화할 수 없다는 것이 당시의 인식이었다. 의학에 있어서 해부의 효용성이 그다지 크지 못했으며, 아울러 해부는 윤리적으로도 지탄의 대상이었다. 이익은 다음과 같은 이야기도 전하고 있다.

> 옛날 불초한 남자가 있었는데, 그의 누이동생이 중병을 앓다가 다량의 앵도를 씨까지 함께 먹고 드디어 완치되었다. 그 남자가 생각하기를, "누이동생 하나를 죽여서 천만 명의 목숨을 살림이 옳겠다." 하고 드디어 배를 가르니 간(肝)과 격막(膈膜)이 모두 썩었는데, 앵도 씨가 엉켜 살이 돋아났다. 이에 간을 보호하는 처방은 얻었으나, 그 천만인을 살리겠다는 공덕이 한 누이동생을 죽인 죄악을 속(贖)하지는 못할 것이다.[19]

해부는 죄악이었다. 그러한 이유로 이익은 중국에서 알려진 과거의 해부 사실에 대한 다른 이야기도 전한다. 중국 고사에서 가장 유명한 해부의 이야기인 왕망(王莽)이 정적인 왕손경(王孫慶)을 잡아서 백정을 시켜 배를 가르고 오장을 자로 재고, 대나무로 혈맥을 가늠하여 경락(經絡)의 시작과 끝을 알아낸 것도 사실은 의학적인 필요에서가 아니라, 개인적인 복수심이었다고 말한다. 또한 송나라 때의 도둑 구희범을 잡아 오장도를 그리게 한 두기(杜杞) 역시, 그 공으로 승진하였지만 나중에는 구희범의 귀신을 보고서는 코피를 흘리다가 3일 만에 죽었음을 이야기한다. 왕망이 자주 성인을 인용하면서 자신의 정책을 폈던 것처럼 사람들의 질병을 고치기 위한 해부도 결국에는 사

19 『星湖僿說』 卷15, 人事門, 「五臟圖」(민족문화추진회, 『국역 성호사설』 VI, 61쪽).

욕이었으며, 목적이 아무리 정당하더라도 방법에 있어서 윤리를 저버리는 것은 옳지 않다고 본 것이었다.

이익의 언급이 해부의 비윤리성을 말했다면, 해부의 의학적 효용성에 대해서는 어떻게 이해하고 있었을까? 이에 대해서는 1764년 계미년 통신사 일행이었던 의원 남두민(南斗旻: 1725~?), 김인겸(金仁謙: 1707~1772)이 일본의 의사 기타야마 쇼(北山彰)와 이야기를 나눈 것에서 짐작할 수 있다. 기타야마 쇼는 이때의 대화를 『계단앵명(鷄壇嚶鳴)』으로 남겨서 당시의 상황을 자세히 설명하였다. 한편 대화에 참여했던 남두민은 당시 전 전의감 정(前 典醫監正)으로 참여하였고, 김인겸은 종사관이었던 김상익(金相翊: 1723~?)의 서기로 참여하고 있었다.

> 기타야마 쇼가 감히 묻습니다. "우리나라에 일 벌이기를 좋아하는 어떤 의원이 관형으로 죽은 사람의 배를 갈라 그 장부의 배치, 명칭, 빛깔과 윤기를 자세히 살펴보고, 『장지론(藏志論)』이란 책 한 권을 지었습니다. 거기서 말하기를 '『내경』에서 장부는 12개라고 말했지만, 지금 조사해 보니 9개의 장부만 있음을 알았다. 단지 대장만 있고, 소장은 보이지 않는다.'라고 하였습니다. 공공연히 『상서』, 『주례』와 잡가의 책들을 끌어다가 증명하였고, 『소문』에 이른바 장부의 배치는 오행에 배당된다는 설명은 배척하였으며, '우리 일에 마땅한 것은 하나도 없다.'라고 말했습니다. 그대 나라에도 이러한 학설이 있습니까? 그대의 소견은 어떠신지요?" 단애(丹崖, 남두민의 호)가 그것을 읽었고, 퇴석(退石, 김인겸의 호)에게 보여 주었다. 잠시 후에 단애가 대답하였다. "그대 나라 학자들은 기이한 논설을 즐겨 말하는군요. 세속을 알지 못하지만 기이한 장부가 있겠습니까? 우리나라에서는 일단 헌기

의 오래된 법칙을 따르고, 새로운 학설은 다시 구하지 않습니다. 갈라서 아는 것은 어리석은 사람들이 하는 짓이고, 가르지 않고도 아는 것은 성인만이 할 수 있는 것이니, 그대는 미혹되지 마십시오."[20]

기타야마 쇼는 야마와키 도요에 의해서 진행된 해부와 1754년에 간행된 『장지』를 소개하면서, 조선의 의사는 해부를 어떻게 바라보는지 물어보았다. 돌아온 대답은 굳이 새로운 학설을 구하지 않을 뿐더러, 굳이 해부를 할 필요성이 없다는 것이었다. 남두민이 전의감 최고 직인 전의감 정의 관직을 지낸 인물이라는 점을 감안한다면, 그의 대답이 조선 의사들을 대표한다고 보아도 무리가 없다고 할 수 있다. 그런 그가 "갈라서 아는 것은 어리석은 사람들이 하는 짓이고, 가르지 않고도 아는 것은 성인(聖人)만이 할 수 있는 것"이라고 말하였다.

기다야마 쇼는 분명 야마와키 도요의 해부에 대해 큰 의미를 부여하고 있었지만, 남두민은 그것을 그저 어리석은 사람들의 행위로밖에 보지 않았다. 그러면서 성인께서 놀라운 지혜로 그와 관련한 지식을 남겨 놓았음을 상기시키고 있었는데, 바로 야마와키 도요가 부정한 『내경』을 지칭하는 말이었다. 남두민과 야마와키 도요 사이에 놓인 간극은 해부의 의미를 다르게 이해한 데에도 있었지만, 그보다 더 중요한 것은 옛 성인이 남겨 놓은 지식인 『내경』을 비롯한 의학에 대한 전적인 신뢰와 부정적인 인식의 차이에 있었다. 즉, 의학이라는

20 『鷄壇嚶鳴』(김형태, 『통신사 의학 관련 필담창화집 연구』, 보고사, 2011, 175-176쪽에서 재인용).

지식을 형성하는 과정에서 한쪽은 성인의 지식을 신뢰하였고, 한쪽에서는 실증성이라는 측면을 들어 그에 대해 의심을 갖고 있었다.

제10장 서양 해부학 지식의 전래

1. 『주제군징』과 「서국의」

1594년 예수회 선교사 마테오 리치가 『서국기법』을 편찬하여 「원본편」에서 서양 신경학을 중국에 소개한 이래 중국에는 서양 의학이 본격적으로 소개되었다. 1621년 테렌츠가 베살리우스의 해부학을 토대로 『대서인신설개』를 내고, 특히 아담 샬(湯若望)은 『주제군징(主制群徵)』을 출판하여 갈레노스의 심장·간·뇌를 근간으로 하는 생리학설을 소개하였다.

이와 같은 서양 의학의 지식은 서양 문물의 전래와 함께 조선에도 들어온 것으로 보인다. 1613년(인조 9) 명에 사신으로 갔던 정두원(鄭斗源: 1581~?)이 베이징에 있던 선교사 로드리게스로부터 천리경, 자명종 등의 물건과 천문과 역산에 관한 책을 갖고 들어오면서 전해진 것이 최초라고 한다. 그중에서도 천문이 가장 중요하였는데, 1644년 관상감제조(觀象監提調)로 연경에 다녀온 김육(金堉: 1580~1658)이 아담 샬에게 시헌력을 얻어 온 것이 대표적이다. 그런데 아담 샬은 천문학을 비롯한 자연과학에 조예가 깊었는데, 의학과 관련된 내용이 있는 『주제군징』은 1645년 중국에서 귀국한 소현세자를 통해서 들어온 것으로 보인다.

『주제군징』에서 말하고 있는 서양 의학의 내용은 서양 중세 의학으로, 아리스토텔레스의 목적론적 형이상학에 기초한 로마 시대의 의학자 갈레노스의 인체 생리설을 다루고 있었다. 아담 샬이 소개한 갈레노스 생리설의 핵심은 히포크라테스의 4체액설이 아닌 아테나이오스가 주장한 만물의 근원으로서 프네우마를 중심으로 설명하는 의학론이었다. 이에 따라 아담 샬은 인체 생리 작용을 담당하는 것으로 열(熱)을 말하고, 열에서 혈액과 양기(養氣), 동각(動覺)의 작용이 생겨나는데 이들에 관계된 인체 기관으로 각각 간과 심장, 뇌를 들었다. 간에서는 혈액을 만들어 인체를 구성하는 요소[體性之氣]가 되며, 심장은 혈액을 운송하여 인체에 근본의 열을 보존하는 역할[生養之氣]을 하고, 뇌는 인체의 감각과 운동 기능[動覺之氣]의 중추가 된다고 말하였다.

이처럼 『주제군징』에서 서양의 의학론—비록 중세 의학론이지만—을 소개한 이유는 천주교에서 신앙하는 신의 존재를 징험하는 여러 가지 증거 가운데, 인체 역시 빼놓을 수 없다고 여겼기 때문이었다. 물론 최신의 이론이 아니었다는 점에서 한계가 있지만, 분명 새로운 관점의 의학 이론이 소개되었다는 점은 중요하였다. 『주제군징』에서 다룬 의학 내용 가운데 해부학적 지식은 그다지 많은 편이 아니었다. 뼈와 근육에 대해서 나름 상세한 설명을 하고 있었지만, 그것은 인체의 골격을 이룬다는 점에서 다루어지고 있었다. 그보다 더욱 중요한 것은 아무래도 앞서 프네우마와 관련되는 뇌와 심장, 간에 대한 설명이었다.

이들에 대한 설명은 인체의 생리적 작용이 위주가 되었지만, 그렇다고 해서 해부학적인 요소가 결여되지는 않았다. 해부학이 인체 기관의 구조뿐만 아니라 기능에 대해서도 구체적으로 설명한다는 점에서, 이들 기관에 대한 설명은 구조적인 부분이 소략했지만 기능적인 측면에서는 이전과는 다른 설명을 하였기 때문이다. 그리고 이들 설명은 전통 의학에서 말하는 오장육부에 대한 설명과는 차이가 있었다. 간은 혈액을 만들어 내는 기관이었으며, 비와 담, 그리고 신장 역시도 간의 도움을 받아 피를 만드는 기관이었다. 그리고 심장은 인체 내부에 필요한 열과 양생에 필요한 기를 만들어 낸다고 설명하였다. 무엇보다 뇌는 운동과 감각에 있어서 중추적인 기관이라는 설명은 뇌는 정기가 변해서 된 골수가 모여 있는 곳이라는 기존 의학의 설명과는 전혀 달랐다.[1]

그런데 조선 후기 서양 의학으로 가장 널리 소개된 것이 바로 아담 샬이 저술한 『수제군징』이었다. 19세기 후반 최한기가 『신기천험』에서 홉슨으로 대표되는 최신 서양 의학을 전하기 전, 조선에 알려진 거의 유일한 것이었다. 그리고 이를 가장 먼저 소개한 사람이 성호 이익으로, 그는 『성호사설유선(星湖僿說類選)』「서국의(西國醫)」에서 서양 의학이 중국 의학과 비교하여 매우 자세하니 무시할 수 없다고 하여, 『주제군징』의 내용을 정리하고 자신의 견해를 덧붙였다.

1 김성수, 「朝鮮後期西洋醫學의 受容과 人體觀의 變化: 星湖學派를 중심으로」, 『민족문화』 31, 2008; 여인석, 「『주제군징(主制群徵)』에 나타난 서양의학 이론과 중국과 조선에서의 수용 양상」, 『의사학』 21-2, 2012 참조.

> [『주제군징』의] 설을 살펴보면, 중국의 의학자들과 비교하여 매우 상세하니 빠뜨릴 수가 없다. … 대저 사물이 죽지 않고 사는 것은 진액과 열이 있기 때문이니, 마르고 춥다면 곧 죽을 것이다. 사람이 태어나면서부터 이 두 가지가 있는 것은 부모에게서 받은 것이니, 이른바 습열(濕熱)이라고 하는 것이다. 열은 본래 열이며, 습은 진액이다. 이것들을 기르는 것은 혈이다.[2]

그는 『주제군징』에서 거론된 '체성지기'와 '생양지기'의 근원으로 혈액을 주목하였다. 물론 이 외에도 운동과 지각의 근본이 뇌라고 하는 점도 지적하였지만, 애초부터 성리학적 사유 체계에서 학습하였던 까닭에 심장의 역할을 부정할 수 없었다. 즉, 뇌가 인체의 중추가 된다는 점은 그대로 인정하지 않고, 성리학적 입장에서 뇌는 다만 감각의 중심이 될 뿐이며 심장이 인식의 토대가 된다고 구분하였다. 조선 후기 심성론(心性論)을 둘러싼 철학적 논쟁이었던 사단칠정론(四端七情論) 등이 당시의 사회적 이슈였고, 또한 그 인식의 근저로 제시되었던 심(心)에 대한 이해를 전면 부정하기는 어려웠던 까닭이었다.

그럼에도 이익은 제자 가운데 서양 의학에 대해 비판적인 의견을 갖고 있었던 신후담(愼後聃: 1702~1761)과 활발하게 토론하면서 서양 의학에 대한 관심이 적지 않았음을 드러내었다. 21년의 나이 차이가

---

2 李瀷, 『星湖僿說類選』 卷5下, 「西國醫」, 明文堂, 1982, 448쪽. "按此說 比中國醫家更覺詳盡 不可沒也…凡物不死而生者 有津液與煖熱也 枯而寒 則便死矣 人生墮地有此二者 受之父母 所謂熱濕 二勢是也 熱是本熱 濕津液也 滋養此物者 血也." [ ]는 필자 삽입.

있는 스승과 제자는 뇌에 대한 이해를 두고 서로 다른 입장을 취하고 있었다. 이들의 토론은 이익이 "머리는 생명을 받는 근본이며, 머리에는 뇌낭이 있는데 기억을 주관한다."라고 언급한 것을 신후담이 듣고 질문하면서 시작되었다. 신후담은 『영언여작(靈言蠡勺)』에 기억의 장소로서 뇌실(腦室)이 있다고 하였지만, 오관에 의한 지각은 진정한 지각이 아니며, 심(心)에 의한 것만이 근원적인 지각이라고 주장하였다. 이러한 사실을 보면 조선 후기 지식인들은, 특히 실학자를 중심으로 『주제군징』이나 『영언여작』과 같은 서학서를 통해서 서양의 의학 지식 가운데 뇌에 대한 이해에 가장 많은 주의를 기울였음을 알 수 있다.[3]

이후로도 『주제군징』에서 소개된 서양 의학은 이규경(李圭景: 1788~?)에 의해서 다시 언급되었다. 그는 『오주연문장전산고(五洲衍文長箋散稿)』에서 「인체내외총상변증설(人體內外總象辨證說)」을 지어 아담 샬이 말한 내용을 사세하게 기술하였는데, 한편으로 「인신상부골도변증설(人身藏府骨度辨證說)」에서는 『난경』에서 설명하고 있는 인체와 장부 등의 크기가 아담 샬의 설명보다 더 상세하다고 기술하기도 하였다. 『주제군징』이 100여 년이 지난 시기에도 여전히 조선의 학자들이 참고할 수 있는 몇 안 되는 서적이었다는 사실을 보여 준다. 조선에 서양 의학이 본격적으로 전해지기 어려웠던 사정이 바로 여기에 있었다.

일반적으로 조선에 서양 의학이 도입된 시기가 중국이나 일본보

---

3 이익과 신후담 사이의 토론에 대해서는 김성수, 「朝鮮後期西洋醫學의 受容과 人體觀의 變化: 星湖學派를 중심으로」 참조.

다 늦은 것으로 알려져 있는데, 이는 서학(西學)의 전개와 밀접한 연관이 있다. 서양의 학문을 일컫는 서학은 주로 중국을 통해서 들어왔는데, 당시 중국은 여진족이 세운 청나라였다. 그런데 청나라가 조선을 침략한 병자호란 등의 전쟁을 일으켰을 뿐만 아니라, 임진왜란 때 도움을 주었던 명나라를 정복한 왕조라는 이유로 청나라를 인정하지 않았던 조선의 지도층은 조선이 명나라로 대표되는 중국 문화의 정통을 계승하였다고 생각하였다.

이른바 소중화론(小中華論)의 강조는 청의 학문, 나아가 서양의 학문도 인정하지 않는 분위기를 형성했으며, 그러한 이유에서 청나라를 거쳐서 알려지는 새로운 학문인 서학은 서양 오랑캐의 학문이 되었다. 물론 북학파와 같이 기술 문명을 중심으로 그 학문을 받아들일 것을 강조하였던 학자들이 소수 있었지만, 이들을 사문난적(斯文亂賊)이라고 하여 조선의 교학인 성리학의 적으로 여겨졌다. 서양과 청나라에 대한 몰이해로 인하여 서양 의학의 소개도 늦어질 수밖에 없었으며, 따라서 매우 소수의 사람들만이 그에 관심을 갖게 되었다.

실제로 「서국의」를 저술한 이익도 그 때문에 서학으로 몰리기도 하였다. 「서국의」에서는 인체에 대한 성리학의 심(心) 중심설에서 벗어나 인간의 지각이 뇌와 관련이 있다는 서양 의학을 소개하고 있었다. 그런 까닭에 이익의 저술을 묶어 『성호사설』을 편찬한 안정복(安鼎福: 1712~1791)은 「서국의」를 『성호사설』이 아닌 『성호사설유선』에 넣게 되었는지도 모른다. 그럼에도 이익과 그 제자들이 서학을 한다는 비판을 피할 수 없었고, 안정복은 그와 같은 비난을 잠재우기 위하여 서학을 비판하는 『천학고(天學考)』와 같은 저술을 짓게 되었다. 이처럼 서양 의학의 도입이 늦었던 데에는, 서학을 비판하고 성리학적 세계관을 고수하려는 당시 지식인 사회의 풍토가 크게 작용하였다.

2. 다산 정약용의 서양 의학론

이익이나 그 제자인 신후담이 『주제군징』 등을 통해 서양 의학에서 제시한 인체 이해에 관심을 기울였지만, 그들이 접할 수 있는 서학서는 매우 한정적이었기 때문에 더 이상의 진전된 논의를 이끌어 내지는 못하였다. 당시에는 서양과 직접 접촉하는 것이 사실상 불가능하였으며, 그나마 서양의 학문은 중국에서 한문으로 번역된 서적을 통해서 접할 수 있었다. 그러한 점에서 중국과의 교류는 서양의 학문—서양 의학을 포함하여—을 수용할 수 있는 거의 유일한 통로였고, 따라서 그 교류에 참여하는 인물들에 의해서 일부 서양의 학문이 전달되었다. 그 역할을 한 것이 중국에 사신으로 파견되는 사절단이었다. 여기에 참여했던 인물들 가운데 박세당이 천문학에 관한 새로운 견해를 제시하기도 했던 것처럼, 박지원(朴趾源: 1737~1805)은 의학과 관련하여 그 가능성을 보여 주었다.

그는 44세 때인 1780년(정조 5)에 자제군관(子弟軍官)으로 베이징을 다녀와서 중국의 문물을 소개하는 『열하일기(熱河日記)』를 저술하였는데, 그 가운데 「금료소초(金蓼小抄)」에서 서양 의학에 대해서 말하고 있다. 중국인 윤가전(尹嘉銓)에게 일본에서 간행된 네덜란드의 의서인 『소아경험방(小兒經驗方)』이 매우 훌륭하다는 말을 듣고서, 『아란타소아방(荷蘭陀小兒方)』과 『서양수로방(西洋收露方)』을 구하고자 하였지만 얻지 못하였다고 한다.[4] 여기서 두 가지 사실을 주목할 필요가 있다. 첫 번째는 박지원이 서양의 의서에 강한 관심을 갖고 있었고, 이를 구하기 위해 백방으로 노력했다는 사실이다. 적어도 그에게 있어서 의학이 서양의 것이라는 점은 크게 문제가 되지 않았던 듯하다. 두 번째는 당시 네덜란드 의학을 적극적으로 받아들였던 일본의 의학이 중국에 전해지고 있었다는 점으로, 이는 의학을 통한 일본과 중국의 교류가 상당히 활발한 상황이었음을 짐작케 한다.

그러나 이러한 교류가 조선에 얼마만큼의 영향을 주고 있었는지는 알 길이 없다. 당시 조선에 전래되었을 서양의 의서는 거의 없었을 것인데, 그러한 중에도 전통 의학에 대한 서양 의학의 비판 일부를 소개하는 글이 있어 주목을 끈다. 정동유(鄭東愈: 1744~1808)는 『주영편(晝永編)』에서 음양오행설을 두고 『소문』과 『태현경(太玄經)』을 비교 검토한 후 이렇게 말하고 있다.

> 서양 사람들이 번번이 말하기를 "중국의 의술은 오로지 오행의 설만 적용하고 있기 때문에 병을 고치지 못한다."라고 한다. 그렇다면 『소문』이나 『태현경』에 나오는 두 설을 모두 버려야 할 것인가? 진실로 깨닫지 못하겠다.[5]

그는 『소문』과 『태현경』이 오장을 오행에 분배하는 데 차이가 있

---

4 朴趾源, 『燕巖集』(『韓國文集叢刊 252』, 民族文化推進會, 2000) 卷15, 別集, 熱河日記, 「金蔘小抄」. "余在漠北 問大理尹卿嘉銓曰 近世醫書中 新有經驗方 可以購去者乎 尹卿曰 近世和國所刻小兒經驗方 最佳 此出西南海中荷蘭院 又西洋收露方極精 然試之多不效…余旣還燕 求荷蘭小兒方及西洋收露方 俱不得."

5 鄭東愈, 『晝永編』 권1, 서울대학교출판부, 1971, 154-155쪽.

음을 지적하면서, 도대체 어느 것이 옳은지 판단을 내리기가 어렵다고 말하고 있었다. 그런데 그와 동시에 서양인들이 중국의 의학이 오행의 학설만을 채용하고 있기 때문에 실제 치료에는 전혀 도움이 되지 못한다고 지적하고 있음도 말하였다.[6] 그렇다면 정동유는 그와 같은 사실을 어디에서 알게 된 것일까? 서양 의학서를 보았을 가능성은 매우 낮았고, 아마도 중국에서 편찬된 서적에서 보았을 것이다.

그러한 사실을 떠나서 주목할 것은 정동유가 『소문』으로 대표되는 전통 의학의 핵심을 서양인의 비판에 따라 폐기해야 하는가 하고 질문했다는 점이다. 물론 그럴 가능성은 거의 없겠지만, 전통 의학 체계 내에서 혼란이 있었다는 점을 인정한 셈이었고, 그 문제점을 지적한 서양인들의 비판을 반대만 할 수도 없는 일이었음을 인식한 것이다. 그러나 정동유는 더 이상의 탐구를 진행하지 않았는데, 아마도 연구를 계속 진행할 수 있을 만큼 서양의 의서를 보지 못했기 때문일 것이다.

그와 같은 한계를 넘어 서양 의학과 해부학 일부를 언급한 인물은 다산(茶山) 정약용(丁若鏞: 1762~1836)이었다. 그는 조선 후기를 대표하는 실학자로서 정치와 사회, 문화에 관한 많은 저술을 남겼다. 그 중에는 이른바 일표이서(一表二書)가 대표적인데, 『경세유표(經世遺表)』와 『목민심서(牧民心書)』, 『흠흠신서(欽欽新書)』 등이 그것이다. 그 밖에도 그는 의학과 관련된 글을 다수 저술하였는데, 가장 잘 알려진 것이 마진(痲疹) 연구서인 『마과회통(痲科會通)』이다. 이 외에도 『촌병혹치(村病或治)』, 『아언각비(雅言覺非)』, 『의령(醫零)』 등을 남겼을

6 鄭豪薰, 「『주영편(晝永編)』의 자료 구성과 지식(知識) 세계」, 『진단학보』 110, 2010, 355쪽.

정도로 의학에 대해서 그가 갖고 있었던 관심은 특별하였다.[7]

그중에서도 서양의 의술에 대해 간략하게 설명한 「약로기(藥露記)」에는 서양의 의사가 내과와 외과로 구분되어 있으며 약종상이나 약제사가 존재하고, 서양의 초목과 금석 약재, 병의 진단법과 치료법 등이 간단하게 언급되었다. 단순한 언급을 넘어 서양 의학과 관련하여 주목할 것이 『의령』으로, 정약용은 「육기론(六氣論)」, 「뇌론(腦論)」, 「근시론(近視論)」 등 비판적 견해를 남겼다. 이 가운데 "삭제할 것"으로 되어 있는 「뇌론」은 성호 이익이 언급한 아담 샬의 『주제군징』의 내용과 동일한 것으로 보인다.

정약용에게 큰 영향을 미쳤던 것은 그리스의 4체액설이었는데, 이는 전통 의학에서 외감병(外感病)의 원인이 풍(風)·한(寒)·서(暑)·습(濕)·조(燥)·화(火)의 여섯 가지에 있다는 이론을 비판한 「육기론」에서 드러난다. 그는 여섯 가지가 동등한 범주가 아니며, 기본적인 요소는 한(寒)·열(熱)·조(燥)·습(濕)이라고 하였는데, 이는 서양의 4체액설에 입각한 것이었다.[8] 즉, 몸 안의 4개의 체액과 그것이 갖고 있는 속성인 한열조습의 부조화에 따라 질병이 생긴다는 이론과 동일한 것이다. 이 설은 『주제군징』이나 『천주실의(天主實義)』 등에 있는 내용으로 이미 이익 등이 소개한 바가 있었지만, 정약용은 소개를 넘어 자신의 사상에 기초로 삼아 전통 의학을 비판하는 데 활용하였다. 그리고 치료에 있어서도 4체액설에 입각할 것을 강조하였는데, 중풍(中

7 신동원, 「유의(儒醫)의 길: 정약용의 의학과 의술」, 『다산학』 10, 2007.

8 丁若鏞, 『痲科會通』(『與猶堂全書-韓國文集叢刊 286』, 民族文化推進會, 2002), 卷6, 痲科會通, 醫零, 「六氣論」.

風)으로 인한 구안와사(口眼喎斜)를 전통적 치료의 원칙인 습열(濕熱)을 제거하는 것이 아닌 그 반대의 치료를 행하여야 한다고 설명하였다.

> 내가 생각하기에 구안와사나 수족(手足)이 마비되는 것과 같은 일체의 풍비(風痺) 증상이 생겨나는 것은 모두 근육 때문이다. 근육의 사물 됨이 습(濕)과 열(熱)이 있으면 늘어지고, 건조하고 차가우면 줄어든다. 소나 사슴의 근육으로 시험 삼아 살펴보면 그 이치가 명확하다. 그런즉 풍비의 증상들은 대개 혈의 근원이 허냉(虛冷)하거나 혹은 진양(眞陽)이 쇠하였거나 혹은 기혈(氣血)이 말라서 이 질병이 된 것이다. 그런데 송원(宋元)의 여러 의사들이 이 질병을 치료함에 오로지 습(濕)을 제거하고 열(熱)을 내리는 것을 위주로 하였으나, [그것은] 사람들이 질병을 얻게 된 원인이었다. [그런 까닭에] 백에 하나도 고치지 못하였으니, 이는 병이 혹독해서 그런 것이 아니다.[9]

다산은 풍비의 증상들은 근육으로 말미암아 생기는 병인데, 근육의 성질은 습열(濕熱)이 있으면 느슨해지고 조냉(燥冷)하면 줄어든다고 보았던 것이다. 따라서, 풍비의 증상들인 구안와사나 수족을 구부리지 못하는 것은 결국 근육이 조냉한 것이며, 그것은 혈(血)이 허냉하거나 진양이 다해서 몸이 차갑고 마르기 때문에 발생하는 것으로

---

9 丁若鏞, 『痲科會通』, 卷6, 痲科會通, 醫零, 「非風論」. "余謂口眼喎衺 手足痲木 一切風痺之所繇生 皆筋之所爲也 筋之爲物 濕熱則舒緩 燥冷則縮攣 試將牛筋鹿筋而試驗之 其理可明也 卽風痺一證 槩由血源虛冷 或眞陽衰歇 或氣血乾澀 方成此疾 宋元諸醫之治此也 唯以袪濕淸熱爲主 所以人得此疾 百無一痊 非病之猛虐然也." [ ]는 필자 삽입.

이해하였다. 그런데 전통적인 치료법에서는 오히려 습을 제거하고 열을 내리려고 하니, 오히려 근육이 오그라드는 병이 심해질 수밖에 없다는 것이다. 이는 육기론을 비판하면서 질병의 원인으로 들었던 한열조습을 근육에 그대로 적용하여 풍비의 증상을 설명한 것이었다.

그가 해부학 지식 전반에 대해 어느 정도 이해하고 있었는지 판단하기는 어렵지만, 적어도 근육에 대한 이해에 있어서는 이전의 의학과는 전혀 달랐다. 전통 의학에서 수족이 마비되는, 즉 근육이 마비되는 증상에서 치료의 중심이 되는 것은 간(肝)이었다. 전통 의학에서는 간을 종근(宗筋)이라고 하여 근육의 핵심으로 이해하였고, 근육에 병이 생긴 풍(風)도 역시 간과 연결되었다. 따라서, 간에 있는 열이나 여타 문제를 해결하는 것이 급선무라고 이해할 수밖에 없었는데, 다산은 그렇지 않았다. 근육의 문제라고 한다면 근육의 성질에 따라 질병을 치료해야 하며, 이전과는 전혀 반대의 치료법을 구사해야 한다고 하였다. 적어도 이 문제에 있어서 서양의 해부학적 지식과 연결될 수 있는 교차점이 있었다.

그리고 무엇보다 해부학적 이해를 잘 보여 주는 것이 「근시론」이었다. 여기서 그는 근시(近視)와 원시(遠視)의 원인이 음기(陰氣)와 양기(陽氣)의 부족이라는 전통적인 견해를 부정하고, 서양의 광학 지식에 입각하여 안구(眼球)가 돌출되면 근시가 되고 평평해지면 원시가 된다는 견해를 제시하였다.[10] 동아시아에 서양 의학이 전래될 때, 매

---

10 丁若鏞, 『痲科會通』, 卷6, 痲科會通, 醫零, 「近視論」. "目之近視遠視 唯係瞳丸之平突 平則視心會於遠 故遠視 突則視心會於近 故短視 如靉靆之平者 文字離目稍遠方得利視 其突者 利於逼視 稍遠則炫晃而不可視矣 少年血氣方銳 瞳丸突然 故利於近 老人血氣消縮 瞳丸平漫 故反欲令物離目稍遠 此皆目前顯著之理 干陰陽何事

우 주목을 끌었던 대목이 바로 눈과 그에 의한 시각의 작용, 그리고 귀와 청각의 작용이었다. 『해체신서』를 번역한 스기타 겐파쿠 역시 눈과 귀가 어떻게 작용하는지에 대하여 장문의 글로 주석해 놓기도 하였다. 『해체신서』 전체를 통해서 자신의 의견을 가장 많이 서술한 대목이었다. 뿐만 아니라 100여 년 후 홉슨이 저술한 『전체신론』에서도 마찬가지의 현상이 나타나고 있었다. 다산 역시 시각의 작용에 대해서 꽤나 관심을 가졌던 모양이며, 그리하여 나름의 서술을 하고 있었다.

그의 의견에 따르면 나이가 어릴 때에는 혈기가 충분하기 때문에 눈동자가 돌출해서 가까운 것을 보는 데 유리하고, 나이가 들면서 혈기가 줄어들어 눈동자가 평평해져서 점차로 원시가 된다. 즉, 눈이 돌출했는지 평평한지의 해부학적 구조가 근시와 원시의 구조적 원인이 된다고 본 것이다. 그러면서도 눈의 구조에 변화를 가져오는 요인으로 혈기를 들고 있어, 서양의 광학 이론을 수용하면서도 동시에 한의학적 안구 이론의 일부로서 혈기의 충만 여부와 결합하는 특징을 보였다.

정약용은 일부분에 있어서나마 자신이 주장했던 사기론(四氣論) — 아마도 서양의 4체액설에 근거한 — 을 통해 질병을 재해석하고자 하였지만, 그것을 전체 의학론에 걸쳐서 반영하지는 못하였다. 의학을 전공하는 의학자가 아니라 유의(儒醫)로서의 자세를 갖고 있었던 다산에게는 절실한 문제가 아닐 수도 있었으며, 또한 정약용 혼자의 힘으로 기존의 전통 의학론을 재구성하기란 힘겨운 일이기도

而若彼其紛紛哉 人有短視者 見其瞳 皆尖凸異常."

하였을 것이다. 따라서 다산이 접할 수 있는 서양의 의학은 매우 한정적이었을 것이라는 점이 한계였을 터인데, 그가 일본의 유학이 어떻게 변화하고 있었는지 잘 파악하고 있었음에도 일본의 난학에 대해서는 정확하게 알지 못했다는 사실은 아쉬움으로 남는다. 그렇지 않았다면 의학과 관련하여 다른 서술도 가능하지 않았을까?

3. 최한기의 『신기천험』

이익과 정약용이 극히 일부분의 서양 의학 지식을 전하였던 반면에, 최한기(崔漢綺: 1803~1879)는 『신기천험(身機踐驗)』에서 본격적으로 서양 의학을 조선에 소개하였다. 그는 1803년 최치현(崔致鉉: 1786~1812)과 청주 한씨 사이에서 태어났으며, 출생 직후 종숙부인 최광현(崔光鉉)에게 양자로 보내졌다. 친부인 최치현은 과거에 여러 차례 낙방하였지만 문예가 있어 10권의 저술을 남기기도 한 인물이었다. 최한기는 당시 개성의 대학자였던 외조부 한경리(韓敬履)와 김헌기(金憲基)에게 교육을 받으면서 학예를 키웠다. 그리고 빼놓을 수 없는 것은 그가 자란 개성이 대외 무역이 활발한 지역이었다는 점에서, 아무래도 개방적인 사고와 함께 젊어서부터 해외 서적을 접할 수 있는 기회가 많았던 듯하다는 점이다. 이후 서울로 옮겨 와 살다가 1877년(고종 14)에 75세로 사망하였는데, 그가 많은 서양 서적을 구입한 점과 여러 차례 집을 신축하였던 것을 보면 상당한 재력이 있었음을 알 수 있다.

그와 같은 재력에 더해 왕성한 지식 욕구, 그리고 이들을 종합하여 자신만의 사상 체계를 수립하고자 했던 최한기는 당시 조선의 어

[표 10-1] 최한기의 저술 목록

분야	서명	분량	완성 연대	참고 서적
농업	『농정회요(農政會要)』	23권 10책	1830	『수시통고(授時通考)』
	『육해법(陸海法)』	2권 1책	1834	『제기도설(諸器圖說)』
기계 일반	『심기도설(心器圖說)』	1책	1842	『기기도설(奇器圖說)』, 『제기도설(諸器圖說)』
천문	『의상리수(儀象理數)』	1권	1839	『수리정온(數理精蘊)』
	『성기운화(星期運化)』	12권	1867	『담천(談天)』
수학	『습산진벌(習算津筏)』	5권 2책	1850	『수리정온(數理精蘊)』
지리	『지구전요(地球典要)』	3권 7책	1857	『지구도설(地球圖說)』, 『해국도지(海國圖志)』, 『영환지략(瀛環志略)』
기상	『운화측험(運化測驗)』	2권	1860	『공제격치(空際格致)』
의학	『신기천험(身機踐驗)』	8권	1866	『전체신론(全體新論)』, 『내과신설(內科新說)』, 『서의약론(西醫略論)』, 『부영신설(婦嬰新說)』, 『박물신편(博物新編)』

떤 지식인보다 다양한 서양 서적을 탐독하면서 기학(氣學)이라고 불리는 자신만의 독특한 사상을 형성하였고, 동시에 많은 저술을 남기기도 하였다.[11] 그가 남긴 저술을 분야별로 정리해 보면 사상과 철학, 자연과학에 이르고 있으며, 또한 이들 저술의 배경에는 많은 서양 과학 서적이 있었다. 『신기통』, 『추측록』, 『기학』 등 철학과 관련된 저술 외에도 다음과 같은 자연과학 저술이 있다.

11 최한기 학문의 특징과 내용에 대해서는 권오영, 『혜강 최한기의 학문과 사상 연구』, 한국정신문화연구원 박사 학위 논문, 1994; 이현구, 「최한기의 기학과 근대과학」, 『과학사상』, 가을, 1999 참조.

[표 10-1]에서도 볼 수 있듯이 그는 64세인 1866년 영국 의사인 홉슨(Benjamin Hobson, 哈信)이 중국인과 함께 번역한 『전체신론』, 『서의약론』, 『내과신설』, 『부영신설』, 『박물신편』을 바탕으로, 『신기천험』에서 서양의 해부학, 생리학, 병리학, 약물학 등을 체계적으로 설명하였다.

홉슨은 런던대학에서 의학을 배우고, 후에 런던 전도회에 입회한 선교사 겸 의사인데, 1839년 의료 선교사로 중국에 파견되어 마카오 병원에서 근무하였다. 이후 중국 각지를 돌아다니면서 병원을 개설하고 활발한 의료 활동을 하였다. 그의 대표적 업적은 유럽의 근대 의학을 동아시아에 본격적으로 소개한 것인데, 특히 정확한 해부도 113장을 실은 해부학 개론서 『전체신론』은 중국에서 발간된 최초의 서양 생리 해부학 서적이었다. 최한기는 이러한 홉슨의 저서를 인용하여 자신이 주장하였던 신기(身機)의 운화(運化), 즉 인체에 있어서 일신의 운화를 명확히 설명하고자 하였다.[12] 자신의 사상적 기초 이론을 서양 의학에서 찾은 것이다. 그렇다고 해서 그가 오로지 서양의 해부학을 그대로 받아들인 것은 아니었다.

> 천지의 신기운화(神氣運化)를 바탕으로 하고 부모의 신기운화를 이어받아 이 몸의 기틀을 이루었다. … 천지의 신기운화를 모범으로 삼아 이 몸이 본떠졌기에 골육(骨肉)과 혈맥(血脈)은 원래 증손가감(增損加

12 최한기는 『전체신론』에 실려 있는 해부도를 『신기천험』에서 단 한 장도 소개하지 않았다. 이는 최한기의 관심이 해부학을 알리는 것이 아니고, 자신의 사유 체계의 정당성을 설명하기 위한 장치로 해부학을 이용한 것이기 때문이다.

減)이 없으며, 운동의 공용(功用)은 자연히 기화(氣化) 속에 깃들어져 있다. 신기가 있기에 앞서 기화의 맥락이 있어 각각의 만물이 품부받은 것 또한 이미 정해져 있고, 신기가 있은 뒤에 백체(百體)가 담당하는 것이 있게 된다.[13]

그가 보기에 동양과 서양의 의학은 각각의 특징이 있었고, 그로 인한 장단점이 존재하였다. 따라서 이들을 잘 참고하여 통용시키면 더욱 훌륭한 의학을 만들어 낼 수 있을 것으로 생각했고, 그것이 바로 『신기천험』에서 그가 주장하는 운화(運化)에 근거한 의학이었다. 그렇다면 그는 동양과 서양의 의학에 대해서 어떻게 이해하고 있었을까? 길지만 『신기천험』의 범례에서 살펴보자.

중국의 의서는 이미 기화(氣化)의 맥락을 어둡게 하여 오직 방술(方術)로 억지로 꿰어 맞춘 것만을 신봉하였다. 천문(天文)에서 방술로 꿰어 맞춘 것을 반드시 의술에서 참고로 삼았고, 지리(地理)에서 방술로 꿰어 맞춘 것으로 반드시 의술에 억지로 끌어 대었으며, 학문에서 억지로 꿰어 맞춘 방술 또한 의술에 끌어다 대어 곧 방술로 점철된 의서가 이루어졌다. 그리하여 자연히 인체의 부위 맥락과는 점점 사이가 멀어져서 병을 진단하고 약을 쓰는 것을 모두 방술에 따랐다. 약의 오미(五味)를 오행(五行)에 갖다 붙였고, 또한 장부(臟腑)에 오행을 배

13 崔漢綺, 『身機踐驗』(『增補 明南樓叢書 4』, 성균관대학교 대동문화연구원, 2002) 卷2, 「身機總論」. "資賴天地神氣運化 承順父母身氣運化 有此身之成機…因其模範而灌鑄骨肉血脈 元無增損加減 運動功用 自有氣化印板 先於身機 有氣化脈絡 萬物之稟賦已定 後於身機 有百體攸司."

속시켰다. 이에 상생(相生)과 상극(相克)의 설이 있게 되었고, 급기야 효력이 있는가의 여부 또한 방술로서 자신하였다. 이것이 의술이 천한 기술이 된 까닭이다.

서양의 의서는 주재자(主宰)가 만물을 창조했다는 믿음을 좇아 인체의 뇌수(腦髓)의 영험한 지각 작용[靈覺]과 혈맥이 두루 순행하는 작용을 매번 주재자의 신묘한 공덕(功德)으로만 칭한다. 그러나 이것은 하찮게 여기고 염두에 두지 말아야 할 사항으로 도리어 신기형질[氣神形質]과 운화맥락(運化脈絡)을 궁구하여 밝히는 데 해가 됨이니, 이러한 부분은 마땅히 비웃음을 살 만하다. 병원을 설립하고, 의사를 장려하며, 무연고자의 시신을 해부하고, 병원(病源)의 형증(形症)을 조사하여 검증하고, 전체 부위의 맥락과 상하로 관통하는 기혈(氣血)에 대한 정보를 축적하고 참고한 점들은 진실로 이전에 밝히지 못하였던 것을 밝히고 후대에 마땅히 깨우쳐야 할 것들을 깨우쳐 주어 의심을 없애고 많은 실마리를 제공하여 치료의 근거가 있게 한 것으로, 이러한 것은 모든 사람들이 믿고 따르는 부분이다.[14]

그는 동양 의학과 서양 의학에 있어서 단점은 방술에 의지하는

14 崔漢綺, 『身機踐驗』「凡例」. "一華夏醫書 旣昧氣化脈絡 惟恃方術傅會 天文之方術傅會 必參證于醫術 地理之方術傅會 必牽合于醫術 學問之傅會方術 亦援引于醫術 便成方術之醫書 自與人身部位脈絡 漸致隔遠 執證施藥 皆從方術 以藥五味 附于五行 又以臟腑 配之五行 於是有相生相克之說 畢竟得效與否 亦以方術自信 此所以醫術爲賤技 一西洋醫書 沿襲主宰造萬物之意 人身腦髓靈覺 血脈週行 每稱主宰神妙功德 卑屑姑捨 反有害於氣神形質運化脈絡之究明 是則當懲笑 救病院 奬進醫士 剖割無依之尸 考驗病源之形症 積累參證 全體之部位脈絡 氣血之上下貫通 亶爲發前未發 啓後當啓 罷疑多端 醫治有據 是則宇內人之所信服也."

점과 주재자를 강조하는 태도에 있다고 보면서, 자신은 법칙적인 자연과 인체에 대한 이해를 추구하겠다는 목표를 밝히고 있다. 그러면서 『신기천험』을 통해 이전에는 알려지지 않았던 서양의 해부학적 지식을 조선에 소개하는데, 그가 무엇보다 중시한 것은 뇌에 대한 설명이었다.

즉, '뇌가 일신의 주인[腦爲一身之主]'이라는 주장과 함께 뇌의 중량, 구조, 대뇌, 소뇌, 척수(脊髓), 뇌기근(腦氣筋, 신경) 등을 구체적으로 설명하였다. 그리고 뇌가 인간의 감정이나 지각, 기억, 사고 등 정신 기능을 지배하며, 생명 활동을 조정하는 것에 대해서도 언급하였다. 전통 의학에서 심장에 지각 작용이 있다고 한 것과는 다르게, 서양 의학적 견해에 따라 뇌의 지각 작용을 설명한 것이다. 그가 이것을 얼마나 중요하게 여겼는지는 『신기천험』의 편제에서도 드러난다. 앞서 밝힌 대로 최한기는 홉슨의 『전체신론』을 주로 이용하여 『신기천험』을 저술하였는데, 뇌가 인체에서 가장 중요한 기관이라는 이 대목은 『전체신론』 8편에 있는 내용이었다. 그런데 그는 『신기천험』의 첫 편에서 이를 언급하면서, 다음과 같이 설명을 시작한다.

> 뇌는 머릿속에 자리 잡고 있으며 형질이 치밀하고 연하다. 소리, 빛깔, 냄새, 여러 감촉의 신기를 잘 느끼고 통하며, 흔적을 갈무리하고, 전후를 기억하며, 사물을 헤아리는 일 등은 모두 뇌가 하는 것으로, 뼈, 살, 혈액, 장부 등이 비할 바가 아니다. 그러나 뇌가 어찌 홀로 일을 추진하여 기질을 기르고 지식을 통하겠는가? 뼈, 살, 혈액, 장부 등이 모두 힘줄과 혈관을 통과하여 상하로 두루 통하여 각각 맡은 직책을 운영하고 나서 모두 모여 뇌의 기질을 기르고 뇌의 지식을 통하게 한다.

> 기르는 바와 통하는 바가 맑게 소통되어 막힘이 없어야 뇌가 두껍고 무거워 여러 기능이 발휘되는데, 기르는 바와 통하는 바가 막히고 병이 많으면 뇌가 가볍고 얇아져 모든 일에 둔해진다.[15]

그에게 있어 장부는 뇌에 의해서 작동하는 내부 기관일 뿐이었다. 이전의 오장육부가 가지고 있었던 인체의 지위는 상실되었고, 그 자리를 실제로 뇌가 차지하게 되었다. 그런데 특이한 것은 뇌가 그만큼 중요하게 되자, 뇌를 분석함으로써 인간을 구분하려는 의도도 역시 그대로 수용하였다는 점이다. 『전체신론』에서는 안면부의 각도에 따라 뇌의 용량이 다르고, 뇌의 용량에 따라 사람의 지혜에 차별이 있게 된다고 파악한다. 이러한 내용을 최한기는 그대로 수용한 것이다. 이른바 골상학의 한 분야라고 할 수 있는데, 인간의 차별성—실제로는 인종 간 차별성—이 뇌에 근거한다는 이 학설은 그에게 다른 의미로 다가왔을 것 같다. 그가 애초에 학습하였던 성리학은 인간의 차별성을 심(心)에서 찾았고, 전통 의학은 심(心)에 있는 구멍에서 찾았듯이, 그는 두개골의 형상을 그 단서로 이해한 듯하다.

그런데 철저하게 서양 해부학 지식을 이용하였음에도 불구하고 전통 의학에서 말하는 심장의 지각설을 완전히 배척한 것은 아니었다. 이는 그가 주장하였던 기학(氣學)을 온전히 설명하기 위한 방편으

15 崔漢綺, 『身機踐驗』 卷1, 「腦爲一身之主」. "腦居頭顱之內 形質精輭 易感通於聲色臭味諸觸之神氣 漬痕染跡 記繹前後 推測事物 具此所能 非骨肉血液臟腑之所可擬也 然腦豈能獨用事而養氣質 通知識骨肉血液臟腑 咸循筋管貫綴 週通上下 各修所司之職 總湊合而養腦氣質 通腦知識 所養所通 濬澈無礙 腦質敦厚鎭重 功用出類 所養所通 蹇滯多病 腦質輕薄 凡事癡蠢."

로써만 의학을 이해하였기 때문이다.

> 지각이 어디에서 말미암아 운용되는지 그 본원은 아직까지 정해지지 않았다. 의학은 이 문제에 있어 바른 판단을 하지 못했으니, 뇌가 지각 운용을 주관한다는 것은 기틀을 이루기에는 오히려 부족한 점이 있다. 심이 지각 운용을 주관한다는 것은 실제로 밝힐 수 있는 실마리가 있으니, 심은 장부에서 일컫는 심이 아니라 곧 신기의 심으로 무게 중심이라고 할 때의 심의 용법과 같다. … 상도(常道)를 벗어난 지각 운용의 근원을 헤아려서 조화롭고 편안한 지각 운용을 구명함에 어찌 반드시 주뇌설(主腦說)이나 주심설(主心說)에 치우쳐 고집하려는가, 모두 신기운화를 말미암아 생겨나는 것이다.[16]

그가 그토록 중시했던 신기의 운용은 여전히 심(心)을 통해 이루어지는 것으로 파악되었는데, 이때 심이 심장이 아니라 인체의 중심으로 해석된 점이 특징적이다. 그에게 있어서 뇌나 심은 모두 인체의 일부분으로서 부여된 법칙에 따라 움직이는 것이므로, 결국 논의의 핵심은 뇌와 심 같은 일부가 아닌 전체로서의 인체가 되었고, 따라서 심은 심장이 아닌 인체의 중심이라는 표현으로 드러났다. 그런데 이때 주의할 것은 과거의 지식인들이 지각의 중추로서 심장을 상정했던 것과 다르게 최한기가 독창적인 생각으로 중심이라는 표현을

16 崔漢綺, 『身機踐驗』「凡例」. "一知覺運用所 由生之本源未定 醫學從此 不得其正 腦主知覺運用 猶有成機之未達 心主知覺運用 實有可闡之端 心非臟腑之心 乃神氣之心如重心之心…究明和適之知覺運用 何必偏執主腦主心 總由身機運化而生."

사용한 것인가 하는 점이다. 조선 시대 많은 학자들이 심성론(心性論)을 전개하면서 인간의 지식과 윤리적 성찰이 이루어지는 장소로 심을 말했지만, 사실상 심장을 가리켜 말한 적도 있었고 때로는 그렇지 않은 경우도 있었다는 점을 고려할 필요가 있다.

가령 이익과 같은 이는 "심(心)에는 혈육심(血肉心)과 신명심(神明心)이 있다. 혈육의 심은 오장(五臟) 중의 하나이니, 곧 신명(神明)의 집을 말한다. 그리고 신명의 심은 혈육의 심중의 정령(精靈)한 기(氣)이니, 곧 출입하고 존망(存亡)하는 존재를 말한다."라고 말한 적이 있었다.[17] 이익에게 있어서 심은 두 가지의 의미가 공존하고 있었던 것이다. 인체 장기의 일부로서의 심과 몸 가운데 존재하는, 그래서 인간 정신 활동의 근거가 되는 추상적인 심이 있었다. 어쩌면 최한기가 그렇게 강조하고 싶어 한 심은 바로 성리학에서 말하던, 그리고 이익에 의해서 약간 더 구체화된 심이었을 것이다.

이러한 점에서 최한기가 『신기천험』을 저술하여 서양의 해부학을 적극적으로 소개하고 아울러 인체 지각을 중심으로 뇌를 강조하기도 했지만, 다른 한편에서는 여전히 조선의 성리학적 사유 체계에서 완전히 벗어나지 못하고 있었음을 파악할 수도 있다. 이것이 최한기가 처해 있던 역사적인 상황에서 만들어진 서양 및 동양 의학의 공존이 갖는 특징이었다.

---

17 崔漢綺, 『星湖全集』 卷41, 「心統性情圖說并圖」. "心有血肉之心 有神明之心 血肉之心 是五臟之一 卽所謂神明之舍也 神明之心 是血肉之心中 氣之精英 卽所謂出入存亡者也 不言血肉 則無以明心之動靜 及性情之根委 不言神明 則又無以明夫靜而統性 動而統情者 皆心之爲也."

제11장 개항 이후 해부학의 도입

1. 제중원의학당의 해부학 교육과 『그레이 해부학』

개항 이후 서양 의학의 본격적인 도입과 함께 서양 해부학 역시 서양 의학 교육에서 매우 중요한 비중을 차지하게 되었다. 1885년 4월 10일 한국 최초의 서양식 병원인 제중원이 개원하였고, 1886년 3월에는 제중원의학당에서 서양 의학 교육이 본격적으로 시작되었다. 제중원의학당에서 해부학 강의가 시작되었지만, 해부학 교과서나 번역서가 제작되지는 않았으며, 졸업생도 배출하지 못해 그 결실을 맺지는 못했다.

제중원에서 의학 교육이 재개된 것은 1893년 에비슨(Oliver R. Avison: 1860~1956)의 내한 이후였다. 에비슨은 의학 교육의 토착화를 위해서는 교과서 편찬이 절실한 과제임을 인식하고 있었고, 해부학 교과서를 비롯하여 다양한 교과서를 편찬하였다. 1895년 에비슨은 의학생을 선발한 데 이어, 해부학, 생리학, 약물학 등 기초 의학을 중심으로 의학 교육을 시작하였다. 의학 교육의 효율성을 극대화하기 위해서 한국어로 된 교과서의 편찬은 가장 긴요한 과제였다. 이를 위해 한국인 조수들의 도움을 받아 그레이(Henry Gray)의 해부학 책(이하 『그레이 해부학』)을 두 차례에 걸쳐 번역하였다. 첫 번째 원고는 안식년을 갖기 직전인 1899년 3월에 완성되었다. 이 번역본은 원고를 맡겼던 사람이 사망하면서 원고를 찾을 수 없게 되었다. 안식년에서 돌아온 에비슨은 해부학 교과서를 만들기 위한 두 번째 번역에 착수하였다. 두 번째 번역본은 김필순(金弼淳: 1880~1922)의 도움으로 『그레이 해부학』을 다시 번역한 것이었다. 1900년에 시작된 김필순의 번역은 1904년 9월경에 완료되었다. 그러나 두 번째 번역본도 완료와 동시에 화재로 인해 불타 버렸다.[1]

2. 이마다의 『실용해부학』과 김필순의 『해부학』 번역

『그레이 해부학』 번역 원고가 화재로 소실되자 에비슨과 김필순은 세 번째 번역 책으로 이마다 쓰카누(今田束: 1850~1899)의 『실용해부학』을 원저로 선택하였다. 에비슨과 김필순은 해부학 서적의 번역을 위해 이미 적지 않은 수의 한자 번역 해부 서적을 모아 두었다. 그들은 일본과 중국에서 한역된 서양 해부학 서적을 비교해 본 결과, 일본의 해부학 서적이 이미 오랜 번역의 전통을 가지고 있고, 해부학 용어의 선택과 정리에 용이한 것으로 판단하게 되었다.

이마다는 도쿄제국대학 의학부의 전신인 도쿄의학교를 정식으로

1 河鯉泳(R. A. Hardie), 「魚丕信博士小傳(25): 조선의료교육의 시작(2)」, 『기독신보』 1932. 7. 13, 5면.

졸업한 것은 아니었지만, 일본 해부학의 아버지라는 불리는 도쿄제국대학 의학부 초대 해부학 교수인 다구치 가즈요시(田口和美: 1839~1904)의 조수로 활동하다가, 1881년 도쿄대학 조교수가 되었다. 이마다는 1887년 9월 『실용해부학』 권1을 시작으로 12월에 권2, 1888년 6월 권3을 발행하였다. 『실용해부학』은 당시 일본에서 권위가 있었던 독일 책들을 주로 인용한 책이었다. 일본에서 메이지 시기 해부학 교과서는 ① 영어 번역 해부학 교과서 시기(1868~1877), ② 독일어 강의에 기초한 해부학 교과서 시기(1877~1887), ③ 독일어 번역 해부학 교과서 시기(1887~1904), ④ 일본어 해부학 교과서 시기(1905년 이후)로 나눌 수 있다. 이마다의 해부학 서적은 세 번째 시기를 대표하는 저작 중의 하나였다.[2] 이마다는 1899년 11월 장티푸스로 사망했는데, 그의 서적은 생전에 3판까지 발행되었고 사후에 4판부터 15판까지 발행될 정도로 일본에서는 영향력이 큰 번역서였다.[3]

심필순이 번역하고 에비슨이 교열한 한국 최초의 해부학 서적은 『해부학』으로, 이마다의 『실용해부학』을 원저로 1906년 제중원에서

2 일본에서 메이지 시기 해부학 교과서는 ① 영어 번역 해부학 교과서 시기(1868~1877): 『解體節略』(1870), 『解剖訓蒙』(1872), 『解體說略』(1873), 『解剖必攜』(1873) ② 독일어 강의에 기초한 해부학 교과서 시기(1877~1887): 『醫學全書解剖篇』(1877~1884), 『解剖攬要』(1877~1882), 『解剖大全』(1883) ③ 독일어 번역 해부학 교과서 시기(1887~1904): 『實用解剖學』, 『解剖學講本』(1893~1894), 『近代解剖學』(1903~1904), 『近代解剖學』(1903~1911) ④ 일본어 해부학 교과서 시기(1905년 이후): 『新撰解剖學』(1905~1911), 『解剖學講義』(1906~1909), 『近世解剖學』(1907) 등으로 나눌 수 있다. Sakai Tatsuo, "Historical Development of Modern Anatomy Education in Japan", 『日本醫史學雜誌』 56-1, 2010, 10-15쪽.

3 박형우·박준형, 「한국에서 최초로 발간된 해부학 교과서와 편찬배경」, 『대한해부학회지』 제39권 제6호, 2006, 465쪽.

3권으로 분책하여 출간하였다. 이 밖에도 생리학, 산과학, 진단학 역시 일본어 교재를 근간으로 번역하였다. 에비슨은 해부학 교과서의 번역에 김필순이 참여한 계기를 다음과 같이 말하고 있다.

> 처음에는 병원에 와서 환자를 간호하는 일을 시키다가 의학 과정을 시작하도록 준비한 후에 학생들에게 말하기를 "나는 학생들에게 해부학을 가르치기 시작할 터라."라고 하였다. 그리하여 나는 전일에 학교에서 배우던 그레이 씨 저의 해부학을 가지고 이 과정에 대한 첫 번째 강의를 시작하게 되었다. 그러나 일을 시작하고 보니 나를 도와줄 사람이 있어야 될 필요를 느끼게 되었다. 조선말을 잘 알 뿐 아니라 영어도 충분히 알아서 의학 술어를 번역하여 줄 만한 사람이 없이는 준비할 수가 없었다. 그리하여 나는 조선에서 처음으로 교회가 설립된 황해도 장연에서 온 청년 한 사람을 고빙하게 되었다. 이 청년은 서울 배재학당에서 영어도 상당히 배웠고, 또 나에게 의학을 공부할 것을 말하며 교과서 번역을 도와주면 그 값으로 학비를 도와 달라고 하였다. 그의 이름은 김필순이었다.[4]

김필순과 에비슨이 처음 『그레이 해부학』을 번역할 때, 가장 문제가 된 것은 의학 용어의 번역이었다. 정확한 번역어를 찾지 못해 음역을 하되, 한문을 병기하여 그 뜻을 명확히 하고자 하였다. 두 번째 번역부터는 중국어 해부학 교과서와 일본어 해부학 교과서를 참

---

4 河鯉泳(R. A. Hardie), 「魚丕信博士小傳(24): 조선의료교육의 시작(1)」, 『기독신보』, 1932. 7. 6, 7면.

고하였다. 중국어 및 일본어 의학 용어가 각기 달랐기 때문에 용어 선택에 신중을 기할 수밖에 없었다. 그리고 점차 일본어 교과서를 채택하게 되었고, 일본어 의학 용어에 대한 의존도가 심화되어 갔다.

김필순과 에비슨은 중국이나 일본의 서적을 참고하여 한국어로 적당하지 않은 새로운 용어를 만들어 냈다고 했는데, 실제로는 일본어 서적에 많이 기초하였다. 에비슨은 해부학 교과서의 번역 과정을 다음과 같이 서술하였다.

> 우리가 그레이 씨 저의 해부학을 번역하기 시작할 때에 나는 조선말로 그 여러 가지 과학 술어를 번역할 수가 없음을 알고 어찌할 바를 몰랐다. 그래서 우리는 이 교과서를 번역하면서 새말을 만들지 않으면 아니되었다. 따라서 우리는 여러 가지 과학 술어를 번역과 함께 새로 만들어 내기 시작하였다. 내가 부족한 조선말을 가지고 번역하는 사림에게 그 원어의 뜻을 일러 주면 번역하는 사람은 나의 실명을 들은 후에 한문 글자로 그 뜻에 맞도록 문자를 만들어 내었다. 이 모양으로 번역하여 만든 교재를 가지고 학생에게 첫 공과를 가르쳤다. 이것도 맨 처음에는 한문으로 술어를 적당히 만들지 못하고 영어 음에 맞춰 서술어를 쓰되 한문을 사용하여 다소간 그 본 의미를 나타내도록 하였던 것이다. 첫 공과의 준비를 가까스로 마치고 둘째 공과의 번역을 시작하였다. 첫 공과와 둘째 공과를 다 준비하여 가지고 가르칠 때에 김군의 도움을 받아 가지고 끙끙대며 하던 모습은 여러분이 잘 상상하여 아실 일이다. 물론 우리는 해부학을 장장이 다 번역할 수는 없었다. 그중에서 가장 필요하게 생각하는 요점만 따서 번역한 것이었다. 이 해부학의 원고는 우리가 첫 번으로 안식년이 되어 본국으

로 돌아가게 되었을 때에 탈고가 되었다. 탈고와 동시에 당시 학생들에게 전부를 교수하여 주었다. 나는 원고를 나를 도와 같이 일하던 조수에게 맡기고 말하기를 돌아와서 이 일을 다시 계속하겠노라고 하였다. 그러나 불행히도 나의 원고를 맡은 사람이 그 동안에 별세하고 말았다. 그의 죽음과 함께 내가 맡겨 둔 원고도 간 곳이 없게 되었다. 그리하여 나는 조선에 돌아온 후에 해부학의 전편을 다시 번역하게 되었던 것이다.

이때에 준비한 것은 전번에 한 것보다 훨씬 나았다. 그래서 처음에 준비한 원고를 잃어버린 것이 도리어 이익이 된 셈이었다. 이번에는 원고를 그림과 함께 등사하여 쓰기로 하였다. 해부학이 끝난 뒤에 우리는 새로 화학 교과서 번역에 착수하였다. 그다음에는 생리학, 약물학, 그 다음에는 병리학, 진찰법, 내과, 피부과, 외과, 산부인과 등에 관한 교과서를 준비하였는데, 이것은 처음보다 비교적 쉬웠다. 왜 그러냐 하면 이상 각 과에서 통용되는 술어가 많았던 까닭이었다. 이와 동시에 우리는 중국에서 중국어로 된 의학 서류를 많이 구입하였다. 중국에는 서양으로부터 의료 선교사들이 조선보다 훨씬 일찍이 들어와서 의학 서적을 중국 말로 준비한 것이 많았다. 이 책들을 참고하는 가운데 도움을 받은 것이 많으나 어떤 것은 조선에 적당치 않게 된 것도 상당히 많았다. 교과서 전부를 다 준비하기 전에 일본 것을 구입하여 참고한 것도 많았는데, 대개는 문부성에서 의학교 교과서로 준비한 것들이었다. 일어로 된 교과서 중에도 중국어로 된 교과서에서 쓴 같은 술어가 많았으나 어근은 같은 것이로되 서로 다르게 쓴 것도 많았으므로 두 가지를 참고하여 조선에 적당하도록 새로 만든 것도 상당히 많게 되었다. 그런데 일본으로 말하면 현대식 교육에 있어서 중국보다 훨씬 진보된 나라였고, 관계에 있어서도 조선과 일본 사이가 더 밀접하게 되었으므로 우리는 마침내 일본의 교육 방침을 따라가기로 결정하였다. 만일 우리가 의학을 조선에 처음으로 시작할 당시에 이것을 결정하였기 망정이지 그렇지 않고 중국의 교육 방침을 따랐거나 조선식을 개창하려 하였던들 오래 힘들여 일한 것이 수포로 돌아갈 뻔도 하였다. 그래서 조선에 일본 교육 제도가 실시되자 우리 학교 학생들은 잠깐 동안 일본 용어에 통하게 되었던 것이다. 처음에 조직한 반에는 학생의 변동이 있게 되었다. 그러나 차차 뒤를 이어 들어오는 사람들의 학식의 정도가 처음 들어온 사람들보다 우량하였고, 또 교과서가 늦게 완성이 된 관계로 처음 들어온 사람들을 따라가게 되었다. 그래서 먼저 온 사람과 나중에 온 사람이 같은 정도로 나가게 되었다.[5]

김필순과 에비슨이 해부학 교과서를 제작할 때, 의학 용어만큼 중요시한 것 중의 하나는 적당한 술어를 찾는 일이었다. 말하자면, 제중원 의학 교과서는 가급적 구어체에 가까운 언문일치를 추구하였던 것이다. 대한제국기의 전문 학술서에서 구어체 한글을 사용한 사례는 극히 드물다는 점에서 제중원 해부학 교과서의 국어사적 의의 역시 작지 않다고 할 수 있다. 1900년대 후반 세브란스병원의학교와 의학교의 교과서로 사용된 김필순과 유병필의 『해부학』 번역본 첫부분을 비교해 보면 다음과 같다.

---

5 河鯉泳(R. A. Hardie), 「魚丕信博士小傳(25): 조선의료교육의 시작(2)」, 5면.

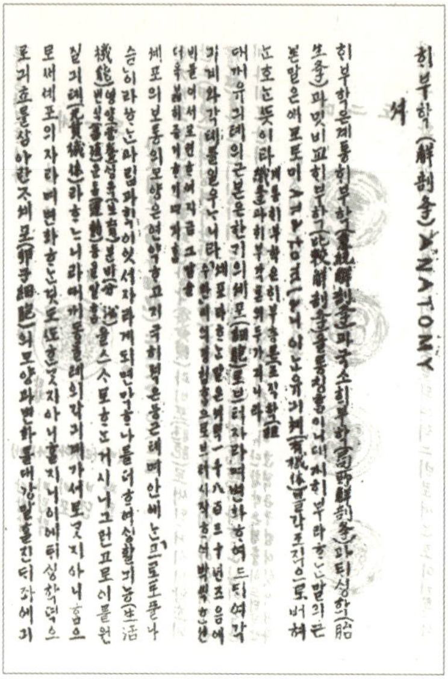

[그림 11-1] 김필순의 『해부학』

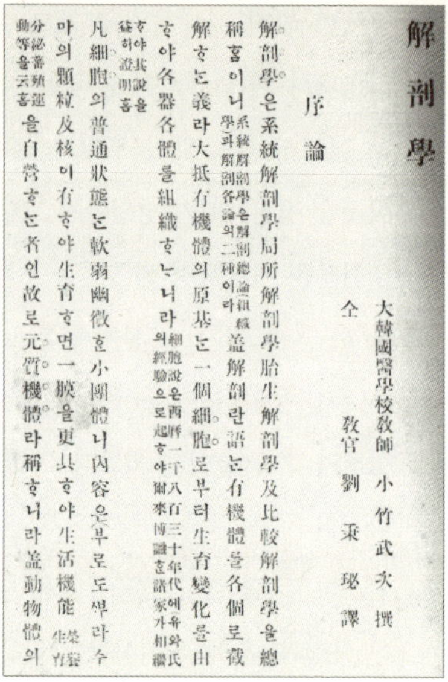

[그림 11-2] 유병필의 『해부학』

가) 김필순의 『해부학』(1906)

해부학은 계통해부학(系統解剖學)과 국소해부학(局所解剖學)과 태생학(胎生學)과 밋 비교해부학(比較解剖學)을 통칭홈이니 대개 해부라 ᄒᆞᄂᆞᆫ 말의 근본 말은 Anatomia니 이ᄂᆞᆫ 유긔테(有機體)를 각 조직으로 버혀 ᄂᆞᆫ호ᄂᆞᆫ 뜻이라. 계통해부학은 해부총론(조직학)과 해부각론의 두 가지니라.[6]

6 김필순 역, 어비신 교열, 『해부학』 권1, 제중원, 1906, 1쪽.

나) 유병필의 『해부학』(1907)

解剖學은 系統解剖學 局所解剖學 胎生學及比較解剖學을 總稱홈이니 系統解剖學은 解剖總論(組織學)과 解剖各論의 二稱이라. 盖 解剖란 語는 有機體를 各個로 截解ᄒᆞᄂᆞᆫ 義라.[7]

김필순의 『해부학』이 구어체 한글을 사용한 점은 동 시기 의학교의 해부학 교과서와 비교하면 더욱 두드러진다. 1907년 의학교 교관인 유병필(劉秉珌: 1873~1928)은 이마다의 『실용해부학』을 번역하여 교과서로 사용하였다. 가)와 나)의 비교를 통해 알 수 있듯이, 김필순은 한글 번역에 한자를 병용하고, 서술어의 번역에도 신경을 썼음을 알 수 있다. 반면 유병필의 번역은 일본어 한자어를 최대한 살리면서 조사만 한국어로 바꾸었음을 알 수 있다.

1906년 김필순과 에비슨의 『해부학』이 발간되기 이전, 중국의 대표적인 해부학 교과서는 홉슨의 『전체신론』(1851), 오스굿(Dauphin Osgood)의 『전체천미(全體闡微)』(1881), 더전(John Dudgeon)의 『전체통고(全體通考)』(1886)와 『전체입문(全體入門)』(1902) 등이다. 일본의 대표적인 해부학 교과서는 이마다의 『실용해부학』(1887), 이시카와 요시나오(石川喜直)의 『해부학강본』(1893~1894), 나카지마 잇카(中島一家)의 『인체해부학』(1903~1904) 등이다. 이들 교과서는 독일 해부학에 기초한 번역서로 주로 도쿄대학 의학부가 주도한 것들이었다.[8]

이마다의 『실용해부학』과 김필순의 『해부학』의 가장 큰 차이는

---

7 小竹武次 撰, 劉秉珌 譯, 『解剖學』, 大韓國醫學校, 1907, 1쪽.

8 Sakai Tatsuo, "Historical Development of Modern Anatomy Education in Japan", 15쪽.

『실용해부학』이 의학 용어에 라틴어와 독일어를 병기했던 것에 비해, 『해부학』은 의학 용어에 영어를 병기했다는 점이다. 이는 독일 해부학 서적에 근거한 『실용해부학』과 영미 선교사들이 가르쳐야 할 『해부학』의 차이에서 비롯된 것이다.

『해부학』의 의학 용어는 첫째, 한글 고유어와 한자를 병기한 사례, 둘째, 한글로만 음역하거나 한글과 로마자를 병기한 사례, 셋째, 한자어와 영어가 혼합된 사례, 넷째, 한자 독음과 한자를 병기한 사례 등으로 나누어 볼 수 있다. 한글 고유어는 매우 드물다. '뼈, 등뼈, 머리, 목, 발목, 손목, 팔꿈치, 반달 모양, 벌의집' 등이 그것이다. 한글 고유어로만 번역한 용례는 아홉 가지에 불과하다. 한자어와 원어 발음이 혼용된 사례는 다음의 20개인데, 한자어와 원어 발음이 혼용되거나 원어 발음만으로 구성되었다.

그로토플나슴, 님프, 님프션, 불화칼시엄, 산화쏘듸엄, 끌뇌셔씨파렬, 뻬디아씨관, 뻬듸아씨신경, 뻬디아씨관, 아놀드씨신경, 알킬레스건, 애노토미, 에스상와(S狀窩), 유스타키오관(eustachian tube), 유스타키오관공, 탄산박리시엄, 탄산칼시엄, 포팟씨인대, 하버쓰씨소관(小管), 하우엘씨층판

김필순의 『해부학』은 이마다의 『실용해부학』에서 적지 않은 단어를 채용하고 있고, 현대 의학 용어에도 159용례가 사용되고 있다.

백혈구, 번식, 봉와(蜂窩), 봉합, 부골, 분비, 비공, 비골, 비구, 비누관, 상악골, 생식, 상피, 색소, 섬유, 성대, 신경, 족관절, 좌골 등

한글로만 음역하거나 한글과 로마자를 병기한 사례는 '유스타키오관(eustachian tube)'이다. 한자어와 영어가 혼합된 사례에는 '불화칼시엄', '산화쏘듸엄' 등이 해당한다. 사실상 대부분의 의학 용어는 한자 독음과 한자를 병기한 사례이다.

『해부학』 권1에는 1,223개의 한자어 의학 용어가 등장하는데, 한 글자 한자어는 15개, 두 글자 한자어는 269개, 세 글자 한자어는 356개, 네 글자 한자어는 583개 등이다. 이 중에서 세 글자 한자어와 네 글자 한자어는 두 개 이상의 단어가 합성된 용어로, 두 글자 한자어가 중심이 되고 있다. 이는 『중정해체신서』와 『의범제강』 등을 통해 일본의 의학 용어들이 두 글자 한자어로 정착된 것과 관련이 깊다.[9] 한 글자 한자어 용례는 다음과 같다.

> 腱(힘줄, 469쪽), 頸(목, 372쪽), 孔(구멍, 314쪽), 溝(통로, 320쪽), 口(입, 323쪽), 弓(활, 308쪽), 筋(힘줄, 293쪽), 囊(주머니, 471쪽), 竇(구멍, 330쪽), 膜(막, 291쪽), 背(등, 296쪽), 骨(뼈, 298쪽), 核(씨, 546쪽), 脾(지라, 295쪽)

두 글자 이상 한자어 용례는 적지 않다. 두 글자 용례 중 일부만 적어 보면, '경골, 고실, 골반, 관골, 굴신, 근골, 조골, 대익, 두개, 퇴골' 등이 있다. 세 글자 한자어 용례는 '거고근, 거이근, 거치연, 건질부, 견갑경, 관절고, 교양수, 구개골, 자상근, 내배판' 등이 있다. 네 글자 이상 한자어 용례는 '가횡돌기, 견봉돌기' 등이 있다. 583가지로

9 김경호, 「일본어에서 차용된 의학용어 조사 연구: 번역의학서를 중심으로」, 『일본어문학』 33, 2007, 13-17쪽.

가장 많은 비중을 차지한다.

3. 의학교의 해부학 교육

1899년 대한제국은 3년제의 의학교를 설치하고, 교과목 중에는 해부학이 포함되었다. 해부학 강의는 고조 바이케이(古城梅溪: 1860~1931)가 하였다. 고조는 일본 규슈 오이타현 출신으로 1883년 오이타현립 의학교를 졸업하였다. 그는 1886년 5월 일본 공사관 소속 의원으로 조선에 왔으며, 1903년 이후 중국에서 6년 동안 활동하기도 했는데, 1931년 사망할 때까지 조선에서 40여 년을 활동하였다. 고조는 1891년 일본 공사관 의사를 사직한 이후 일본 거류지 공의로 활동하다가 사립 찬화의원(贊化醫院)을 개설하였다. 그는 1896년 11월 찬화의원에 종두의양성소를 부설하여 81명의 종두의를 양성하였다. 종두의양성소의 수업 기간은 한 달이었고, 학비는 전액 무료였다. 일본은 아관파천으로 약화된 세력을 만회할 문화 사업을 찾고 있었고, 종두의양성소 사업은 이러한 의도에 정확히 일치하는 것이었다. 일본인이 운영하는 한성병원 역시 16개월 과정의 속성의학교를 설치하여 '문명적 의술'을 한국인에게 전수할 계획이었다. 우두 접종은 대한제국의 국책 사업이었고, 종두의 양성 사업은 대한제국 정부로부터 신임을 받고 사회적으로도 명성을 얻을 수 있는 좋은 기회였다. 사립 종두의양성소는 내부와 학부의 승인을 받았고, 종두의양성소의 설립과 운영을 계기로 고조와 대한제국은 더욱 밀접한 관계를 유지하게 되었다.[10]

종두의양성소 졸업생들의 활동이 시작되면서, 고조의 사회적 명성은 높아져 갔다. 위생을 담당하던 내부대신은 고조의 노력으로 조선인 중 두창의 피해를 면한 사람이 몇천 명이 될지 알 수 없다고 하면서 편작이 다시 살아난다 해도 자리를 양보할 것이라며 극찬을 아끼지 않았다.[11] 1899년 의학교 설립이 논의되자, 고조는 의학교 교관으로 고빙될 수 있는 최적의 후보로 부상하였다. 그러나 고조의 의학적 수준에 대해서는 논란이 있었다. 그가 최고 학부인 대학을 졸업한 것이 아니라 졸업 후 별도의 의술 개업 시험을 치러야 하는 3년제 을종의학교 출신이었기 때문이었다.[12] 지석영도 고조에게 배운 종두의 의사들의 실력이 출중하지 못하고 개인적으로 우두법을 배운 사람들과 크게 다르지 않다고 평가하였다.[13]

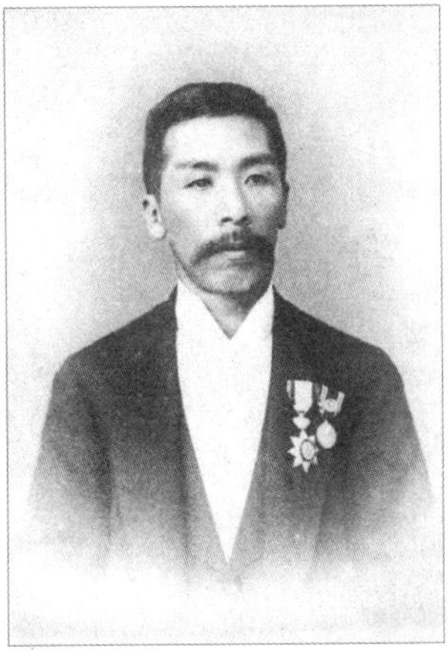

[그림 11-3] 고조 바이케이

논란에도 불구하고 대한제국 학부는 고조가 외국인 의사들 중에서 가장 공적이 많다는 점을 들어 그를 의학교 교사로 추천하였다.[14] 이에 대해 중추원은 외국인 의사를 고용하는 것 자체를 반대하였을

10 박윤재, 「대한제국기 종두의양성소의 설립과 활동」, 『정신문화연구』 32-4, 2009, 35-39쪽.

11 『독립신문』, 「치샤편지」, 1899. 6. 12.

12 『독립신문』, 「의학교사 연빙」, 1899. 5. 11.

13 『황성신문』, 「醫院監의 意見(續)」, 1908. 3. 4.

14 『뎨국신문』, 1899. 3. 9.

뿐만 아니라 의학 수준이 낮다는 점을 들어 반대 의견을 냈다. 결국 고조는 애초 3년 계약으로 예정된 의학교 교사 고용 계약을 1년 계약으로 수정하여 고빙되었다. 대한제국은 그의 능력을 지켜본 후 계약 기간을 연장하겠다는 뜻을 드러냈다.[15] 의학교가 개원하던 시점에 교장 지석영을 비롯하여 교관인 경태협과 남순희 등은 서양 의학을 공부한 사람이 아니었다. 경태협은 한의학에 정통한 인물이었고, 남순희는 게이오의숙과 사립 공수학교(工手學校) 등에서 산학(算學)을 전공하였다. 고조의 고빙은 의학교 수업이 서양 의학을 중심으로 교육하게 되는 결정적 계기이기도 하였다.

1899년 9월 신입생이 입학하자 첫 학기에는 물리학, 화학, 종두학 등이 개설되었다. 1900년 1월부터 해부학 수업 일정이 잡혀 있었고, 교사는 고조였다. 의학교 교재는 일본에서 수입된 의서를 주로 썼다. 해부학 교과서는 우에다(上田)의 해부학 교과서를 사용하였다.

1900년 2월 15일 제2학기가 시작되었다. 4월 중순 의학교 학생들이 고조의 해부학 수업을 거부하기 시작하였다. 『황성신문』 1900년 4월 17일 자 기사는 "의학교 교사 고조 바이케이 씨가 학도 교과 중 해부상에 무슨 착오(錯誤)함이 유(有)하던지 제 학도 등이 일제 퇴학한다고 학부에 청원하였더라."라고 전하고 있다.[16] 4월 18일 자 기사에서 학생 일동은 수업을 거부한 배경에 대해 "해부 중에 골학을 교수하는데, 좌경을 우경이라 하여 교과서를 고쳐 적기까지 하였고, 두골의 요철을 분간하지 못한다."라고 하였다. 학생들은 이를 단순한

15 『독립신문』, 1899. 5. 11.

16 『황성신문』, 「醫學徒의 請退」, 1900. 4. 17.

실수로 보지 않았다. 그들은 "골학이 손으로 만지고 눈으로 볼 수 있는 것이라 교사가 잘못 가르쳤더라도 학도가 이해해서 고칠 수 있는 것이지만, 근학(筋學)과 내부학(內部學)에서 이와 같이 한다면 인민의 생을 지켜 주기는커녕 오히려 상해할 것"이라며 심각한 문제로 인식하였다.[17] 이에 대해 고조는 다음과 같이 해명하였다.

> "두골의 요철도 분간 못한다."라고 하고 있으나 인체 안와(眼窩)의 상면은 전두골의 일부로 형성되어 있어 중앙은 높고 주위는 낮아 마치 복분하면(覆盆下面)의 상태를 하고 있다. 따라서 교과서(上田氏 解剖書)도 그 중앙이 높음을 형용함에 철 자로써 하였다. 그러나 학생들은 그 당시 질문하기를 "이것은 철 자를 사용하면 온당치 못하고 요 자를 써야 한다."하여, 내가 대답하기를 "그렇지 않다. 이 뼈는 지금 제군들이 보는 바와 같이 주위는 낮고 중앙은 높아, 즉 궁륭형을 하고 있지 않느냐. 또, 아래에서 올려다볼 때의 형용으로 위에서 내려다보는 문자가 아닌 이상 물론 철 자라 하여도 별 모순될 리 없다."라고 하였다. 그런데, 5, 6장 뒤에 이르러 똑같이 동 부위를 설명한 대목이 있었는데, 여기에서는 반대로 요 자를 쓰고 있었다(활판의 오식에 불과하다). 따라서, 학생이 다시 말하기를 "요 자가 맞다."라고 하였다. 그렇지만 나는 그것이 오식인 점과 또 그 이유를 설명하고 그렇지 않다고 하였다. 그러나 학생들이 매우 이해하기 곤란하다는 듯한 경황이었으므로, 나는 다시 말하기를 "실제로 이 뼈가 이와 같은 형상임을 달

17 『황성신문』, 「醫學徒의 說明」, 1900. 4. 18.

리 오인하지 않는 한 군이 이 요철의 문자를 놓고 왈가왈부할 것이 없다. 따라서 제군들은 마음대로 해득하여도 무방하다."라고 일러두었다. 그런데 학생의 청원서나 신문에는 뼈의 실물의 요철을 잘못 가르친 것처럼 기재하였다. 이것은 큰 오류로, 요약해 말하면 문자 응용상의 적부의 문제로서 내가 그 뼈에 대하여 잘못 가르친 것은 아니다.[18]

고조는 자신의 실수를 인정하면서도 그것이 사소한 것에 불과하다는 입장이었던 데 비해, 학생들은 의학이 다른 학문과 달리 사람이 생명을 다루는 것이므로 사소한 것이라도 소홀히 다룰 수 없으며, 그릇된 선생에게서 그릇된 것을 배울 수 없다는 논리로 청원서를 제출하고 등교를 거부하였다.[19] 학교나 학부 당국은 이 문제를 받아들이지 않았으나 학생들이 물러서지 않자, 고조가 자진 사직하는 형식으로 사태를 해결하고자 하였다. 그러나 고조 역시 학생들의 월권 행위와 교장의 직무 소홀 등을 거론하며, 자신을 해고하고자 한다면 학생들의 퇴학과 교장의 면직 조치도 함께 해야 한다며 반발하였다.[20] 결국 고조는 사직원을 제출하지 않았고, 계약 만기가 되자 처의 병 때문에 귀국한다는 청원서를 제출하고 사직하였다. 실제로 1900년 6월 고조는 일본으로 출국하였고, 1년 후 다시 돌아와 찬화의원을 운영하였다.

그의 후임은 일본군 일등군의관 고다케 다케지(小竹武次: 1864~?)

18 國史編纂委員會 編, 『駐韓日本公使館記錄』 5, 國史編纂委員會, 1990, 253쪽.

19 『學部來去文』, 「학부지령」, 1910. 4. 21.

20 『뎨국신문』, 1900. 4. 27.

였다. 또다시 일본인이 임용된 것으로 보아 고조 퇴진 운동은 단순히 민족 감정에 기인한 것으로 보기는 어렵다. 학생들도 고조가 해부학 전문가가 아니라 내과 의사로서 명성을 쌓아 왔다는 점을 잘 알고 있었을 것이다. 아마 인격적인 불만이 없었다면 사소한 불만은 참을 수 있었을 것이다. 고조 퇴진 운동은 평소 고조가 학생들에게 오만불손하고 건방진 태도로 일관한 것에 대한 학생들의 불만이 폭발한 것으로 이해된다. 이 때문에 지석영 교장은 후임자는 인격이 원만한 자로 추천해 달라고 일본 공사관에 요구하였고, 고다케는 온후한 사람으로 한국인과도 원만한 관계를 유지하였다고 한다.[21]

1907년 2월 유병필이 의학교 교재로 쓰기 위해 이마다의 『실용해부학』을 『해부학』으로 번역하였다. 의학교 설립 후기에는 해부학 교과서로 유병필의 번역본을 주로 사용하였다. 유병필의 번역본은 제중원의학당의 김필순 번역본과는 달리 대부분의 한자를 그대로 사용하고 조사와 어미 정도만을 한글로 사용하였으며, 문어체를 사용하였다. 또한 김필순의 번역본이 손필기를 등사한 것인 데 비해, 유병필의 번역본은 정식 인쇄본으로 인쇄 품질이 높았다는 것도 하나의 특징이라고 할 수 있다.

21 정구충, 『한국의학의 개척자』, 동방도서, 1985, 312쪽.

제12장 일제 강점기의 해부학

1. 체질인류학과 혈액형인류학의 계보

대한의원 이래로 초기 해부학 교육을 주도했던 인물은 구보 다케시(久保武: 1879~1921)였다. 구보는 메이지 시기 독일식 의학 교육을 주도했던 에르빈 폰 벨츠(Erwin von Bälz: 1849~1913)의 제자로 식민지 조신에서 체질인류학적 해부학 교육과 연구를 주도하였다. 구보 이외에도 시바다 이다루(柴田至), 우에다 쓰네키치(上田常吉: 1887~1966), 이마무라 유타카(今村豊: 1896~1971) 등 경성의학전문학교(이하 경성의전)와 경성제국대학(이하 경성제대) 의학부 해부학교실 등지에서 체질인류학(physical anthropology)을 주도했던 해부학자들은 대부분 벨츠의 직간접적인 영향을 받았던 제자들이었다.

1849년 독일 슈투트가르트 인근의 비티히하임-비싱엔 지방에서 태어난 벨츠는 독일의 에버하르트 카를스 튀빙겐대학에서 의학을 공부하였으며, 1870년 보불전쟁에 군의관으로 참전하기도 하였다. 그는 1875년 라이프치히대학에서 강사로 근무하다가 메이지 정부의 초청으로 1876년 도쿄의학교(東京醫學校, 다음 해부터 東京大學 醫學部로

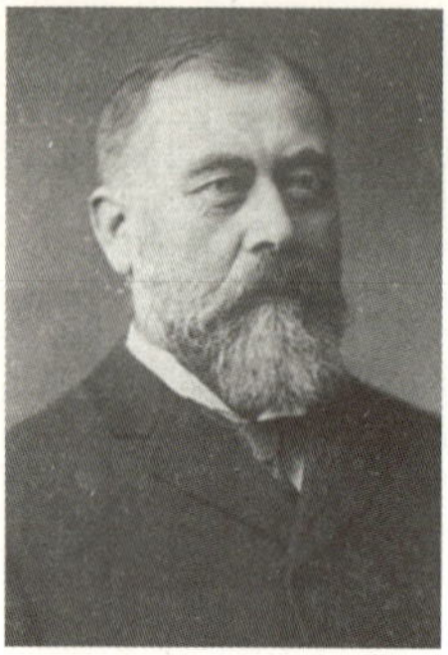

[그림 12-1] 에르빈 폰 벨츠

개칭) 교수로 초빙되어 27년 동안 일본에 체류하면서 일본 근대 의학의 발전에 기여하였다. 첫해에 그는 생리학과 약리학을 담당하였는데, 다음 해부터는 퇴임 시까지 내과학을 담당하였다. 그는 독일식 내과학을 정착시키고 체질인류학 연구를 개척하는 데 공헌하였다. 그리고 1899년과 1903년 두 차례에 걸쳐 조선을 방문·조사하여 자신의 체질인류학 연구를 완성하고자 하였다. 그의 체질인류학 연구는 독일인의 인종주의적 우월성에 바탕하여 제국주의적 지배를 합리화하는 역할을 수행하였으며, 일본에서는 일본인의 인종주의적 우월성을 실증하는 도구로 활용되어 이 역시 식민 지배의 이론적 근거로 활용되었다.[1]

벨츠는 동아시아인의 체질을 세 가지로 유형화하였는데, 첫째는 만주-한국인형(The Manchu-Korean type)으로, 크고 인상적으로 성숙한 모습을 가지며, 장두형의 두개골과 긴 안면, 넓고 높은 앞이마, 두드러지지 않는 광대뼈, 크지만 둥글고 째진 눈, 종종 셈족에게 보이는 멋진 매부리코, 작은 입술, 호리호리하고 긴 몸통을 가진다. 이러한 특징들은 일본의 상류층에서 일반적인데, 말레이-몽골형보다 유럽인에 가깝다.

둘째는 말레이-몽골형(The Malayan-Mongol type)인데, 덜 째지고

1　安井廣, 『ベルツの生涯: 近代醫學導入の父』, 思文閣出版, 1995.

종종 둥근 눈, 넓은 코, 두툼한 입술을 가진 큰 입, 주걱턱을 가진 단두형의 두개골을 가진다. 몸체는 튼튼하고 넓고 짧은 다리를 가지고 있다. 이러한 특징은 동일본과 하층민에서 일반적이다.

셋째는 아이누형(The Ainu type)인데, 평균적인 일본인보다 훨씬 작지만 강력한 체격을 가진다. 목이 짧고 넓으며 근육질의 어깨를 가졌다. 머리는 몽골족보다 길고 둥근 눈과, 짧은 코, 부푼 입술을 가진 큰 입, 넓은 턱뼈를 가진다. 홋카이도 지역에서 주로 발견되며, 이런 타입은 현재 일본인에게 최소 한도로 유전되어 계승되고 있다.[2]

벨츠의 이와 같은 가설은 일본인이 전통적인 아이누형에서 만주-한국인형(진보한 백인종형)과 말레이-몽골형(후진적인 황인종형)의 혼합된 형태로 변화되어 왔음을 설명하는 것이었고, 이것은 일본의 근대화를 설명하는 적절한 가설로서 유럽인들에게 적극적인 지지를 받았다.[3]

그러나 이러한 설명 방식이 일본의 근대화를 설명할 수는 있었지만, 일본인의 시각에서는 자칫하면 한국인과 중국인이 일본인을 능가하는, 해부학적으로 진보된 종족으로 설명될 우려가 있었다. 그들에게는 제국의 지배자로서 일본과 타자화된 식민지 사이를 설명할 수 있는 또 다른 가설이 필요하였다. 일본인이 한국인이나 중국인보다 해부학적으로 우월하다는 가설을 고안하는 것이 구보에게 넘겨진 과제였다.

---

2 Rotem Kowner, "Lighter Than Yellow, But Not Enough: Western Discourse on the Japanese Race, 1864-1904", *The Historical Journal*, 43-1, 2000, pp.123-124.

3 Rotem Kowner, "Lighter Than Yellow, But Not Enough: Western Discourse on the Japanese Race, 1864-1904", pp.124-125.

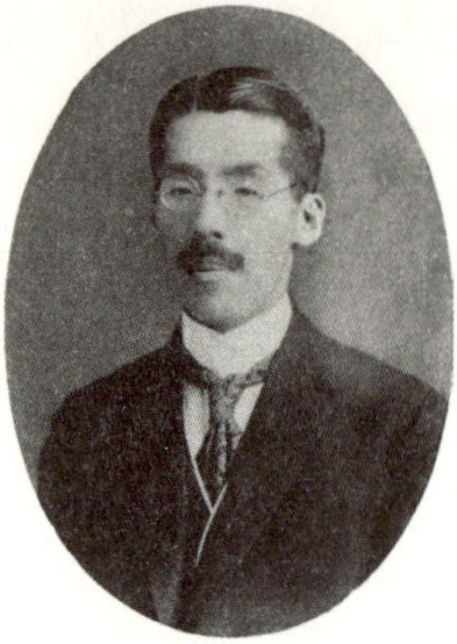

[그림 12-2] 구보 다케시

구보는 1898년 가나자와(金澤) 제4고등학교 의학부(현 金澤大學 醫學部) 의과를 졸업하고, 1899~1900년 도쿄제국대학 의학부와 1901~1902년 교토제국대학 의학부에서 해부학을 전공하였다. 1903~1906년 아이치현립의학교(愛知縣立醫學校) 교유(敎諭)로 임용되었다. 1907년 조선으로 건너와 1908년 8월 대한의원 교관으로 활동하기 시작하였다. 1908년 1월 설립된 대한의원 교육부에 해부학 교관으로 임용된 구보는 대한의원 부속의 학교에서 1학년의 해부학, 조직학, 태생학 등과 2학년의 국소해부학 등을 담당하였다. 일제의 한국병합 이후 대한의원 부속 의학교는 중앙의원 부속 의학교, 중앙의원 부속 의학강습소 등으로 개편되었고, 1911년 2월 조선총독부의원 부속 의학강습소로 축소 개편되면서 구보는 해부학 교관을 사임하였다. 그 후 구보는 만주 펑톈(奉天, 현 瀋陽)에 있는 난만의학당(南滿醫學堂)과 가나자와의학전문학교(金澤醫學專門學校) 등에서 교편을 잡았으며, 1914년에는 의학 박사 학위를 받았다. 1915년 구보는 조선총독부의원 교관으로 임명되었으며, 1916년 경성의전 교수로 임용되었다.[4] 그리고 1921년 8월 23일 사망하였다. 사망 직전 그는 경성의전에서 두개골 분실을 둘러싼 이른바 '구보 망언 사건'을 일으켜 조선 사회에 큰 파장을 일으켰는데, 사망 이

4 구보 다케시의 자필 이력서는 「朝鮮総督府京城醫學專門學校教授久保武叙勲ノ件」(1922. 8. 24), 日本國立公文書館 所藏, 勲00597100 참조.

후 일본 내각총리로부터 훈장을 받기도 하였다.[5] 구보는 조선의 해부학 분야에서 체질인류학과 인종학을 정착시키는 데 결정적인 역할을 한 인물이었다.

일본인의 우월성을 입증하기 위한 구보의 방법론은 조선인의 야만성을 드러내는 것과 중국인, 조선인, 일본인 사이의 위계를 정하는 것이었다. 구보는 조선인이 야만적이라는 것을 밝히기 위해 저작근과 표정근이 강하게 발달되어 있다는 점을 강조하였다.[6] 또한 그에게는 소화기의 발육이 뛰어나 소화 기능이 뛰어난 것도 저작근의 발달과 더불어 조선인의 야만성을 드러내는 요소였다.[7] 구보가 평소 조선인이 야만적이라고 했던 것은 이와 같은 논리에서였는데, 사실 저작근과 소화기가 발달했다는 것으로 야만성을 증명하는 것은 한계가 있었다. 구보는 벨츠와 마찬가지로 몇 가지 경험적 사실에 근거하여 그의 가설을 입증하려는 한계를 보였다.

구보는 체격에 관한 연구에서 처음에는 조선인의 체격이 중국인보다 일본인에 가깝다는 주장을 하였으나 나중에는 조선인은 체격이 중국인에 가깝다는 주장으로 번복하였다. 또 조선인은 풍속, 습관, 생활 상태 등에서도 일본인보다는 중국인에 가깝다고 주장하였다. 조선인은 종족적으로 남방과 북방이 다르며, 북방은 퉁구스족, 남방은 말레이 혹은 일본 계통으로 여겼다. 조선의 남방이 일본과 유사하다는 주장은 임나일본부설에 근거한 것이었다. 즉, 조선의 남방에서 일

---

5 「朝鮮総督府京城醫學専門學校教授久保武叙勲ノ件」(1922. 8. 24), 日本國立公文書館 所藏, 勲00597100.

6 久保武, 「人種解剖學より見たる朝鮮人(二)」, 『朝鮮及滿洲』 第117號, 1917. 3.

7 久保武, 「解剖學的に見たる日鮮人の比較硏究」, 『朝鮮及滿洲』 第136號, 1918. 10.

본에 영향을 준 것이 아니라 일본이 조선을 경영했다는 논리였다.[8] 이렇게 해서 구보의 해부학적인 가설은 한반도의 남부와 북부가 서로 다르고, 일본이 한반도 남부보다 우월하다는 것으로 구체화되었다.

종족적 위계질서를 규명하려는 해부학계의 난맥상을 극복하려는 시도는 경성의전 외과학교실의 기리하라(桐原眞一) 교수와 백인제(白麟濟: 1899~?) 교수에 의해 이루어졌다. 이들은 조선총독부의원의 외래환자, 병원 직원, 경성 감옥 수인 등을 대상으로 재경 일본인 502명, 조선인 1,167명의 혈액형을 조사한 후, 1922년 『동경시사신보』와 『조선의학회잡지』 등에 발표하였다. 이 연구는 평안북도 한국인의 인종계수는 0.83, 경기도는 1.00, 충북은 1.08, 전남은 1.41, 재경 일본인은 1.78 등으로 수치화하여 재경 일본인과 한국인 사이에 인종적 위계가 존재한다는 결론을 내렸다.[9]

이와 같은 혈액형 인류학은 1929년 설치된 경성제대 법의학교실의 사토 다케오(佐藤武雄: 1895~1958) 교수의 혈액 연구에 의해 지속되었다. 사토는 인종 계수를 활용하여 2.5 이상은 서구형, 1.2~2.5는 중간형, 1.2 이하는 아시아-아프리카형으로 규정하였다. 이에 따르면, 터키인, 일본인은 인종 계수 1.8로 중간형에 속하며, 흑인(0.8), 베트남인(0.8), 인도인(0.5)은 아시아-아프리카형에 속한다. 결국 조선 북부, 중부는 아시아-아프리카형에 속하고, 조선 남부는 '다행히' 중간형이 된다. 또, 일본인은 1.52, 조선인은 1.07, 만몽인은 0.86, 인도

---

8 久保武, 「朝鮮と滿洲の比較硏究:體格上より觀た朝鮮人と支那人」, 『朝鮮及滿洲』 第124號, 1917. 10, 29-31쪽.

9 정준영, 「피의 인종주의와 식민지의학: 경성제대 법의학교실의 혈액형 인류학」, 『의사학』 21-3, 2012. 12, 532-534쪽.

인은 0.69 등으로 위계화된다. 즉, 혈액 연구의 결과, 인종 계수가 만몽으로부터 조선 북부로, 조선 북부에서 남부로, 조선 남부에서 일본으로 이행하는 경향을 보인다는 것이다.[10] 이것은 만주로부터 조선 북부, 조선 남부, 일본이 위계적으로 연결되어 있을 뿐만 아니라 일본이 가장 진화한 형태임을 보여 줌으로써 구보가 제시한 체질인류학적 가설을 혈액학으로 입증한 결과였다.

벨츠의 가설이 경험적 인식에 근거하여 과학적 근거 없이 서양인의 구미에 맞게 고안되었다면, 구보의 가설은 일본 제국주의의 요구에 맞춰 경험적 인식과 더불어 해부학적 통계 자료를 일부 활용했다는 점에서 진일보한 것이었다. 그러나 구보의 가설 역시 벨츠의 가설과 마찬가지로 과학적 근거가 없는 지점에서는 경험적 인식을 과대포장하는 전략을 구사할 수밖에 없었다.

2. 구보 망언 사건

1921년 5월 26일 목요일, 경성의전 해부학 수업 이후, 두개골이 분실되는 사건이 발생하였다. 그로부터 1주일이 지난 6월 3일 자 『동아일보』 보도에 따르면, 1학년 해부학 수업이 끝나고 학생들이 오후 2시부터 5시까지 해부실에서 해골 실물을 관찰했는데 두개골 한 개가 분실된 것이었다. 해부실은 방이 좁아 모두 참관할 수 없었으므로

---

10 김옥주, 「경성제대 의학부의 체질인류학 연구」, 『의사학』 17-2, 2008, 198-200쪽.

지원자만 참관하도록 했는데, 본과 다섯 명, 청강생 여자 한 명(이상 조선인), 특별과 네 명(일본인) 등 총 10명이었다.

다음 날 구보 교수는 1학년 수업 시간에 두개골 하나가 분실되었음을 말하고 본과생들을 지목하여 두개골을 내놓으라 억지를 부렸고, 학생들은 그런 일이 없다고 주장하였다. 이에 구보는 "너희들 조선 사람은 원래 해부학적으로 야만에 가까울 뿐 아니라 너희의 지난 역사를 보더라도 정령 너희들 중에서 가져간 것이다."라고 비난하였다. 1학년 학생들은 구보 교수가 아무런 증거 없이 학생들을 도둑 취급하고 사소한 일로 조선 사람 전체를 야만이니 국민성이 나쁘다느니 모욕한 일에 대해 대표자 네 명을 뽑아 항의했으나, 아무 대답도 하지 않고 학생들을 돌려보냈다. 이에 학생들은 조선인이 해부학적으로 열등한 이유를 학문적으로 설명해 줄 것과 더 이상 구보의 수업을 들을 수 없다는 점을 들어 48시간 이내에 이 문제가 해결되지 않으면 동맹 휴학을 결의하겠다고 주장하였다. 학교 당국은 퇴학 9명, 무기정학 185명이라는 강경책으로 맞섰고, 학교 당국과 조선인 학생들 사이의 갈등과 대립이 한 달여 동안 계속되었다.

학부형과 학생들은 학부형 중재안을 협의하였고, 학생들은 온건파와 강경파의 갈등이 있었지만, 학부형들이 어렵게 중재안을 가져온 데다가 며칠 전 구보 교수가 『동아일보』에 눈물로 참회한다는 글을 올리기도 한 터라 사태를 종결하고 학교로 돌아가자는 주장이 대세를 이루었다. 학교 측에서는 6월 28일부터 등교하라는 통지를 보냈다.[11] 이로

11 『동아일보』, 「學校當局에서 登校通知」, 1921. 6. 27, 3면.

써 한 달여를 지속해 온 경성의전 분규 사건이 종결되었다.

언론의 관심 속에서 학부형들이 중재에 나서 학교 당국의 징계안은 철회되었지만, 시가 기요시(志賀潔: 1870~1957) 교장은 구보의 경망스런 언행을 질타하면서도 그의 학문적 입장에는 별 문제가 없다고 말할 정도로 이 사건은 당시 식민 지배층에게 인종론적 사고가 팽배해 있었음을 잘 보여 주고 있다.

구보 망언 사건은 일본인 한 개인의 교수 자질이나 인성에 기인한 사건이라기보다는, 벨츠 이래로 제국주의적 야심을 가지고 일본 근대 의학이 추구해 온 체질인류학적 계보의 구축 과정에서 불거진 사건이었다.

3. 경성의전과 경성제대 의학부의 해부학 교육

구보 이후 경성의전과 경성제대 의학부의 체질인류학적 해부학은 우에다와 이마무라 등이 주도하였다. 우에다와 이마무라는 「조선인 및 근린 종족 체질인류학적 연구」를 공동으로 진행하기도 하였다. 일본인 해부학자들의 체질인류학 연구는 상세한 계측과 통계를 통하여 실증적으로 진행되었으나 조선인, 일본인, 중국인 사이의 체질적인 차이가 두드러지지 않았다.[12]

우에다와 이마무라 역시 구보가 진행했던 체질인류학 연구를 지

12 김옥주, 「경성제대 의학부의 체질인류학 연구」, 195-197쪽.

속하였다. 그러나 우에다와 이마무라는 구보의 체질인류학을 마무리 짓지 못하였다. 그들의 연구 결과로부터 조선인, 일본인, 중국인 사이의 체질 측량 결과가 두드러지지 않았을 뿐만 아니라 구보가 의도했던 것처럼 일본인이 항상 우월하다는 결론을 얻을 수 없었기 때문이다.

경성의전 해부학교실에서 활동했던 우에다 쓰네키치, 쓰자키 다카미치(津崎孝道: 1894~1975), 이마무라 유타카 등은 경성제대 의학부 해부학교실 건립 이후에는 경성제대로 자리를 옮겨 활동하였다. 경성제대 의학부는 교실 및 강좌제로 운영되었는데, 해부학교실은 세 개의 강좌로 구성되었다. 각 강좌는 교수-조교수-조수로 구성되어 한 개의 교과목을 강의하였다. 1926년부터 해부학교실은 우에다 쓰네키치가 해부학 제1강좌를, 쓰자키 다카미치가 제2강좌를, 이마무라 유타카가 제3강좌를 담당하였다. 이러한 구도는 해방 전까지 지속되었다.[13]

우에다는 1916년 도쿄제국대학 의학부를 졸업하고, 1919년에는 경성의전 해부학 교수로 취임하였으며, 1926년 이후에는 경성제대 의학부 해부학 교수로 재직하였다. 종전 이후 우에다는 제국여자의학전문학교, 나라현립의과대학 등에서 근무하였다. 나라현립의과대학 재직 시절 그는 4년여 동안 전국 158개 촌락에서 56,459명의 일본인에 대한 생체 계측을 실시하기도 하였다. 그의 연구는 주로 생체 계측 및 통계법의 확립에 집중되었는데, 대표적인 저작으로는 『생물통계학』

13 정근식 외, 『식민권력과 근대지식: 경성제국대학연구』, 서울대학교출판문화원, 2011, 358-360쪽.

(1935)과 「통계법」, 『인류학선사학강좌 제4권』(1938) 등이 있다.

경성제대 재직 시기 우에다가 이끄는 해부학교실 제1강좌에는 가장 많은 학생들이 모여들었는데, 한국인은 나세진(1932년 경성제대 졸업), 이명복(1939년 경성제대 졸업) 등이 있었다. 나세진은 1939년 경성여자의학전문학교(이하 경성여의전) 교수로 재직하다가 해방 이후부터 경성대학교(서울대학교의 전신)가 출범하자 그곳으로 이직하였다. 나세진은 우에다의 영향으로 한국인의 신체와 체질 연구에 관심을 가졌다. 그는 1958년 대한체질인류학회의 창설을 주도하였고, 『한국인의 체질』(1981)이라는 저서를 내기도 하였다. 이명복 역시 1940년 경성여의전 교수로 재직하다가 해방 이후부터 경성대학교 교수로 이직하였다.[14]

쓰자키 다카미치는 1917년 교토부립의학전문학교(京都府立醫學專門學校)를 졸업하고, 게이오기주쿠대학(慶應義塾大學) 의학부 조수와 다이페이의학전문학교(臺北醫學專門學校) 교수를 거쳐 경성의전에 부임하였다. 쓰자키는 1923년 3월부터 경성의전 해부학 교수로 있다가 1926년 우에다 교수와 함께 경성제대 의학부로 전임되어 해부학교실 제2강좌를 열었다. 쓰자키의 주요 연구 분야는 척추동물의 비교조직학으로, 『최신장중해부학(最新掌中解剖學)』이라는 저서가 있다.[15]

한국인으로서는 1928년 경성의전을 졸업한 정일천(鄭壹千)이 경성의전과 경성제대 해부학교실 제2강좌를 담당하던 쓰자키의 지도

---

14 서울대학교 의과대학 해부학교실, 『서울대학교 의과대학 해부학교실사』, 함춘한학, 2002, 37-38쪽.

15 日本解剖學會 編, 「故津崎孝道教授を悼みて」, 『解剖學雜誌』 51-2, 1976, 109-119쪽.

아래 비교해부학을 전공하였다. 정일천은 강의나 연구 모두 쓰자키를 롤 모델로 여길 정도로 그의 학문에서 쓰자키의 영향이 컸다고 한다. 정일천은 1934년 경성제대 의학부에서 황색 세포와 관련한 연구로 박사 학위를 받고, 1934년부터 세브란스연합의학전문학교(이하 세브란스의전)에 출강하여 주로 조직학과 내장학을 가르쳤다. 그는 1936~1941년까지 세브란스의전 해부학교실에서 교수로 활동하였는데, 1941년 갑작스레 교수직을 사임하고 외과 의사가 되기 위해 경성제대 외과에 수련의로 들어갔다. 그는 마산에서 외과 의사로 개업의 생활을 하다가 해방 이후 서울의대 해부학교실로 복귀하여 1950년대 초반까지 서울의대의 해부학교실을 이끌었다. 6·25전쟁 이후 피난길에 올랐던 정일천은 마산에서 다시 외과 의사의 길로 들어섰으나 신생 부산의대와 가톨릭의대의 요청으로 결국 정년까지 교수 생활을 하였다.

이마무라 유타카는 1896년 나가사키에서 태어났고, 1921년 교토제국대학 의학부를 졸업하였다. 졸업 후 교토제국대학 외과학교실 부수와 해부학교실 조수 등을 거쳐 1924년 경성의전 해부학교실의 강사로 취임하였다. 다음 해 2년 동안의 독일 유학을 떠났고, 1926년 경성제대 의학부 조교수로 발령을 받았다. 1928년부터 해부학교실 제3강좌 교수로 취임하여 주로 인류학 연구를 담당하였다. 1938년에는 경성제대 의학부장이 되었으며, 1945년에는 대륙자원과학연구소를 창설하기도 하였다. 종전 후에는 히로시마현립의과대학(広島縣立醫科大學), 니가타대학(新潟大學), 미에현립대학(三重縣立大學) 의학부 해부학교실 교수로 활동하였다. 이마무라는 한반도와 만주, 몽골 등에서 출토된 700여 구의 인골에 대한 생체 계측을 다수 행하였다.

4. 세브란스의전의 해부학 교육

1895년 제중원의학교에서 에비슨이 『그레이 해부학』을 활용하여 해부학을 교육하였고, 이마다의 『실용해부학』을 번역한 이후로는 번역에 참여한 김필순 등이 해부학을 강의하였다.

세브란스의전에서 해부학 교육이 본격화된 것은 1916년 일본 규슈제국대학을 졸업한 가노 고로(加納五郎)가 부임하여 교실이 창설되면서부터였다. 1920년부터는 맨스필드(T. D. Mansfield)가 해부학교실의 주임교수였다. 맨스필드는 1924년 고병간을 조수로 임명하여 해부학 실습을 담당하게 하였고, 1925~1926년까지 고병간이 해부학 강의와 실습을 담당하였다. 한국인으로서는 외과를 전공했던 박창훈이 1927년부터 강사로 재직하였다. 세브란스의전 졸업생인 최명학(崔明鶴: 1889~1961)(1926년 졸업)이 1931년 조교수로 발령을 받았으며, 1932년 교도제국대학에서 한국인 최초로 해부학 박사 학위를 받았다. 정일천은 1934년부터 세브란스의전 강사로 출강하여 주로 조직학과 내장학을 가르쳤다. 1936년 최명학이 교수직을 사임한 이후 정일천이 해부학교실의 주임교수가 되었다. 정일천의 사임 이후 미즈타니(水谷信夫)와 쓰자키(津崎孝道) 등이 해부학을 담당하였다. 1941년 조수로 해부학교실에 들어온 최금덕은 1944년 강사가 되었고, 해방 이후 조교수로 승진하였다.

맨스필드가 영미식의 해부학을 교육했지만, 미국식 해부학 교재의 번역이 불태워져 없어진 데다가 실제 의사 자격시험 등이 모두 조선총독부가 주관하는 일본어 시험이었기 때문에, 현실적인 이유에서도 일본어 교재를 중심으로 해부학 학습이 이루어질 수밖에 없었다.

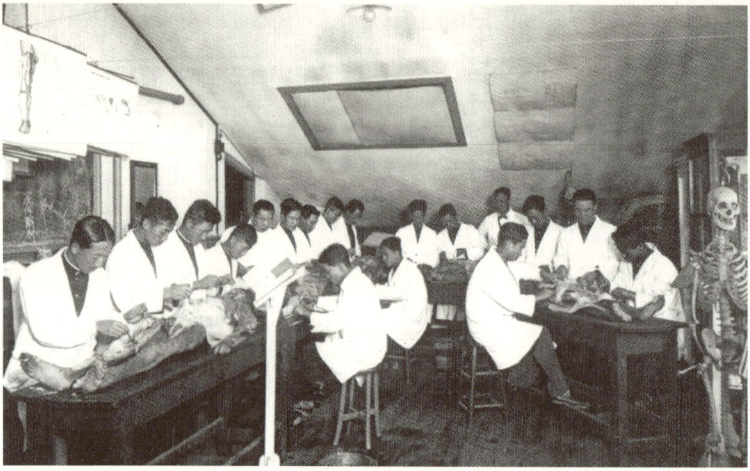

[그림 12-3] 최명학 교수의 해부학 실습(1932)

이마다의 『해부학』은 세브란스병원의학교의 초창기 번역 교과서였는데, 일제시기 세브란스의전의 추천 도서에도 포함되어 있는 것으로 보아 식민지 시기에 계속해서 사용된 것으로 보인다.[16]

식민지 시기 세브란스의전에서 해부학 분야의 독보적인 업적은 최명학과 정일천에 의해 주도되었다. 최명학은 발생학 분야에서 중요한 업적을 많이 남겼다. 그는 1932년 교토제국대학 의학부에서 귀의 발생학적 연구로 박사 학위를 받았는데, 이것은 한국 최초의 해부학 박사 학위였으며, 세브란스 출신으로 일본에서 받은 최초의 의학 박사 학위였다.[17] 그는 「조선인의 체형학적 연구」, 「귀의 발생에 관한

16 연세창립80주년기념사업위원회 편, 『연세대학교사』, 연세대학교출판부, 1969, 84쪽.

17 최명학의 생애와 의학 인식에 대해서는 신규환, 「해방 이후 남북 의학교육체계의 성립과 발전: 이용설과 최명학의 생애와 의학인식을 중심으로」, 『인문논총』 74-1, 2017 참조.

새로운 사실」, 「조선인의 머리 형태·부피에 관하여」 등 발생학, 조직학, 체질인류학에 관한 논문을 발표하였다. 정일천은 황색 세포 분야에서 독보적인 업적을 남겼다.

제13장 한의학계의 해부학 인식과 교육

전통적으로 한의학계가 해부학을 크게 중시했다고는 할 수 없지만, 해부학 지식이 완전히 배제된 것은 아니었다. 허준의 『동의보감』에서 「신형장부도」가 책의 전면부에 등장하고 있을 정도로 해부학 지식은 한의학에서도 여전히 중요한 지식이었다.

일제 강점기 「의생규칙」(1913. 11. 15)이 반포되면서 의생으로 한의사의 지위가 강등되었고, 한의학 역시 위기에 직면하였다. 특히 일제는 식민지 위생 의료 체제를 구축하는 과정에서 한의사에게 공적인 위생 업무를 부과하고자 하였고, 한의사도 서양 의사와 마찬가지로 진단서 및 사망진단서를 발급할 수 있도록 하였다. 그러기 위해서는 한의사에게도 서양 의학 지식과 위생 관련 지식을 교육할 필요가 있었다. 각 지역 경찰서장은 의생강습회를 열어 서양 의학 교육을 실시하였고, 지역별 편차를 줄이기 위해 표준 교과서를 출간하였다. 『의방강요(醫方綱要)』(1917)와 『조선위생요의(朝鮮衛生要義)』(1918) 등은 경무총감부 위생과의 주도로 편찬된 대표적인 의생 교육용 교과서였다.[1]

『의방강요』의 내용은 해부 및 생리, 약물학, 진료술, 전염병학 등으로 구성된다. 이 중에서 해부 및 생리, 진료술은 서양 의학이 한의학과는 다르다는 것뿐만 아니라 서양 의학의 우월성을 보여 주기 위한 것이었다. 식민 당국의 입장에서 중요한 내용은 전염병학과 약물학이었다. 전염병학은 경우에 따라서는 엄청난 인명의 손실을 가져올 수 있었고, 방역 조치에 의생을 동원하려면 전염병학에 대한 충분한 교육이 요구되었다. 약물학은 양약의 효능에 대한 사회적 관심 때문에, 의생들의 주목을 받았다. 식민 당국으로서는 약물의 오남용이 문제로 인식되고 있었기 때문에, 약물학에 남다른 비중을 두었고, 『의방강요』에서는 약물학이 가장 큰 비중을 차지하였다. 『조선위생요의』는 크게 총론, 각론, 잡편 등으로 구성되는데, 주로 위생 행정과 전염병을 비중 있게 다루었다.

식민 당국이 아닌 민간에서 교과서를 편찬하기도 했는데, 최영재의 『신의학요감(新醫學要鑑)』은 1927년 초판에서 1941년 개정판까지 무려 15판을 찍을 정도로 인기가 높은 교재였다. 『신의학요감』은 『자습용 의방요집』(1939) 등과 함께 경찰관서가 지정한 교재로 당국의 인증을 받았다. 『신의학요감』은 상하편 나뉘는데, 상편은 『의방강요』와 마찬가지로 해부 및 생리, 약물학, 진료술, 전염병학 등으로 구성되었고, 하편은 내과, 외과, 안과학, 간호법, 구급법, 소독법 등으로 구성되었다. 『신의학요감』 역시 약물학과 전염병학의 비중이 컸다. 실제로 의생 시험은 해부학, 생리학, 전염병학, 소독학, 내과, 산부인과 등 기본적인 서양 의학 지식을 묻는 것이 대부분이었다.

---

1 연세대 의학사연구소 편, 『한의학, 식민지를 앓다』, 아카넷, 2008, 114-115쪽.

의생들로서는 교과서만으로 서양 의학 지식을 습득하는 데는 한계가 있었다. 이에 1917년 11월 조선총독부의 승인을 받은 동서의학연구회가 발족하였다. 동서의학연구회는 식민 당국이나 민간에서 개최하는 강연 활동과 한의학 관련 업무를 도왔다. 동서의학연구회의 취지서에서 밝힌 바와 같이 동서의학연구회는 법정 전염병의 예방법과 소독법을 숙지하여 그 책임을 다하고 그에 따른 서양 의학의 학습과 연구를 주요한 활동 목표로 삼았다. 동서의학연구회는 『동서의학연구회월보』, 『동서의학』 등의 잡지와 『동서의학요의』 등의 단행본을 통해 서양 의학을 다수 소개했는데, 같은 질병에 대한 한의학적 진단과 처방, 서양 의학적 진단과 처방을 동시에 게재하는 방식으로 서양 의학의 진단법과 치료법을 다수 소개하였다.

해부학 역시 한의학의 장부도와 서양 의학의 해부도를 동시에 보여 주는 방식으로 각각의 지식을 독립적이면서 병렬적으로 이해하게 하였다. 『의방강요』, 『조선위생요의』, 『신의학요감』 등은 의생을 교육하기 위한 서양 의학 교재였기 때문에, 장부도를 포함하여 한의학 관련 내용은 등장하지 않는다. 반면 동서의학연구회가 출간한 『동서의학요의』는 기존 교재와 달리 독특한 설명 방식을 채택하고 있다. 저자인 도진우(都鎭羽)는 함경남도 출신의 유명한 한의사 집안 사람인데, 서양 의학에도 식견이 풍부했던 것으로 알려져 있다. 도진우의 책은 부친인 도은규(都殷圭)가 동서의학연구회 함경남도 지부장으로 재직하던 시기에 동서의학연구회를 통해 출간한 것이었다. 『동서의학요의』의 내용은 총 4편으로 구성되는데, 제1편 동서생리개론, 제2편 진찰, 제3편 전염병학, 제4편 잡병 등이다. 이 중에서 잡병은 전체의 2/3 정도를 차지할 정도로 비중 있게 다뤄지고 있다. 이 점은 기존 교

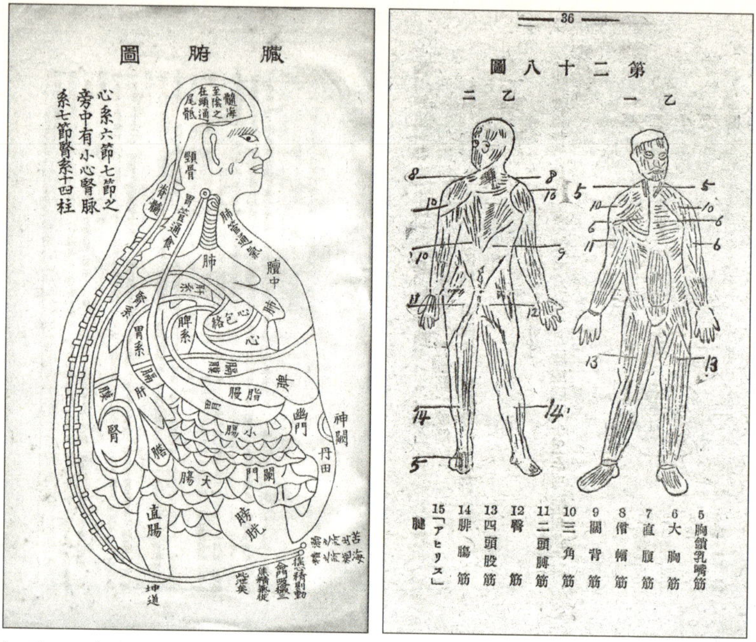

[그림 13-1] 장부도와 해부도

1924년 『동서의학연구회월보』의 제4권과 제5권에 실린 장부도와 해부도이다. 동서의학연구회는 한의학을 중심으로 서양 의학을 절충하는 것을 목표로 삼았는데, 실제로는 동양 의학과 서양 의학이 각각 독자적으로 인체를 어떻게 설명하고 있는지를 보여 주고자 하였다.

재들과 마찬가지로 임상을 중시하고 있다는 점에서 크게 다르지 않다. 반면 내용 전개 방식은 매우 독특하다. 각 편을 동양 의학과 서양 의학으로 구분하여 서술하되, 그 비중을 동등하게 하려고 하였다.

제1편 동서생리개론은 제1장 생리해부도론과 제2장 전신 구조 및 작용으로 구성된다. 제1장 생리해부도론에서는 뼈, 근육, 피부 등 신체 각부의 명칭과 기능 및 작용 등 해부학 지식과 소화기, 호흡기, 순환기, 비뇨기, 신경계의 생리 작용 등 서양의 생리해부학에 대해서 서술하였다. 제2장 전신 구조 및 작용에서는 『동의보감』 등 한의학의

주요 경전을 인용하여 신형, 정기신, 각 신체 부위, 경락, 오장육부, 삼초 등이 한의학에서 어떻게 이해되는지를 설명하였다.

이처럼 『동서의학요의』의 해부학 이해에서는 한의학적 관점과 서양 의학적 관점이 절충되거나 융합되는 모습은 보이지 않는다. 각각의 지식이 독립적으로 이해될 뿐이다. 동서의학연구회가 한의학에 중심으로 두고 서양 의학을 절충적으로 취사선택하겠다고 선언했지만, 실제로는 동서 의학을 독립적으로 이해하는 방식으로 전개되었다.

임상 치료도 마찬가지다. 예를 들어, 『동서의학요의』에 수록된 폐결핵의 진단과 처방에 대해 한의학에서는 양허(陽虛)와 음허(陰虛)로 인해 폐결핵이 발생한다고 보고, 양허에는 십전대보탕(十全大補湯)을 처방하고, 음허에는 가감사물탕(加減四物湯)을 처방한다고 하였다. 서양 의학에서는 결핵균이 기도와 식도 등으로 침투하여 폐결핵이 발생한다고 보고, 일광, 영양 섭취 외에 결려아조독환(結麗亞曹篤丸)과 딘닌산[單寧酸] 등 양약의 복용이 필요하다고 보았다. 말하자면, 양진한치, 한진양치와 같이 동서를 절충하여 새로운 진단과 치료법을 고안하기보다는 같은 질병에 대하여 한의학과 서양 의학이 각각 독립적으로 어떠한 진단과 치료를 하고 있는지 보여 주는 것을 목표로 삼았다. 동서의학연구회가 주관해서 출간한 『동서의학연구회월보』나 『동서의학요의』 모두 같은 양상을 보여 준다.

일제는 식민지 시기 의생에게 공적인 위생 업무를 부과하고자 하였고, 의생이 되기 위해서는 조선총독부가 주관하는 각종 시험에 응시해야 하였다. 시험 과목이 서양 의학으로 구성되어 있었기 때문에, 의생이 되기 위해서는 서양 의학을 공부해야 하는 상황이었다. 의생이 진료 활동을 하는 데 서양 해부학 지식이 직접적인 연관 관계는 없었지만, 서양 해부학은 약물학, 진단학, 전염병학 등과 더불어 의생이 되기 위한 필수 지식으로 자리 잡았다. 시험 문제는 대체로 네 문제에서 일곱 문제 정도가 출제되었는데, 해부학에서 한 문제, 생리학에서 한 문제, 혹은 해부학 및 생리학을 합쳐서 한 문제, 내과에서 한 문제, 외과에서 한 문제, 전염병 혹은 전염병 예방 및 소독에서 한 문제, 산부인과 혹은 약물학에서 한 문제 등이 출제되었다. 예를 들어, 1930년 경기도 지역 의생 시험에서는 다섯 문제가 출제되었는데, "횡격막의 위치와 작용을 서술하라", "임독성 관절염의 원인·증상·요법을 서술하라", "뇌일혈의 증상과 요법을 서술하라", "임신의 확증은 무엇인가", "중요한 호흡기 질환 2~3가지를 예시하고, 그 예방과 소독법을 서술하라" 등이었다. 이처럼 의생 시험 문제는 서양 의학 지식을 묻는 게 대부분이었고, 특별히 한의학 지식을 요구하지는 않았다. 그러나 1920년대에 이미 평안남도 의생 시험에서는 한의학 관련 문제가 등장하고 있고, 1930년대 후반 이후로는 각 지방 의생 시험에 한의학 관련 문제가 출제되기 시작하였다. 또한 단순한 한약재의 용도만이 아니라 각 질병 및 전염병에 대한 한방 치료법을 병기하라는 문제가 출제되기도 하였으며, 한의학 이론도 출제되었다. 의생 지망생들은 당시 양약의 치솟는 인기 때문에, 서양의 약물학에 지대한 관심을 가지고 있었다. 그러나 다른 한편으로는 서양 의학을 배워야 살아남을 수 있는 현실 때문에, 의생 지망생들은 한의학과 서양 의학을 기초부터 임상까지 모두 공부해야만 하였다. 이러한 현실은 해방 이후 한의학의 과학화 논쟁 속에서도 크게 달라지지 않았다.

❀ 맺음말

서점에 진열되어 있는 책들의 제목을 눈여겨보다가, 흥미를 끄는 제목이 있으면 꺼내 목차부터 확인하고 흥미로운 부분을 한번 살펴본다. 그러고서는 마음에 들면 지갑을 열어 내 서가에 가져다 놓는다. 인터넷 구매가 보편화되기 이전, 일상적인 책 구매의 방식이었다. 그렇다면 과연 이 책은 독자들의 눈길을 끌 수 있을까? 그리고 지갑을 열 수 있을 만큼 매력적일까? 두 필자는 자신하기 어렵다. 이유는 단순하다. 의사학이라는 학문이 있음을 아는 사람이 적기 때문이다. 그렇지만 해부학은 매우 흥미로운 요소가 될 수 있다. 내용이야 어렵겠지만, 해부도가 이미 많은 것을 말해 주기 때문이다. 장황한 설명보다 때로는 단 한 장의 그림이 사람의 마음을 움직일 수 있다.

2천 년의 시간을, 그것도 한국과 중국, 일본을 넘나든 이 책의 범위에는 지적 호기심을 충족시켜 주는 내용도 있겠지만, 무엇보다 곳곳에서 등장하는 삽화들이 의미가 있다. 의사학이라지만, 역사학을 전공한 두 명의 필자가 해부학에 주목한 이유는 바로 여기에 있다. 적어도 동아시아에서 해부학은 서양 근대 의학을 대표하였으며, 문자를 이해하지 못하는 상황에서도 해부도는 그것을 그려 낸 서양인들에 대한 호기심을 불러일으켰다.

그렇다고 동아시아에서 해부가 전혀 낯선 것만은 아니었다. 중국 고대부터 시작해서 나름의 전통이 있었고, 의(毉)에서 의(醫)로 전환되는 과정에서 제1차의 충격이 진행되었다. 신화적 혹은 샤먼적 질서 속에 존재하였던 자연과 인체는 음양오행론(陰陽五行論)에 근거한 합리적 자연 철학으로 재편되었다. 그리고 인체는 자연적 질서 외에도 군주-재상-장군-신하 등 인간 세계의 질서와도 유비되었는데, 이는 동아시아 전통 의학이 갖고 있는 이론적 배경의 특성에서 유래하였다. 음양오행론은 음양과 오행으로 대표되는 사물들 간의 균형 관계를 설명함으로써, 우주와 인체 내에서 벌어지는 일련의 변화를 파악하고자 하는 큰 틀이었다. 『황제내경』에서 그려 냈던 인체의 모습은 적어도 그렇다고 할 수 있다. 그러나 의학이 언제나 사변적인 자연 철학에 의지하여 논리가 구성된 것만은 아니었다.

임상적 경험이 항상 존재하였고, 그 핵심의 하나로 해부적 지식이 있었다. 잘 알려진 바와 같이 『황제내경』은 인간의 생명과 인체를 구성하는 핵심 요소로 오장육부(五臟六腑)의 구조와 정기신혈(精氣神血) 등의 생리론을 제시하였다. 오장육부나 기·신 등이 실재하는 장기가 아니라, 기의 흐름을 설명하기 위한 형이상학적인 장치라 하더라도, 그와 같은 가정을 위해서는 최소한의 해부학적 지식이 동원되어야 했다. 『황제내경』 「영추」에서 해부와 각 장부에 대한 구체적 설명이 등장한 것도 이 때문이었다.

의사와 학자들 사이에 차이점이 있다 하여도, 오장육부나 정기신혈을 인체의 중심에 놓는 사고는 동아시아에서 18세기 후반까지 지속되었다. 그리고 인체와 자연을 매개해 주는 음양오행론적 사고도 여전히 유효하였다. 어쩌면 안정되어 있었다고 할 동아시아 의학계에 직접적으로 영향을 미친 것은 무엇보다 서양 의학의 등장, 그 가운데에서도 해부학이 소개된 일이었다. 가장 극적인 장면은 18세기 중후반 일본에서 시작되었다. 『장지』와 『해체신서』가 등장하면서, 일본 의학계는 변화의 물꼬를 맞이하였다. 그렇다고 해서 전적으로 서양 의학에 대한 경도가 이루어지지도 않았다. 그것은 애초부터 의학의 속성, 그리고 해부학이 갖고 있는 장점과 단점이 동시에 나타났기 때문이다.

의학은 질병에 걸려 아픈 사람을 치료하기 위한 학문이다. 따라서 치료의 효과를 기대하기 어려운 분야는 도태되기 쉽다. 해부학은 인체에 대한 새로운 패러다임을 전해 주었기 때문에, 그것이 미치는 반향은 클 수밖에 없었다. 그러나 누차 언급되듯 기초 학문으로서의 의의는 있지만, 해부학만으로는 질병을 치료할 수 없다. 결국 서양 근대 해부학이 굳건히 뿌리를 내리기 위해서는, 해부학 이외의 생리·병리학을 필두로 치료를 위한 제반 분야의 발전이 요청되었다. 일본에서는 외과술의 발전과 종두법의 보급을 통해 점차 서양 의학이 중심으로 진출하였고, 메이지 유신이라는 서구식 근대화를 추진하게 됨으로써 의학의 방향성은 확고해졌다. 그리고 해부학은 서양 근대 의학의 기초로서 의과대학의 기초 과목으로 중요시되고, 한편에서 서양화·근대화의 상징으로 여겨지게 되었다.

한편 중국은 동아시아 전통 의학의 본원이었다는 점에서 전통 의학에 대한 지지가 더욱 강하였다. 일본보다 이른 시기에 서양 의학이 소개되었지만, 본격화되기 시작한 것은 19세기 중반 이후 서구 제국주의의 침략과 그에 따른 의료 선교 활동이 확대되면서부터였다. 그리고 일본에 『해체신서』가 있었다면, 중국에는 『전체신론』이 있었다. 『전체신론』은 많은 지식인들의 호평 혹은 혹평을 받으면서, 서양 의학을 중국에 본격적으로 소개하는 중요한 역할을 담당하였다. 그러나 전통 의학의 근거지인 중국에서 서양 의학이 곧바로 주류가 된 것은 아니었다.

과학 또는 기술 학문은 뒷받침할 사회적 조건이 충분히 성숙되어야 하며, 특히 의학의 경우에는 그것이 필수적이라고 할 수 있다. 서양 의학을 전문으로 하는 학교가 마련되어야 하고, 충분한 기간이 확보되어야만 사회에서 요구하는 전문 의료 인력을 배출할 수 있다. 단순히 서양 의학 지식이 사회에 널리 퍼진다고 해서 의료계를 재편할 수 있는 것은 아니었다. 따라서 중국 내에서 서양 의학이 본격화되기 위해서는 일본의 사례와 같이 많은 시간이 필요했지만, 적극적인 의료 선교를 바탕으로 그 시간적 간격은 급격히 줄어들었다.

일본과 중국에 비해 한국은 매우 더딘 편이었다. 1876년 개항을 계기로 외국과의 교역이 가능해지면서, 서양 의학이 본격적으로 소개되기 시작하였다. 그러나 한국은 주도권을 갖지 못하였고, 얼마 지나지 않아 일본의 식민지가 되면서 철저히 제국주의 일본의 방침에 의해서 의료계는 재편되었다. 세브란스를 중심으로 한 의료 선교도 있었지만, 적어도 서양 의학의 도입과 수용이라는 관점에서 본다면 한국은 철저히 수동적인 입장일 수밖에 없었다.

18세기 이후 동아시아 세 나라는 의학 내부의 문제에 있어서 서로 다른 길을 조금씩 걸어가고 있었다. 무엇보다 서양 지식을 대표했던 해부학의 수용을 놓고 그 입장은 명백히 달랐지만, 적어도 일본과 중국은 『장지』와 『의림개착』에서 보이듯, 전환을 준비하는 내부적 움직임이 근저에 있었다. 반면 한반도에서는 그와 같은 모습이 드러나지 않았다. 그 결과는 앞서 언급한 바와 같이 근대화의 다른 방식, 근대 국가의 성립과 근대 의학의 형성에 있어 전혀 이질적인 양상으로 전개되었다.

도대체 이러한 차이는 왜 발생한 것이었을까? 필자들은 이에 대해서 답을 제시하지는 않으려고 한다. 다만 의학계에서 벌어지고 있었던 일련의 사정을 해부학이라는 장치를 통해서 보여 주고자 하였다. 그것은 이 책을 읽고 한국, 나아가 동아시아 역사에 대한 문제의식을 갖는 과제를 독자에게 남겨 두기 위함이다. 그럼에도 답을 요구한다면, 한 가지 정도는 언급하는 편이 좋겠다고 생각한다. 이 책에서는 다루지 않았지만, 세 나라에서는 의사가 차지하는 지위가 서로 매우 달랐으며 직업에 대한 사회적 인식도 달랐다. 그에 따라 의학의 독립성은 저마다 다르게 나타났는데, 독립성은 결국 상대방을 인정할 수 있느냐의 개방성 문제였다고 생각한다. 개방적인 태도는 언제나 자신을 상대화할 수 있어야 가능했으며, 그에 따라 자신의 길을 철저히 타자화·객관화하여 능동적으로 개척해 나갈 여지를 만들어 줄 수 있었다.

❁ 참고문헌

1. 자료

김필순 역, 어비신 교열, 『해부학』 권1, 제중원, 1906.
『뎨국신문』.
『독립신문』.
『동아일보』.
민족문화추진회, 『국역 성호사설』, 1977.
王淸任, 원광대학교 한의과대학 역, 『國譯醫林改錯』, 圓光大學校出版局, 1998.
鄭東愈, 『晝永編』, 서울대학교출판부, 1971.
『황성신문』.
建部淸庵·杉田玄白, 『和蘭醫事問答』, 1795(『文明源流叢書』 2, 國書刊行會, 1913).
郭沫若, 『創造十年』, 現代書局, 1932.
郭沫若, 「解剖室中」, 『時事新報·學燈』, 1920. 1. 22.
國史編纂委員會 編, 『駐韓日本公使館記錄』 5, 國史編纂委員會, 1990.
杞夏道人, 『南蠻寺興廢記』, 1868.(국립중앙도서관 소장)
金禮蒙 外, 『醫方類聚』, 東洋醫科大學, 1965.
魯迅, 「吶喊自序」, 『魯迅全集』 第1卷, 人民文學出版社, 1996.
譚嗣同, 「論全體學」, 『湘報』 42, 淸光緖24年閏3月初3日(1898. 4. 23).
唐宗海, 『中西匯通醫經精義』(續修四庫全書 編纂委員會 編, 『續修四庫全書』982, 上海古籍出版社, 1995).
唐宗海, 『中西會通醫書五種』, 綜合出版社, 1975.
大槻玄澤, 『重訂解體新書』, 1826.(국립중앙도서관 소장)
毛澤東, 「體育之硏究」, 『新靑年』 第3卷 第2號, 1917. 4. 竹內實 監修, 毛澤東文獻資料硏究會 編輯, 『毛澤東集』 第2版, 第1卷, 蒼蒼社, 1983.
梶原性全, 『頓醫抄』, 京都大學 附屬圖書館 所藏, 富士川文庫.
朴趾源, 『燕巖集』(『韓國文集叢刊 252』, 民族文化推進會, 2000).
方行·湯志鈞 整理, 『王韜日記』, 中華書局, 1987.
范曄, 『後漢書』, 中華書局, 2008.

服部範忠,『內景圖說』, 九州大學 附屬圖書館 醫學分館 所藏.
司馬遷,『史記』, 中華書局, 2011.
寺島良安,『和漢三才圖會(1713)』, 平凡社, 2005.
山脇東洋,『藏志』, 京都大學 附屬圖書館 所藏, 富士川文庫.
山脇東洋,『養壽院醫則』(『近世漢方醫學書集成13』, 名著出版, 1979).
杉田玄白,『蘭學事始(1815)』(『文明源流叢書』 1, 國書刊行會, 1913).
杉田玄伯,『蘭學事始』, 中央公論, 2004.
杉田玄白,『解體新書』, 1774.(국립중앙도서관 소장)
杉田玄白,『解體約圖』, 1743.(Keio Associated Repository of Academic resources)
小竹武次 撰, 劉秉珌 譯,『解剖學』, 大韓國醫學校, 1907.
續修四庫全書 編纂委員會 編,『續修四庫全書』 993, 上海古籍出版社, 1995.
施爾德,『格氏系統解剖學』, 博醫會, 1923.
楊照藜,「總評」, 王學權 等,『重慶堂髓筆』, 江蘇科學技術, 1986.
王昂,『增訂本草備要四卷』,「辛夷」, 續修四庫全書 編纂委員會 編,『續修四庫全書』 993, 上海古籍出版社, 1995.
王淸任,「腦髓說」, 王勳臣 編著,『醫林改錯(1830)』, 台聯國風出版社, 1975.
王淸任 撰, 李天德·張學文 整理,『醫林改錯』, 人民衛生出版社, 2005.
王勳臣 編著,『醫林改錯(1830)』, 台聯國風出版社, 1975.
姚春鵬 譯註,『黃帝內經 上-素問』 中華書局, 2012.
姚春鵬 譯註,『黃帝內經 下-靈樞』 中華書局, 2012.
宇田川玄眞,『醫範提綱』, 1808.(국립중앙도서관 소장)
兪正燮 撰,「書人身圖說後」,『癸巳類稿(1833)』 卷14, 世界書局, 1965.
兪孝通 外,『鄕藥集成方』, 杏林出版社, 1977.
陸懋修,「論王淸任醫林改錯」,『世補齋醫書』 卷10.
『醫事滙刊』 全國醫師聯合會, 1929.
李时珍,『本草綱目』, 人民衛生出版社, 1977.
李瀷,『星湖僿說類選』, 明文堂, 1982.
田中榮信,『辨斥醫斷』「臟腑」, 早稻田大學圖書館 所藏.
丁若鏞,『痲科會通』(『與猶堂全書-韓國文集叢刊 286』, 民族文化推進會, 2002).
佐野安貞,『非藏志』, 日本國立國會圖書館 所藏.
陳明光 主編,『中國衛生法規史料選編』 下篇, 上海醫科大學出版社, 1996.
陳壽,『三國志』, 中華書局, 1959.
蔡尙思·方行 編,『譚嗣同全集(增訂本)』, 中華書局, 1998.
崔漢綺,『身機踐驗』(『국역신기천험 I·II』, 한국한의학연구원, 2008;『增補 明南樓叢書 4』, 성균관

대학교 대동문화연구원, 2002).
湯若望, 「主制群徵」, 『明末淸初耶蘇會思想文獻匯編』, 北京大學宗教硏究所, 2003.
河口信任, 『解屍編』, 東北大學 附屬圖書館 所藏.
何炳元, 「論中國急宜開醫智」, 王問樵 主編, 『醫學叢編』 初集刊, 1909.
『學部來去文』.
『漢書』, 中華書局, 2010.
合信, 『全體新論』, 墨海書館, 1851.
許浚, 『東醫寶鑑』, 南山堂, 1987.
「朝鮮総督府京城醫學專門學校教授久保武叙勲ノ件」(1922. 8. 24), 日本國立公文書館 所藏, 勲00597100.

2. 연구서

가노우 요시미츠, 동의과학연구소 역, 『몸으로 본 중국 사상』, 소나무, 1999.
구리야마 시게하사, 정우진·권상옥 역, 『몸의 노래』, 이음, 2013.
길원소치, 도광순 역, 『도교와 불로장수의학』, 열린책들, 1992.
김교빈 외, 『동양철학과 한의학』, 아카넷, 2003.
김기욱·문재곤 공역, 『뜻으로 푼 황제내경 영추』, 법인문화사, 2014.
김두종, 『한국의학사』, 탐구당, 1966.
김형태, 『통신사 의학 관련 필담창화집 연구』, 보고사, 2011.
김호, 『허준의 동의보감 연구』, 일지사, 2000.
김희정, 『몸, 국가, 우주 하나를 꿈꾸다: 황제사경·관자사편·회남자·황제내경 연구』, 궁리, 2008.
당종해, 김성수 역, 『중서회통의경정의』, 서울대학교출판부, 2017.
마루야마 마사오·가토 슈이치, 임성모 역, 『번역과 일본의 근대』, 이산, 2000.
馬伯英 외, 정우열 역, 『中外醫學文化交流史』, 전파과학사, 1998.
박석준, 『몸: 머리는 하늘, 발은 땅』, 소나무, 1995.
박윤재, 『한국 근대의학의 기원』, 혜안, 2005.
富士川游, 朴炅·李相權 역, 『日本醫學史』, 法仁文化社, 2006.
서울대학교 의과대학 해부학교실, 『서울대학교 의과대학 해부학교실사』, 함춘한학, 2002.
孫弘烈, 『韓國中世의 醫療制度硏究』, 修書院, 1988.
스기타 겐파쿠 외, 김성수 역, 『해체신서』, 한길사, 2014.
스테판 다나카, 박영재·함동주 역, 『일본 동양학의 구조』, 문학과지성사, 2004.

신동원, 『동의보감과 동아시아 의학사』, 들녘, 2015.
신동원, 『조선사람 허준』, 한겨레신문사, 2001.
신동원, 『한국근대보건의료사』, 한울, 1997.
신동원·김남일·여인석, 『한권으로 읽는 동의보감』, 들녘, 1999.
아사오 나오히로 외, 이계황 외 역, 『새로 쓴 일본사』, 창비, 2003.
야마다 게이지, 전상운·이성규 역, 『중국 의학은 어떻게 시작되었는가』, 사이언스북스, 2003.
야마모토 요시타카, 남윤호 역, 『16세기 문화혁명』, 동아시아, 2007.
여인석 외, 『한국의학사』, 의료정책연구소, 2012.
연세대 의학사연구소 편, 『한의학, 식민지를 앓다』, 아카넷, 2008.
연세창립80주년기념사업위원회 편, 『연세대학교사』, 연세대학교출판부, 1969.
이시다 히데미, 이동철 역, 『氣: 흐르는 신체』, 열린책들, 1996.
이진수, 『한국 양생사상 연구』, 한양대학교출판부, 1999.
정구충, 『한국의학의 개척자』, 동방도서, 1985.
정근식 외, 『식민권력과 근대지식: 경성제국대학연구』, 서울대학교출판문화원, 2011.
정재서 역주, 『산해경』, 민음사, 2011.
정준영, 「피의 인종주의와 식민지의학: 경성제대 법의학교실의 혈액형 인류학」, 『의사학』 21-3, 2012.
조너선 D. 스펜스, 주원준 역, 『기억의 궁전』, 이산, 1999.
존 헨더슨, 문중양 역, 『중국의 우주론과 청대의 과학혁명』, 소명출판, 2004.
주일모, 김남일 역, 『고대 중국의학의 재발견』, 법인문화사, 2000.
타이먼 스크리치, 박경희 역, 『에도의 몸을 열다』, 그린비, 2008.
피터 K. 볼, 심의용 역, 『중국 지식인들과 정체성: 사문을 통해 본 당송 시대 지성사의 대변화』, 북스토리, 2008.
후쿠자와 유키치, 남상영·사사가와 고이치 역, 『학문의 권장』 15편, 소화, 2003.
高晞, 『德貞傳: 一個英國傳敎士與晩淸醫學近代化』, 復旦大學出版社, 2009.
顧頡剛, 『秦漢的方士與儒生』, 上海古籍出版社, 2005.
龔繼民·方仁念, 『郭沫若年譜』 上, 天津人民出版社, 1987.
利瑪竇(Matteo Ricci), 『利瑪竇中文著譯集』, 復旦大學出版社, 2001.
馬伯英, 『中國醫學文化史』, 上海人民出版社, 1997.
范行准, 『明季西洋傳入之醫學』, 中華醫史學會, 1943.
溫武兵·溫長路 編著, 『帶您走進醫林改錯』, 人民軍醫出版社, 2007.
汪林茂 編著, 『中國走向近代化的里程碑』, 重慶出版社, 1998.
王淑民·羅維前, 『形象中醫: 中醫歷史圖像硏究』, 人民衛生出版社, 2007.

王學權 等,『重慶堂髓筆』, 江蘇科學技術, 1986.
劉澤華 主編,『中國政治思想史(隋唐宋元明淸卷)』, 浙江人民出版社, 1996.
李伯聰,『扁鵲和扁鵲學派硏究』, 陝西科技出版社, 1990.
李亞舒·黎難秋 主編,『中國科學飜譯史』, 湖南教育出版社, 2000.
趙洪鈞,『近代中西醫論爭史』, 安徽科學技術出版社, 1989.
陳明光 主編,『中國衛生法規史料選編』下篇, 上海醫科大學出版社, 1996.
陳勝崑,『中國傳統醫學史』, 橘井文化事業股份有限公司, 1992.
秦伯未 重校,『中西匯通醫書五種』, 綜合出版社, 1975.
皮國立,『醫通中西: 唐宗海與近代中醫危機』, 東大圖書公司, 2006.
廣瀨秀雄·中山茂·小川鼎三,『洋學 下-日本思想大系65』, 岩波書店, 1972.
吉良枝郎,『幕末から廢藩までの置縣西洋醫學』, 築地書館, 2005.
吉良枝郎,『日本の西洋醫學の生い立ち』, 築地書館, 2000.
金津赫生,『日本近代醫學史』, 悠飛社, 2009.
渡辺浩,『日本政治思想史: 十七~十九世紀』, 東京大學出版會, 2010.
藤井譲治, 伊藤之雄,『日本の歴史: 近世近現代編』, ミネルヴァ書房, 2010.
賴祺一 編,『日本の近世13-儒學·國學·洋學』, 中央公論社, 1993.
芳賀徹·緒方富雄·楢林忠男 譯,『蘭學事始ほか』, 中央公論新社, 2004.
服部敏良,『江戸時代醫學史の研究』, 吉川弘文館, 1994.
森岡美子,『世界史中出島』, 長崎文獻社, 2001.
杉本つとむ,『江戸の翻譯家たち: 江戸の飜譯文化をさぐる』, 早稻田大學出版部, 1995.
杉本つとむ,『江戸の阿蘭陀流醫師』, 早稻田大學出版部, 2004.
杉本つとむ,『解体新書の時代』, 早稻田大學出版部, 1997.
杉田玄白, 片桐一男 譯,『蘭學事始』, 講談社, 2007.
沼田次郎,『洋學』, 吉川弘文館, 1989.
沼田次郎·松村明·佐藤昌介,『洋學 上-日本思想大系 64』, 岩波書店, 1976.
小曾戸 洋,『漢方の歴史: 中國日本の傳統醫學』, 大修館書店, 2010.
小川鼎三,『明治前日本醫學史 1-日本解剖學史』, 日本學士院, 1978.
小川鼎三,『解體新書』, 中央公論社, 1968.
小川鼎三 外,『洋學 下-日本思想大系 65』, 岩波書店, 1972.
新村拓,『日本醫療史』, 吉川弘文館, 2006.
辻達也 編,『日本の近世10-近代への胎動』, 中央公論社, 1993.
安井廣,『ベルツの生涯: 近代醫學導入の父』, 思文閣出版, 1995.
岩崎克己,『前野蘭化 1-解體新書以前』, 平凡社, 1996.
岩崎克己,『前野蘭化 2-解體新書の研究』, 平凡社, 1996.

岩崎允胤,『日本近世思想史序說 1·2』, 新日本出版社 1997.
洋學史硏究會,『大槻玄澤の硏究』, 思文閣出版, 1991.
日蘭學會,『洋學史事典』, 雄松堂出版, 1984.
日本學士院 編,『明治前 日本醫學史』第一卷, 日本學術振興會, 1955.
日本解剖學會 編,『解剖學雜誌』51-2, 1976.
長崎歷史文化博物館,『阿蘭陀とNIPPON』, 東京新聞, 2009.
佐藤昌介,『洋學史論考』, 思文閣出版, 1993.
佐藤昌介,『洋學史硏究序說: 洋學と封建權力』, 岩波書店, 1964(2000).
酒井シヅ,『日本の醫療史』, 東京書籍, 1982.
酒井シヅ,『解體新書: 全現代語譯』, 講談社, 2005.
竹內實 監修, 毛澤東文獻資料硏究會 編輯,『毛澤東集』第2版, 第1卷, 蒼蒼社, 1983.
坂井建雄,『人體觀の歷史』, 岩波書店, 2008.
片桐一男,『江戶のオランダ人』, 中公新書, 2000.
片桐一男,『杉田玄白』, 吉川弘文館, 1994.
W.ミヒェル,『九州の蘭學』, 思文閣出版, 2009.
Bennett, Adrian A., *John Fryer: The Introduction of Western Science and Technology to China in the Nineteenth Century*, Cambridge, Mass.: Harvard University Press, 1967.
Beukers, H. et al., *Red-hair Medicine: Dutch-Japanese Medical Relation*, Amsterdam, Rodopi, 1991.
Dikötter, Frank, *Sex, Culture and Modernity in China: Medical Science and the Construction of Sexual Identities in the Early Republican Period*, University of Hawaii Press, 1995.
Heinrich, Larissa N., *The Afterlife of Images: Translating the Pathological Body between China and the West*, Tianxia wenhua, 2009.
Kuriyama Shigehisa, *The Expressiveness of the Body and the Divergence of Greek and Chinese Medicine*, Zone books, 1999.

3. 연구 논문

權寧奎,「東醫生理學에서의 臟器概念에 關한 硏究」, 대구한의과대학 대학원 석사 학위 논문, 1989.
권오영,『혜강 최한기의 학문과 사상 연구』, 한국정신문화연구원 박사 학위 논문, 1994.
김경호,「일본어에서 차용된 의학용어 조사 연구: 번역의학서를 중심으로」,『일본어문학』33, 2007.

김기왕, 「『의림개착(醫林改錯; 1830년)』의 생리체계에 관한 고찰: 『황제내경』 생리체계에 대한 비교를 중심으로」, 경희대학교 대학원 석사 학위 논문, 1998.
김대기, 「明 後期 醫學者의 身體觀: 李梴의 『醫學入門』을 중심으로」, 『강원사학』 21, 2006.
김대기, 「16세기(世紀) 중국(中國) 의학자(醫學者)의 심(心)에 대한 인식과 의덕론(醫德論): 이천의 『의학입문(醫學入聞)』을 중심으로」, 『강원사학』 22·23, 2008.
金斗鍾, 「漢方醫學의 解剖學的 研究 1」, 『漢方の臨床』 25(9), 1978.
金斗鍾, 「漢方醫學의 解剖學的 研究 2」, 『漢方の臨床』 25(10), 1978.
김성수, 「에도(江戶)시대 解剖學의 발전」, 『의사학』 21-1, 2012.
김성수, 「朝鮮後期西洋醫學의 受容과 人體觀의 變化: 星湖學派를 중심으로」, 『민족문화』 31, 2008.
김수명, 「우리나라 한의학의 사람해부 역사」, 『대전대학교 한의학연구소 논문집(한의학편)』 4(1), 1995.
김시천, 「양생(養生)의 이념: 고대 동아시아 의학에서 몸의 발견과 한의학의 탄생」, 『시대와 철학』, 2008.
김옥주, 「경성제대 의학부의 체질인류학 연구」, 『의사학』 17-2, 2008.
김정호, 「일본어에서 차용된 의학용어 조사 연구: 번역의학서를 중심으로」, 『일본어문학』 33, 2007.
김호, 「동의보감의 인체론」, 『한국학보』 95, 1999.
박윤재, 「대한제국기 종두의양성소의 설립과 활동」, 『정신문화연구』 32-4, 2009.
朴泰浩·李哲浣, 「東洋에서의 人體解剖에 對한 認識과 解剖知識의 發達에 關한 研究」, 『대전대학교 한의학연구소 논문집(한의학편)』 1(1), 1992.
박형우·박준형, 「한국에서 최초로 발간된 해부학 교과서와 편찬배경」, 『대한해부학회지』 39-6, 2006.
박형우·여인석, 「解剖學者 崔明鶴」, 『醫史學』 1, 1992
裵永東, 「譚嗣同『仁學』의 論理」, 『中國史研究』 11, 2000.
宋成有, 「西學, 蘭學和北學的興衰及其歷史影響」, 『동북아 문화연구』 1, 2001.
신규환, 「기후변화와 질병: 19-20세기 페스트 유행과 질병관의 변화」, 『한국학논집』 62, 2016. 3.
신규환, 「일제시기 '의전체제'로의 전환과 의학교육: 세브란스의전과 경성의전을 중심으로」, 『연세의사학』 20-1, 2017.
신규환, 「중국 고대인의 신체관과 해부 인식」, 『연세의사학』 15-2, 2012.
신규환, 「청말 해부학혁명과 해부학적 인식의 전환」, 『의사학』 21-1, 2012.
신규환, 「한중 선교병원의 '정체성' 논쟁 비교 연구: 제중원과 시의원의 사례를 중심으로」, 『동방학지』 172, 2015.
신규환, 「해방 이후 남북 의학교육체계의 성립과 발전: 이용설과 최명학의 생애와 의학 인식을 중심으로」, 『인문논총』 74-1, 2017.
신동원, 「유의(儒醫)의 길: 정약용의 의학과 의술」, 『다산학』 10, 2007.
신동원, 「조선 후기 신체·장부에 관한 담론의 성격」, 이태진 교수 정년기념논총 간행위원회 편, 『물질문화와 농민의 삶』, 태학사, 2009.
여인석, 「동양 삼국의 해부학 도입 역사에 관한 연구」, 연세대학교 대학원 의학과 석사학위 논문, 1991.
여인석, 「『주제군징(主制群徵)』에 나타난 서양의학 이론과 중국과 조선에서의 수용 양상」, 『의사학』 21-2, 2012.
여인석·노재훈, 「최한기의 의학사상」, 『의사학』 2-1, 1993.
여인석·황상익, 「일본의 해부학 도입과 정착 과정」, 『의사학』 3-2, 1994.
오가와 하루히사(小川晴久), 「일본실학의 형성과 발전」, 『日本思想』 8, 2005.
李健相, 「日本의 近代化에 영향을 끼친 飜譯文化」, 『日本學報』 58, 2004.
이경록, 「『향약집성방』의 편찬과 중국 의료의 조선화」, 『의사학』 20-2, 2011.
이영택, 「우리나라에서 실용되어 온 인체해부도」, 『서울대논문집(자연과학)』 5, 1957.
李元淳, 「朝鮮 「西學」과 日本 「蘭學」: 對西洋 學問的 對應의 比較的 接近」, 『日本學報』 10, 1982.
이현구, 「최한기의 기학과 근대과학」, 『과학사상』, 가을, 1999.
정재서, 「신화 속의 몸, 몸속의 신화: 중국 신화 이미지의 삶」, 『중국소설논총』 12, 2000.
정하미, 「일본의 서양학문의 수용: 「난학」(蘭學)의 형성과 관련하여」, 『일본문화연구』 4, 2001.
鄭豪薰, 「『주영편(晝永編)』의 자료 구성과 지식(知識) 세계」, 『진단학보』 110, 2010.
河鯉泳(R. A. Hardie), 「魚丕信博士小傳(24): 조선의료교육의 시작(1)」, 『기독신보』, 1932. 7. 6, 7면.
河鯉泳(R. A. Hardie), 「魚丕信博士小傳(25): 조선의료교육의 시작(2)」, 『기독신보』 1932. 7. 13, 5면.
한예원, 「일본의 실학에 관하여」, 『日本思想』 6, 2004.
郭沫若, 「解剖室中」, 『時事新報·學燈』, 1920. 1. 22.
馬伯英, 「合信硏究『全體新論』考評」, 『上海醫科大學學報』(社科版), 1992.
李天莉, 「中國人體解剖法史略」, 『中華醫史雜誌』 27-3, 1997.
張大慶, 「中國近代解剖學史略」, 『中國科技史料』 15-4, 1994.
丁曉强, 「毛澤東早年思想與陽明心學」, 『中國社會科學』(香港), 總5期, 1993.
曹麗娟, 「人體解剖在近代中國的實施」, 『中華醫史雜誌』 24-3, 1994.

趙璞珊,「合信西醫五種及在華影響」,『近代史研究』1991年2期, 1991.
趙璞珊,「合信的『西醫五種』和中國的影響」,『近代史研究』62, 1991.
蔡禹門,「余子維先生解剖專號刊行感言」,『醫事滙刊』7-14, 1935.
久保武,「人種解剖學より見たる朝鮮人(二)」,『朝鮮及滿洲』第117號, 1917. 3.
久保武,「朝鮮と滿洲の比較研究: 體格上より觀た朝鮮人と支那人」,『朝鮮及滿洲』第124號, 1917. 10.
久保武,「解剖學的に見たる日鮮人の比較研究」,『朝鮮及滿洲』第136號, 1918. 10.
宮本義己,「中世後期乃至近世初期 日本醫學史の特質 I: 道三流醫術における神麴の薬方応用例」,『國學院雑誌』81-4, 1980.
吉田忠,「蘭學と解剖」,『日本思想史學』18, 1986.
大龍紀雄,「解體新書の西說內科撰要に及ぼした影響」,『日本醫史學雜誌』20, 1974.
大鳥蘭三郎,「クルムス解剖書の脚注と中訂解體新書」,『日本醫史學雜誌』20, 1974.
大塚恭男,「解說: 山脇東洋」,『近世漢方醫學書集成13』, 名著出版, 1979.
ヴォルフガング·ミヒェル,「カスパル·シャムベルゲルとカスパル流外科(I)」,『日本醫史學雜誌』42-3, 1996.
ヴォルフガング·ミヒェル,「カスパル・シャムベルゲルとカスパル流外科(II)」,『日本醫史學雜誌』42-4, 1996.
寺澤捷年,「古醫方の勃興と古義學·古文辭學·古學: その全体像の俯瞰」,『日東醫誌』61-7, 2010.
杉本 勳,「近世實學思想史の諸段階とその特色について」,『近世の洋學と海外交涉』, 巖南堂書店, 1979.
森良文,「蘭學成立の事情について:『西洋記聞』から『蘭學事始』まで」,『近代』76, 1994.
緒方富雄,「解體新書出版から二百年」,『日蘭學會會誌』1-1, 1976.
石出猛史,「江戸の腑分」,『千葉醫學』74, 1997.
石出猛史,「江戸幕府による腑分の禁制」,『千葉醫學』84, 2008.
小川鼎三,「近代醫學の先驅: 解體新書と遁花秘訣」,『洋學 下-日本思想大系65』, 岩波書店, 1972.
小川鼎三,「明治前 日本解剖學史」, 日本學士院 編,『明治前 日本醫學史』第一卷, 日本學術振興會, 1955.
小川鼎三,「解體新書について」,『日蘭學會會誌』1-1, 1976.
松本秀士,「清末刊行の中國文人體解剖書について」,『日本醫史學雜誌』53-4, 2007.
松田泰代,「『重訂解體新書』の出版に關する一つの考察」,『書物·出版と社會變容』3, 2007.
阿知波五郎,「幕末明治初期(1840-1887)解剖學書目錄について」,『日本醫史學雜誌』22, 1976.

安井廣迪,「日本漢方諸學派の流れ」,『日東醫誌』58-2, 2007.
宗田一,「宇田川家三代の實學: 西說內科撰要と關聯藥物書をめぐって」,『實學史研究』5, 1988.
中山清治,「解剖學の先驅者山脇東洋の史跡を訪ねて」,『東京有明醫療大學雜誌』1, 2009.
土屋凉一,「膵の語源について(2)」,『膽と膵』23(5), 2002.
坂元 ひろ子,「中國近代思想の一斷面: 譚嗣同 以太(イテル)論」,『思想』706號, 1983.
蒲原 宏,「『紅夷外科宗伝』圖版成立へのスクルテタス(Scultetus)の外科書Armamentarium chirurgicumの影響」,『日本歯科醫史學會會誌』18-3, 1992.
Wolfgang, Michel,「出島蘭館醫カスパル·シャムベルゲルの生涯について」,『日本醫史學雜誌』36(3), 1990.
Wolfgang, Michel,「カスパル·シャムベルゲルとカスパル流外科(I)」,『日本醫史學雜誌』42-3, 1996.
Wolfgang, Michel,「カスパル·シャムベルゲルとカスパル流外科(II)」,『日本醫史學雜誌』42-4, 1996.
Andrews, B. J., "The Making of Modern Chinese Medicine, 1895-1937", Cambridge University Ph.D. dissertation, 1996.
Andrews, B. J., "Wang Qingren and the History of Chinese Anatomy", *Journal of Chinese Medicine* No.35, 1991.
Asen, Daniel, "Manchu Anatomy: Anatomical Knowledge and the Jesuits in Seventeenth-and Eighteenth-Century China", *Social History of Medicine* 22(1), 2009.
Hesselink, Reinier H., "A Dutch New Year at the Shirando Academy. 1 January 1975", *Monumenta Nipponica* 50-2, 1995.
Izumi, Yoshio and Kazuo Isozumi, "Modern Japanese medical history and the European influence", *Keio Journal of Medicine* 50-2, 2001.
Kowner, Rotem, "Lighter Than Yellow, But Not Enough: Western Discourse on the Japanese Race, 1864-1904", *The Historical Journal*, 43-1, 2000.
Kuriyama, Shigehisa, "Between Mind and Eye: Japanese Anatomy in the Eighteenth Century", in *Paths to Asian Medical Knowledge*, University of California Press, 1992.
Loukas, Marios et al., "Anatomy in Ancient China", *Clinical Anatomy* 23, 2010.
Nimura, Yuji and Thomas M. van Gulik, "Dutch Surgery in Japan", *World Journal of Surgery* 29-1, 2005.
Numata, Jiro, "The Acceptance of Western Culture in Japan", *Monumenta Nipponica* 19, 1964.

Otori, Ranzaburo, "The Acceptance of Western Medicine in Japan", *Monumenta Nipponica* 19, 1964.

"Regulations for Dissection in China", *The China Medical Journal*, No.2, March 1916.

Sakai, Tatsuo, "Historical Development of Modern Anatomy Education in Japan", 『日本醫史學雜誌』 56-1, 2010.

Sakula, Alex, "Kaitai Shinsho: the historic Japanese translation of a Dutch anatomical text", *Journal of the Royal Society of Medicine* 78, 1985.

Shin, Dongwon, "The Characteristics of Joseon Medicine: Discourses on the Body, Illustration and Dissection", *The Review of Korean Studies* 13-1, March 2010.

Sing, Chan Man, "Sinicizing Western Science: The Case of Quanti xinlun", *T'oung Pao*, Vol. 98, 2012.

Yajima, Suketoshi, "The European Influence on Physica Sciences in Japan", *Monumenta Nipponica* 19, 1964.

❁ 찾아보기

[ㅎ]

김성수(金聖洙)
연세대학교 사학과를 졸업하고, 경희대학교 대학원에서 『묵재일기』에 관한 연구로 석사 학위를, 『동의보감』에 관한 연구로 박사 학위를 받았다. 경희대학교 사학과 강사, 한국한의학연구원 선임연구원을 거쳐, 현재는 서울대학교 인문학연구원 조교수로 재직하고 있다. 공저로 『한국전염병사』(2009), 『한국의학사』(2012), 『동아시아 역사 속의 의사들』(2015), 『한국 근대의학의 탄생과 국가』(2016) 등이 있고, 역서로 『해체신서』(2014)가 있다.

신규환(辛圭煥)
연세대학교 사학과를 졸업하고, 동 대학원에서 상하이의 도시문화에 관한 연구로 석사 학위를, 베이징의 위생 행정에 관한 연구로 박사 학위를 받았다. 중국 사회과학원 근대사연구소와 연세대학교 동서의학연구소에서 연구하였다. 서울대학교, 연세대학교 강사를 거쳐 현재는 연세대학교 의과대학 의사학과 연구조교수로 재직하고 있다. 저서로 『질병의 사회사』(2006), 『국가, 도시, 위생』(2008), 『북경 똥장수』(2014)가 있고, 공저로 『한의학, 식민지를 앓다』(2008), 『한국전염병사』(2009), 『한국의학사』(2012), 『제중원·세브란스 이야기』(2015) 등이 있다.

❁ 문명총서 발간사

서울대학교 인문학연구원은 2007년 11월 한국연구재단의 인문한국(HK) 사업을 수탁하여 HK문명연구사업단을 출범시켰다. 한국과 아시아, 세계를 향한 문명 연구의 허브를 구축하기 위해 '한국 인문학'의 정립을 목표로 인문학 제 분야는 물론 인근 분야의 전공자들까지 한 지붕 아래 모였다.

인문학연구원이 한국 인문학의 도약을 위해 핵심 과세로 주목한 것은 문명에 대한 새로운 이해이다. 문명이란 장구한 세월 동안 인류가 일구어낸 정신적·물질적 성과들의 종합이며, 타 문명들과 서로 영향을 주고받으며 진화해 온 복합적 실체이다. 이에 대한 심층적인 이해가 선행되지 않는다면, 현재와 미래에 대한 유효 적절한 준비와 대응은 불가능하다.

문명텍스트총서는 인문학 안팎의 다양한 전공을 가진 우리 연구원의 연구자들이 자신의 영역에서, 과거와 현재 문명의 정수와 그에 대한 인식을 담은 중요한 텍스트를 선정하여 번역하고 주해한 결과물이다. 이는 긴 시간의 노동을 요하면서도 성취가 단기간에 가시화되지 않는 우직한 작업이지만, 인류의 유산을 한국화하는 이 같은 작업이 주체적으로 세계 문명을 사유하고 새로운 문명을 개척하는 데 발판이 되리라고 믿는다. 문명텍스트총서가 현재와 과거를 엮는 씨줄 놓기 작업이라면, 문명공동연구총서는 인간과 세계를 총체적으로 이해하려는 날줄 얽기라고 할 수 있다. 오랫동안 자신의 분야에서 전문화를 추구했기에 공동 연구가 쉬운 일은 아니지만, 문명 이해의 융합적 시각뿐만 아니라 한국 인문학의 새로운 전망을 써 내려가는 방법론을 제시할 수 있기를 희망한 결과물이다. 또한 문명지평총서는 연구원 안팎의 연구자들이 참여한 연구서와 교양서를 아우르고 있다.

아무쪼록 문명총서 시리즈가 동서고금의 문명을 더 깊고 더 넓게 이해하는 창발의 효과를 가져오길 기대하며, 국내외의 학자들이 참여하고 교류하는 열린 연구 공간이 되길 바란다.

2014년 4월

서울대학교 인문학연구원 원장